现代著名老中医名著重刊

现代针灸医案选

刘冠军 编

人民卫生出版社

图书在版编目（CIP）数据

现代针灸医案选/刘冠军编. —北京：人民卫生出版社，
2012.5
（现代著名老中医名著重刊丛书）
ISBN 978-7-117-15444-4

Ⅰ.①现… Ⅱ.①刘… Ⅲ.①针灸疗法－医案－
中国－现代 Ⅳ.①R245

中国版本图书馆 CIP 数据核字（2012）第 013799 号

门户网：www. pmph. com	出版物查询、网上书店
卫人网：www. ipmph. com	护士、医师、药师、中医 师、卫生资格考试培训

现代著名老中医名著重刊丛书
第八辑
现代针灸医案选

编　　者：刘冠军
出版发行：人民卫生出版社（中继线 010-59780011）
地　　址：北京市朝阳区潘家园南里 19 号
邮　　编：100021
E － mail：pmph @ pmph. com
购书热线：010-59787592　010-59787584　010-65264830
印　　刷：中农印务有限公司
经　　销：新华书店
开　　本：850×1168　1/32　　印张：12
字　　数：309 千字
版　　次：2012 年 5 月第 1 版　　2024 年 12 月第 1 版第 5 次印刷
标准书号：ISBN 978-7-117-15444-4/R · 15445
定　　价：28.00 元
打击盗版举报电话：010-59787491　E-mail：WQ @ pmph. com
（凡属印装质量问题请与本社市场营销中心联系退换）

自 20 世纪 60 年代开始,我社先后组织出版了一些著名老中医经验整理著作,包括医案、医论、医话等。半个世纪过去了,这批著作对我国现代中医学术的发展发挥了积极的推动作用,整理出版著名老中医经验的重大意义正在日益彰显。这些著名老中医在我国近现代中医发展史上占有重要地位。他们当中的代表如秦伯未、施今墨、蒲辅周等著名医家,既熟通旧学,又勤修新知;既提倡继承传统中医,又不排斥西医诊疗技术的应用,在中医学发展过程中起到了承前启后的作用。他们的著作多成于他们的垂暮之年,有的甚至撰写于病榻之前。无论是亲自撰述,还是口传身授,或是由其弟子整理,都集中反映了他们毕生所学和临床经验之精华。诸位名老中医不吝秘术,广求传播,所秉承的正是力求为民除瘼的一片赤诚之心。诸位先贤治学严谨,厚积薄发,所述医案,辨证明晰,治必效验,具有很强的临床实用性,其中也不乏具有创造性的建树;医话著作则娓娓道来,深入浅出,是学习中医的难得佳作,为不可多得的传世之作。

由于原版书出版的时间已久,今已很难见到,部分著作甚至已成为中医读者的收藏珍品。为促进中医临床和中医学术水平的提高,我社决定将部分具有较大影响力的名医名著编为《现代著名老中医名著重刊丛书》并分辑出版,以飨读者。

第一辑　收录 13 种名著

《中医临证备要》　　　　　　《施今墨临床经验集》
《蒲辅周医案》　　　　　　　《蒲辅周医疗经验》
《岳美中论医集》　　　　　　《岳美中医案集》
《郭士魁临床经验选集——杂病证治》
《钱伯煊妇科医案》　　　　　《朱小南妇科经验选》
《赵心波儿科临床经验选编》《赵锡武医疗经验》

《朱仁康临床经验集——皮肤外科》
《张赞臣临床经验选编》

第二辑　收录 14 种名著

《中医入门》　　　　　　　《章太炎医论》
《冉雪峰医案》　　　　　　《菊人医话》
《赵炳南临床经验集》　　　《刘奉五妇科经验》
《关幼波临床经验选》　　　《女科证治》
《从病例谈辨证论治》　　　《读古医书随笔》
《金寿山医论选集》　　　　《刘寿山正骨经验》
《韦文贵眼科临床经验选》　《陆瘦燕针灸论著医案选》

第三辑　收录 20 种名著

《内经类证》　　　　　　　《金子久专辑》
《清代名医医案精华》　　　《陈良夫专辑》
《清代名医医话精华》　　　《杨志一医论医案集》
《中医对几种急性传染病的辨证论治》
《赵绍琴临证 400 法》　　　《潘澄濂医论集》
《叶熙春专辑》　　　　　　《范文甫专辑》
《临诊一得录》　　　　　　《妇科知要》
《中医儿科临床浅解》　　　《伤寒挈要》
《金匮要略简释》　　　　　《金匮要略浅述》
《温病纵横》　　　　　　　《临证会要》
《针灸临床经验辑要》

第四辑　收录 6 种名著

《辨证论治研究七讲》　　　《中医学基本理论通俗讲话》
《黄帝内经素问运气七篇讲解》《温病条辨讲解》
《医学三字经浅说》　　　　《医学承启集》

第五辑　收录 19 种名著

《现代医案选》　　　　　　《泊庐医案》
《上海名医医案选粹》　　　《治验回忆录》
《内科纲要》　　　　　　　《六因条辨》
《马培之外科医案》　　　　《中医外科证治经验》
《金厚如儿科临床经验集》　《小儿诊法要义》

4

《妇科心得》　　　　　　《妇科经验良方》
《沈绍九医话》　　　　　　《著园医话》
《医学特见记》　　　　　　《验方类编》
《应用验方》　　　　　　　《中国针灸学》
《金针秘传》

第六辑　收录11种名著

《温病浅谈》　　　　　　　《杂病原旨》
《孟河马培之医案论精要》　《东垣学说论文集》
《中医临床常用对药配伍》　《潜厂医话》
《中医膏方经验选》　　　　《医中百误歌浅说》
《中药炮制品古今演变评述》《赵文魁医案选》
《诸病源候论养生方导引法研究》

第七辑　收录15种名著

《伤寒论今释》　　　　　　《伤寒论类方汇参》
《金匮要略今释》　　　　　《杂病论方证捷咏》
《金匮篇解》　　　　　　　《中医实践经验录》
《罗元恺论医集》　　　　　《中药的配伍运用》
《中药临床生用与制用》　　《针灸歌赋选解》
《清代宫廷医话》　　　　　《清宫代茶饮精华》
《常见病验方选编》　　　　《中医验方汇编第一辑》
《新编经验方》

第八辑　收录11种名著

《龚志贤临床经验集》　　　《读书教学与临症》
《陆银华治伤经验》　　　　《常见眼病针刺疗法》
《经外奇穴纂要》　　　　　《风火痰瘀论》
《现代针灸医案选》　　　　《小儿推拿学概要》
《正骨经验汇萃》　　　　　《儿科针灸疗法》
《伤寒论针灸配穴选注》

　　这些名著大多于20世纪60年代前后至90年代初在我社出版,自发行以来一直受到广大读者的欢迎,其中多数品种的发行量达到数十万册,在中医界产生了很大的影响,对提高中医临床诊疗水平和促进中医事业发展起到了极大的推动作用。

　　为使读者能够原汁原味地阅读名老中医原著,我们在重刊时尽可能保持原书原貌,只对原著中有欠允当之处及疏漏等进行必要的修改。为不影响原书内容的准确性,避免因换算等造成的人为错误,对部分以往的药名、病名、医学术语、计量单位、现已淘汰的临床检测项目与方法等,均未改动,保留了原貌。对于原著中犀角、虎骨等现已禁止使用的药品,本次重刊也未予改动,希冀读者在临证时使用相应的代用品。

人民卫生出版社

2012 年 3 月

6

　　近贤章太炎曾经指出:"中医之成绩,医案最著"。这是因为,医案是医生诊疗疾病的客观记录,是诊疗疾病的真实凭据。医理由此而渊源,经验由此而留传。一篇好医案,可以使读者从医案的辨证、立法、取穴、施术,以及论理中,得到启发性的指导,从中掌握一些常见病的治疗规律,解决一些疑难病的施治方法,从而不断地提高诊疗水平,推动医学不断发展。

　　中医医案,承于古,启于今,专辑不少,惟针灸医案专辑,古今鲜见! 这对积累资料,提供临床借鉴都是一大损失,更使前人呕心沥血总结的医学珍言不传于世,可见整理编辑医案之重要!

　　本医案选,选自新中国成立后各地针灸医务工作者肖少卿、王登旗等120余人及单位的医案。从这些医案中,深感近代针灸专业人才辈出。他们学识之渊博,治学之严谨,服务之热心,堪为吾辈之楷模。为此,谨向提供医案的作者致以由衷的谢意。

　　本医案选收集的约200种病症、300篇医案中,包括内、外、妇、儿、五官各科的一些常见病和疑难病症,内容丰富,治法齐全,类别鲜明,文字浅显通俗,加之切合实际应用,不仅有助于针灸医生临诊之选用,更可从中考古训、明医理,终能求新知、创新业,为人民保健事业作出贡献。

　　由于编者才智绵薄,编纂之际,难免有失,凡乌足原义,俾误后学之处,皆由编者负责,并希斧正,以便修改。

　　本书编纂过程,受到卫生部有关领导的关怀和支持,得到人民卫生出版社中医编辑室的有关同志多次指导，还蒙黄毅、南红等协助工作，在此一并致谢。

刘冠军

一九八四年八月于长春

凡例

一、本书收选范围为新中国成立后，各地针灸同道发表或未发表的医案，择优选辑，故名《现代针灸医案选》。

二、本书收录医案，皆以疾病类别先后为序；其编写体例，皆本患者姓名、性别、年龄、初诊日期、自诉（包括病史）、查体、施治、按语等项目进行排列，凡不符此者，皆由编者加以整理，以求体例清楚，便于览阅。

三、医案之价值，固在选穴、施术之精当，及施治之效果，但阐明医理，说明穴、法之妙处亦不可缺少，故每案设有按语，使之理法并重，俾读者得到启发。

四、凡针灸治疗之后，疾病之变化，症状之进退，最耐寻味，故凡医案复诊变化，所设穴、法，均以又诊，或二诊、三诊、末诊标明，以供读者研究，借以阐明其变化原委，施用穴、法之精当。

五、医案所用穴位，有单有双，有左有右，除必要者，说明取单穴，或取左、取右侧，一般皆不加说明。

六、本医案以科为纲，以病种为目，俾便于览阅。每案凡第一次出现皆冠有作者姓名、职务、工作单位，以便联系稽考，而第二次出现仅冠以姓名，其他则省略。

七、本医案搜集选编，虽费时三载，但管窥失当，遗漏之处在所难免，容后再版选入。

9

目录

11

13

14

16

17

18

19

21

内 科 疾 病

感冒（一）

南京中医学院针灸教研组副主任　肖少卿

张某，男，39岁，农民。于1979年10月5日初诊。

自诉：头痛、发热、咳嗽、鼻塞、腰痛已历4天。

查：体温38.5℃，咽部充血，心肺无异常，肝脾未扪及，腹软，舌质胖，苔薄黄微腻，脉象滑数。证属时行感冒（即流行性感冒）。良由时行疠气袭肺，客于肌表，以致身热内蕴，头痛发胀，腰酸肢楚，咳嗽，周身违和。

治以疏风清热解表为法。乃取大椎、风门、肾俞、肺俞、合谷留针20分钟，每日施治1次。经针灸1次后，患者身热减退，鼻塞已通，头痛亦除；经针灸2次后，诸恙消失而愈。

按：大椎为手足六阳经及督脉之交会穴，具有解表通阳、清脑宁神、退热作用，配用肾俞以滋水丽阳，交通子母（肾为肺子），使金水相生而固本；风门又名热府（左为风门，右为热府），为督脉与足太阳经的交会穴，功能疏风宣肺，调气泄热，配用风池，其祛风解表之力尤为卓著；取肺俞以清金肃肺，配合谷以发汗解表。诸穴合用，各奏其效，其病自愈。

感冒（二）

广西中医学院针灸教研室主任　王登旗

杨某，女，27岁，未婚，工人。于1964年9月9日初诊。

自诉：今晨自觉头痛，后枕部胀闷，继则咳嗽有痰，咽痛，口干,恶寒发热,热多寒少,胸闷纳呆,小便黄短,大便未解。

查:精神欠佳,面赤,苔薄白微黄,脉浮数,体温40.1℃。此系风热之邪侵袭肺卫,肺气不宣而致感冒。

治以散风热,肃肺气,利咽喉为主。取手足阳明经穴,曲池(左)、足三里(右)、合谷(左),用泻法,留针20分钟;大椎针后加雀啄灸40次(大椎得气后不留针);少商三棱针点刺出血。

经第1次针灸后症状减轻,但两额部仍微痛,咳嗽有痰,色白而稠,喉微痛,口干欲饮水,不欲饮食,口苦,身微热,脉沉微数,体温37.3℃。对症循经取悬厘(双)、阳陵泉(左),留针20分钟,每5分钟行针1次。第2天随访,感冒基本痊愈。

按:针治感冒以取督脉经穴为主,因督脉有总督诸阳经的作用,大椎主一身之阳,又是诸阳之会,故取此穴有宣阳和阴、解表退热的作用,能振奋全身阳气;合谷、曲池为手阳明之原穴、合穴,手阳明大肠经与手太阴肺经相表里,二穴并用有清肺气、退热邪的作用;足三里是胃经合穴,有强壮益气之效,可增强人体抗病能力,促进气血运行和功能恢复;少商是肺经井穴,点刺出血可清热、利咽、止痛;悬厘、阳陵泉为胆经腧穴,能疏通少阳经气,散风热,而达镇痛、清热之目的。

长春中医学院针灸教研室主任、副教授 刘冠军

宋某,女,33岁,职员。于1974年3月初诊。

自诉:素往体弱,纳减脘闷,近日不慎,感寒作咳,误服凉药则咳甚;现痰白肢懒,神疲乏力。

查:面淡黄,睑微肿,舌质淡,苔薄白,脉来濡滑,惟右关细弱,知系素往脾阳不振,复受外邪,致使痰浊恋肺,气失清肃则作咳。

治本景岳所示:"凡脉见细弱,症见虚寒而咳嗽不已者,此等症状,皆不必治嗽,但补其阳而嗽自止"的经验,乃补太渊,泻肺俞、列缺、丰隆,灸脾俞、足三里等穴,1日1次,连续治疗7次,聚散关开，咳止而愈。

按：咳为肺声，声发于气，说明咳嗽是气病，因肺气上逆则作咳嗽。虽然古有"五脏六腑皆能令人咳"的主张，但关键在于"聚于胃，关于肺"。《素问·咳论》中指出："久咳不已，则三焦受之，三焦咳状，咳而腹满，不欲食饮，此皆聚于胃，关于肺，使人多涕唾而面浮肿气逆也。"这里所说的"聚"是指痰湿不化，壅阻气逆则作咳；"关"是肺失宣降，肃降失职则作嗽。脾虚作咳的症状特点是咳多声重浊，痰稀脘闷，肢软乏力，面目浮肿，甚则纳少便溏，脉来濡滑，或细弱无力，这显示了脾阳不振，运化失司，水湿留潴的病理变化。正如东垣所说："肺金受邪，由脾胃虚邪不能生肺，乃肺金受病也，故咳嗽、气短、气上，皮毛不能御寒，精神少而渴，情渗渗而不乐，皆阳气不足，阴气有余，是体有余而用不足也。"当以散聚开关，培土生金为主法。

本例咳嗽，在于素往脾阳不健，加之兼感外邪，导致脾阳更加衰惫，症属阳虚冷嗽范畴。正如尤在泾所说的："虚寒嗽者，其寒不从外入，乃上、中二焦阳气不足而寒动于中也。或初先起于火热，因过服寒凉消克，以致脾土受伤，而肺益失养。"今补太渊，泻列缺、肺俞，意在宣通肺气；灸脾俞、足三里健脾益气，驱散饮邪，使脾健津液得行而不聚，更加丰隆，因系足阳明胃经络穴，别走足太阴脾经；由于痰浊生于脾虚，聚于胃腑，影响肺气，故刺之兼通脾胃，六穴协力，有健脾益气、宣肺止咳、涤痰降浊之力，病穴相应，故能收效。

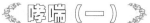

哮喘（一）

河南中医学院针灸教研室主任、副教授　邵经明

赵某，女，13岁，于1963年7月20日初诊。

自诉：患哮喘已七八年。在6岁时曾因感冒咳嗽，经治已愈，但有时咳嗽，每遇感冒或入冬季，咳嗽加重，渐发哮喘。经常治疗，时轻时重，之后无论冬夏遇凉喘即发作。重时，喘息痰鸣，难以平卧，甚至昼夜不止，呼吸困难，口唇青紫，经久不愈。

查：脉沉细无力，舌苔薄白滑润，舌质淡红，面黄肌瘦，足手欠温，呼吸急促，喉中痰鸣，胸背部听诊均有明显哮鸣音。此病乃因初病风邪侵袭于肺，失于宣散，以致风寒客肺，久病影响于脾，脾虚失于健运，痰生闭拒气道乃发哮喘。

治以宣肺化痰平喘。针取大椎、风门、肺俞。进针得气后，留针 15 分钟，在留针中间，行针 2～3 次，起针后用艾条灸 5～7 分钟，喘即缓解，每日针 1 次，10 次后，呼吸已正常，哮喘控制，休息 1 周，改为隔日针灸 1 次，又巩固治疗 10 次。当年冬季，遇寒凉而喘未发，感冒时仅感胸闷不适，呼吸不利。次年又按前法治疗 20 次，第 3 年又针灸 10 次，从而本病得到根治。十多年来体质健壮，哮喘再没见发作。

按：本例起于幼年初病感冒，失于宣散，邪留于肺，久致肺虚，皮毛不固，卫外功能低下，一遇风寒，哮喘即发，病程竟达七八年之久，经治时轻时重，病势有增无减。采用针灸治疗，3 年计针灸 50 次得到根治。

针治本病，首先明确初病多属肺实，病程日久，可影响肺、脾、肾三经俱虚。但在发作时以祛邪平喘为主，喘平则扶正。继续坚持治疗，效果才能得到巩固。在治疗选穴上既以大椎、风门、肺俞为主，又要根据辨证施治原则，随症配穴。如有外感可配合谷以宣散解表；虚喘可配关元、太溪以纳肾气；咳嗽偏重配太渊、尺泽以调理肺气，痰多气逆配天突、膻中则可降逆消痰。这样才能收到宣肺理气、化痰降逆、固纳肾气、镇咳平喘的效果。

本病属于反复发作，不易根治的慢性顽固病。在医治时，必须坚持治疗，才能达到根治的目的。同时要做到：①采用针灸并用或针后拔火罐于大椎与肺俞之间。背部俞穴，切忌深刺，成年人一般采用 1 寸长之毫针，刺入 5～8 分，儿童可采用 0.5 寸针，刺入 2～3 分或点刺不留针；②要嘱患者注意预防感冒，加强体质锻炼，忌食或少食大荤、寒凉和油腻食物以及烟酒等，凡影响发病的一切因素也应禁止；③疗程一般 2 年为期，以夏秋季节进行治疗为宜。在发作时不一定受季节时间的限制,但在治疗好转的基础上,为了巩固效果,不论哮喘发作与否,在来年夏秋季需要再进行1个疗程(10次为1个疗程)或2个疗程的治疗,有利于效果的巩固。

哮喘(二)

中医研究院广安门医院针灸科副主任医师 李志明

陈某,男,34岁,门诊64856号,于1963年11月9日初诊。

自诉:自1954年9月始因感冒引起喘病,发病时呼吸困难,张口抬肩,不能平卧,秋冬两季发病重,每当喘病发作时,到医院注射氨茶碱、麻黄素、青霉素才能平喘,近1个多月来喘发未平,咳喘不能平卧,晚上重,口干,怕冷,喜热饮,饮食尚好,大便日3次。

查:发育营养中等,面色黄,舌无苔,脉细数,心律齐,心率105次/分,无杂音,右肺听到湿啰音,血、尿常规正常,X线胸透两肺纹理较重,印象为肺气肿,支气管喘息。根据久喘气虚,且舌无苔,脉细数,证属虚喘。

治以扶正固本,养肺平喘,第1次灸大椎、左风门、右肺俞、膻中各5壮,灸后化脓情况良好,灸疮45天愈合。灸后4个月喘病未发。至1964年6月,喘病又发,晚上重,喘不能平卧,吐少量痰,经用平喘药物无效,于1964年7月16日做第2次瘢痕灸,灸右风门、左肺俞、紫宫各5壮,灸后于同年8月15日复查,灸后半个月喘未发作,阴天未喘,至1975年2月25日上午追访复查,灸后10年喘未发。

按:支气管喘息是呼吸道的常见病,又是难根治的慢性病。实践证明,瘢痕灸是治疗此病的有效方法。古代曾有"人要安,膏肓三里常不干","上气喘逆,灸膻中五壮","上气喘逆,短气胸满,灸肺俞"等记载。结合中医理论:"喘未发之时,以扶正为主,已发之时,攻邪为主"的原则,可以使用瘢痕灸治疗喘息。作者于

1958年治疗183例,灸后两个月复查78例,有效率占76.9％,3年后复查50例,有效率占70％,其中6例3年未发病。

哮喘证往往多年频发,久病则虚,本病与肺、脾、肾三脏不足有关;肺气虚则易感风邪而喘;脾气虚,则易受湿生痰,谓之痰喘;肾气虚,则不纳气,谓之虚喘。故治疗喘病,未发时,以扶正为主,灸大椎、膻中各5～9壮。因大椎穴属督脉为阳经之会穴,能提升诸经之阳气,以达扶正固本之效,膻中属任脉,是气会之所,能调气降逆,以达平嗽止喘之效。如肺虚作喘加风门、肺俞,各灸3～7壮;因风门能祛风解表,平嗽止喘,肺俞能调养肺气,以宣肺平喘;肺虚痰喘加中脘、丰隆,各灸3～9壮,因中脘为胃募穴,能健脾利湿,培中化痰,加丰隆能化痰平喘;肾虚喘加膏肓、肾俞、气海,各灸3～9壮,因肾俞能培元固本,以补肾养阴;气海属任脉,能补元气,调理气机,膏肓能调理肺气,治虚痨咳喘。按以上穴位施灸,轻者灸1次见效,重者灸2至3次。一般半年或一年灸1次,按中医"冬病夏治"的原则,以夏天灸为宜。

哮喘（三）

湖北中医学院针灸科副主任医师　魏风坡

李某,女,20岁,学生。于1968年5月初诊。

自诉:阵发性呼吸困难,反复发作4年余,近2周来因感冒反复急性发作,伴有咳嗽,每次发作时多经西医对症处理而缓解。最近一次发作,因药物过敏及长期用激素类药物而呈现副作用,故来针灸治疗。

查:急性痛苦病容,呼吸困难,张口抬肩,不能平卧,喉中痰鸣,面色青紫,舌质淡红,苔薄白,脉浮紧,听诊两肺满布哮鸣音。治疗根据临床表现,属于实喘,宜宣肺平喘,泻肺气之壅逆,取喘息、肺俞、合谷穴。针用泻法,数分钟后,上述主要症状明显减轻,20分钟后症状消除,两肺听诊哮鸣音基本消失。而后每逢发作,不去急诊室而直接来针灸科,及时用针刺治疗,数分钟后,哮喘明显缓解,共治疗十余次,因天气入夏未再发作。

按:哮喘发作时,临床所遇病例,多属实喘,当泻肺气之壅逆,故取肺俞,疏泄肺脏之邪,以降逆气。如兼有外感者,不论风寒或风热应取风门穴,疏通足太阳经气。因肺主皮毛,太阳主一身之表,使邪从表解,肺气自能通降。但以上两穴刺法宜深刺,视患者之胖瘦,可沿皮刺深达2～3寸,则症状有明显减轻或消失。喘息穴亦为有效穴位,针刺深度1～2寸,较肺俞、风门二穴尤为安全。合谷穴,手阳明经之原穴,《灵枢·九针十二原》云:"五脏有疾,当取之十二原",又与肺相表里,对调节相关脏腑的功能,确有良好作用,通过手法运用,对实喘有明显的效果。本例患者,有时发作较轻时,只用双侧合谷穴,针后即可缓解症状。

肺痨

浙江中医研究所副研究员　楼百层

张某,男,34岁,工人。

自诉:于1962年4月体检时发现有浸润型肺结核,并经胸部X线摄片证实。1963年2月间发现晨间痰中夹带血丝,再做胸部X线摄片,发现左上肺有空洞1个。患者自觉仅有胸痛及睡眠不佳。1963年6月1日摄片复查:左肺锁骨下前1肋间上缘近外带可见直径约1cm×1.8cm大小的椭圆形透明区,胸内无积液,腔壁比较厚,境界尚清晰,其下缘可见条纹状与小片阴影,边界不够清晰,同一肋外带伴有带状胸膜肥厚,诊断为:浸润型肺结核浸润期(一)/(上0)。痰菌检查(浓缩法)两次均阳性。

患者于1962年5月开始服用异菸肼、对氨柳酸钠,一直至今,其间亦曾注射过链霉素30g,但效果不显。1963年6月17日与7月1日改用瘢痕灸治疗,并停用一切抗痨药物及其他疗法。取穴:①大椎、肺俞、膏肓;②膈俞、胆俞。

先在施灸穴上注射2%普鲁卡因约0.5ml进行局部麻醉,然后将艾炷(底部直径约0.7cm,高为0.8～0.9cm,重约1g)直接置于穴上点燃施灸,每穴连续灸 3~7 壮后,贴以灸疮膏药,待其局部化脓结瘢。以上两组穴位顺序施灸(间隔 1~2 周)。本例灸治 2 次后第 2 周,胸痛消失,睡眠开始好转,1 个月后,睡眠趋于正常。10 月中旬第 2 次做胸部 X 线摄片复查,结果:空洞已完全闭合,病灶趋向稳定,诊断为:浸润型肺结核吸收期(一)/(上)。痰菌检查(浓缩法)两次均阴性。

按:《针灸资生经》有"凡著艾得疮发,所患即瘥,若不发,其病不愈"的记述。说明施用灸法亦有需使灸疮化脓,方能愈病,但由于施行化脓灸时,有灼肤伤肌之苦,故《铜人针灸图经》有"膏粱人怕痛者,先服睡圣散,然后灸之,1 服止,可灸五十壮,醒后再服再灸"的记载。考"睡圣散"方,主要为曼陀罗花的麻醉作用,因此改用局部麻醉的方法来代替"睡圣散"的全身麻醉。结果证明,在局部麻醉下施瘢痕灸法,可使患者不会感到有任何灼肤伤肌之苦。

穴取膈俞、胆俞,即崔氏"四花穴"。对此,《针灸大成》有谓:"《难经》曰:血会膈俞。疏曰:血病治此。盖骨蒸劳热,血虚火旺,故取此以补之。胆者,肝之腑,肝能藏血,故亦取是俞也……再取膏肓二穴灸之,无不应矣。"此外,配合大椎穴以固本扶元,加肺俞穴以清解肺热,诸穴同灸,共奏疏通经络,调和血气之功,从而激发体内抗病能力,收到"扶正祛邪"的效果,促使本病迅速好转。

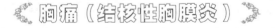

胸痛(结核性胸膜炎)

楼百层

叶某,男,30 岁,干部。

自诉:肺结核已有七八年。因大量咯血而入院。

查:经 X 线摄片检查,诊断为浸润型肺结核进展期,病灶自右肺尖扩延至第 3 肋骨处,尤以肺尖部为稠密;自 1 月份起服用雷米封,4 月 24 日摄片复查,浸润病灶已开始吸收,以第 2 至第 3 肋骨处较显著,继服雷米封治疗。此后,患者每日下午有微热

8

（37.1℃），十余日后，上午亦有 37.1℃，下午为 37.4℃，血沉
24mm/h，X 线胸透：病灶无恶化现象，胸膜右下部除原有增厚外
无异象。经会诊，估计原肋膜增厚处可能裹有囊胞，拟施行肋膜
割除术，因患者不同意而未立即施行手术。6 月中旬停服雷米
封，肌注青霉素 2 周，除血沉稍降外，微热仍不退，曾服 APC 热即
退，但旋又复升，血沉仍 24mm/h。

7 月初 X 线摄片：右肋膜下部有炎症，肋骨模糊不可见。患
者要求试行针刺治疗，并停用一切药物。取穴：大椎、曲池、合谷、
章门、膈俞、肝俞。用提插补法。隔日针 1 次，大椎、曲池、合谷 3
穴每次都针，章门、膈俞、肝俞每次搭配 1 穴，轮番使用。

第 1 周针刺后 1 小时内，体温仍为 37.3～37.4℃，平时下午
降至 37.1℃。第 2 周针后 1 小时内仍有微热，但平时下午体温已
正常。第 3 周后，体温完全恢复正常，此时复查血沉为 9mm/h，
食欲亦增加。针第 4 周时，将穴位调整为：大椎、膏肓、肺俞，每次
都针；膈俞、肝俞、大杼、风门，每次配 1～2 穴。操作仍以提插补
法。8 月份后，血沉始终正常，为 2～3mm/h。10 月份 X 线摄片
复查，胸膜炎症已消失，除原肋膜增厚外，肋骨清晰可见，肺结核
亦较 4、7 月份摄片时略见进步，除肺尖无变化外，其余部分继续
吸收好转。此后继续对肺结核进行针灸治疗，自 11 月后又配合
服用雷米封两个月，至次年 1 月初摄片复查：肺尖病灶亦有小部
分吸收，其余部分较前更为稳定，或趋向纤维化。

按：本例施行针灸治疗达 6 个月之久，初取大椎、曲池、合谷
为主穴，以此 3 穴不仅能使全身功能旺盛，且对各种慢性病的低
热有较好的疗效；又轮番配合章门、膈俞等直接对胸膜炎起作用
的穴位，故使患者体温与血沉在短期内即趋正常。第 2 阶段的取
穴，除继续巩固已收疗效外，又增加专治肺结核的经验穴——膏
肓，并与大椎、肺俞相配以补益肺气，冀其共奏固本扶元之功，从
而不但使胸膜炎获得临床痊愈，而且对肺结核病亦有一定效果。

头 痛

陕西中医研究院针灸研究室主任　陈克勤

王某,女,30岁。

自诉:头痛3天,并见微咳、流涕、恶寒。

查:舌苔薄黄,脉象弦紧。诊为感冒(外感风寒)。

治以解表止痛。针取大椎、合谷、太阳,强刺激,留针30分钟,1次消失。

郗某,男,35岁。

自诉:头沉如裹,伴有木痛3年。症以颅顶为最,触之局部感觉稍差。此乃皮肤络脉感受湿邪闭而不通所致之病。

治以刺血活络之法。用三棱针局部点刺出血拔罐,1次大效,间2日治疗1次,3次而愈。

李某,男,24岁。

自诉:头痛,以两侧为甚,时作时止,严重时恶心欲吐。

查:舌苔薄白,脉象缓弦。此系偏头痛,症属少阳。

治以疏利少阳经气。针取完骨,针感至痛处,外关,强刺激。留针20分钟,间日1次,5次而愈。

权某,男,37岁。

自诉:跌伤后致脑震荡,头痛5年。此系外伤络脉,血瘀不畅为痛。

治以针取风池,针感抵至痛处,头痛顿时即除。

按:头乃高巅之处,易感风、寒、暑、湿之邪;又为藏脑重地,人体最高统帅;又镶嵌眼、耳、鼻诸窍,直系于脑。故头痛一症,外感六淫之气可以为患;神志失调,气血虚损,脉道不通可以发病;五官七窍有病,亦可引起。总之,头痛并非一个独立的病种,而是许多原因(或疾病)都可以引起的一个症状。因此,治疗头痛时,必须审症求因,按部分经,辨证施治。上述4个病例,虽然都是头痛,但原因不同,选穴、刺法各异,而获殊途同归之效,就是这个道理。

厥阴头痛

成都中医学院针灸科副教授　关吉多

陈某,女,32岁,于1979年6月8日初诊。

自诉:头顶疼痛1年余。患者在1年前由于情志抑郁,心烦,继而出现头顶部疼痛,多在忧虑后加重,并有压迫感,甚时恶心呕吐,伴头晕耳鸣、目眩、纳少、眠差、口苦,曾服中、西药均无明显效果,故来针治。

查:舌红,苔薄黄,脉弦数。症属肝郁气滞。

治以疏肝理气。针取:风池、行间,双侧,留针。

6月9日二诊:头痛减轻,已不呕吐。上方加攒竹。

6月11日三诊:症状稳定,时出现前额疼痛,眠差,脉弦,上方穴去行间,加四神聪。

6月13日四诊:经针上穴后,头痛头昏显减,时而微痛,同上方治疗。

6月18日五诊:经针治8次后,患者精神好,头痛头昏及余症基本消失。

按:此例头痛,因情志抑郁,肝失条达,肝气郁结,郁久化火,火盛生风,头居高位,风火循经上扰,阻遏清阳,因肝经经脉上循至巅顶痛尤甚,根据肝与胆互为表里的理论,取足少阳胆经之风池,以除头部之风邪。取足厥阴肝经之行间,以清热除火。取四神聪镇静止痛。以上诸穴配伍,疏肝理气,平肝息风,镇静止痛而疼痛消失。

❀ 太阳头痛（枕神经痛）❀

魏凤坡

林某，男，56岁，于1975年3月初诊。

自诉：3周前，患感冒而后自觉枕后部疼痛，并有痛区感觉过敏，开始为持续性，亦有时阵发性加剧，但能耐受。近2～3天，因外事活动多，精神及体力均感疲倦，但因枕后区疼痛而难以入睡。就诊当日上午又逢繁重外事活动，而枕后部疼痛难忍。

查：慢性痛苦病容，精神极疲倦，情绪欠佳，面色不华，舌质淡红，苔微白，脉弦有力。平素及此次体检：血压、心肺、肝脾均未发现异常，但左风池穴有明显压痛，并沿枕神经分布扩散。发病前曾患外感时邪，加之劳倦体虚，外邪乘虚而入，留滞于太阳经脉，致使经脉受阻，络脉瘀滞，不通则痛。治应疏通经络之气，取通则不痛之义，故近取天柱、玉枕，远取后溪、跗阳。针后数分钟，患者痛止，安然入睡达3小时之久，醒来枕后无任何不适感，体倦消除，精神振作。当晚又参加外事活动，达深夜11时许，亦未再发作。

按：本例属枕后痛（西医诊断为枕神经痛），系太阳经头痛。其治疗是根据中医经络学说而采取近取和远取相结合的方法。总的作用是疏通经气，调和络脉，则头痛自能平息。另根据《通玄指要赋》记载："头项痛，拟后溪以安然"，后溪为八脉交会穴之一，通于督脉，上达项后之病所。跗阳为阳跷脉郄穴，可用于急性项背痛。

❀ 阳明头痛 ❀

关吉多

曾某，女，29岁，于1978年11月19日初诊。

自诉：前额头痛反复发作10年。10年前开始不明原因的前额头痛,每年发作 10 多次,后逐渐加重,近年尤甚,发作时头痛如裂,前额尤甚,枕部作跳痛,有时觉空痛,头昏而冷,失眠,流浊涕,平时不能看书报,春、秋、冬均需戴帽子,甚时夏天也要戴,经中、西药及针灸治疗后可暂时缓解,但头仍昏疼怕冷,更不能看书报,1971 年经 X 线诊断为"双侧筛窦慢性炎症"。症属素体阳虚,风寒袭入前额,病邪波及阳明、太阳、厥阴、督脉等经,阻遏清阳而致。

治以温阳散寒,通络开窍。针取四神聪、攒竹、风池,双侧留针加灸。

11 月 22 日二诊:经针治 2 次后,头痛略有减轻,但仍不能看书报,眠差,仍用上穴治疗。

11 月 25 日三诊:头痛稍减,可看书报,睡眠好仍本上方治疗。

12 月 5 日四诊:感头部轻松,能持续地看书报,睡眠好,头顶仍冷,故改取上星、完骨、百会,针后每穴加无烟灸条悬灸 30 分钟。

12 月 8 日五诊:经上方连续 3 次针灸后,自觉头顶无冷感,已能脱帽在室外活动。仍按上方治疗。

12 月 12 日六诊:今晨霜雾极大,患者未戴帽子从郊区骑自行车来就诊,尚不觉头冷,仍本前法治疗,仍以温阳散寒为主,取风池、上星、攒竹,双侧留针,并加悬灸。

12 月 20 日七诊:自诉以上症状全部消失,现已全勤上班。

按:此患者为鼻渊(慢性鼻副窦炎)所致的头痛,因其素体阳虚,不能抵抗外邪,常受风寒之邪侵扰,发病日久则风寒邪气入于络脉,阻遏清窍,而成顽固性头痛。考头为诸阳之会,因阳虚而现头顶冷痛;风寒之邪郁久化热,则鼻流浊涕。清窍被扰则眠差,故治以温阳散寒、开窍通络之法。由于督脉总督一身之阳,故针灸百会、上星、四神聪、攒竹、风池祛风散寒,开窍止痛,以疗鼻渊。完骨为足少阳、太阳之交会穴,针之以散寒通络止痛。上穴同用使阳气温复,外寒去,清窍开,经络通而痛止。特别是加以艾条

13

灸,"寒得温则散",更增强了温阳散寒之力。所以患者十年的痼疾,仅在短短的 1 个月时间里经 22 次针灸治疗即获得痊愈。

头风(顽固性偏头痛)

魏风坡

贾某,男,42 岁,于 1974 年 12 月 3 日初诊。

自诉:十余年来,有周期性发作性头痛(每 3 周左右 1 次),发作期间需卧床休息 2~3 天,发作前有先兆,如精神倦怠、全身无力,不欲食,伴恶心、呕吐等症状。此次发作又逢外感发热,头痛如劈,较历次为重,经当地医院治疗未效,乃转我医疗队诊治。

查:急性痛苦病容,精神委靡不振,情绪忧郁,面色无华,闭目恶闻其声,体温 39℃,血压 110/70mmHg,心肺未闻异常,腹软,肝脾未触及,鼻塞,咽部充血,舌质淡红,苔薄白,脉来浮数兼弦,二便如常。根据患者素患头痛,复受外邪,属风气客于诸阳,随经而上,侵袭头部及髓海,留而不去,与正气相搏,致使高热,头痛如劈,根据"急则治其标",取解表、清热、止痛穴位:风池、外关、合谷、翳风,丝竹空透率谷,均用泻法,针后 20 分钟,头痛明显减轻。但体温未降,同行西医内科医生,给予对症处理,数小时后体温正常。2 诊、3 诊时,只用针灸治疗,头痛已愈。但患者顾虑再次发作,并说:"愿断手一只,不愿头痛再发"。故约患者来医疗队用针灸做预防性治疗,每周 3 次,共 10 次,至下一周期时,头痛未发。两年半后,医疗队回国前随访,头痛已获痊愈。

按:患者为治头痛,曾先后去德、意两国,经神经专科检查,诊断为偏头痛,治疗未效而回国。此症中医属头风,《玉龙歌》云:"偏正头风痛难医,丝竹金针亦可施,沿皮向后透率谷,一针两穴效更奇","偏正头风有两般,有无痰饮细推观,若然痰饮风池刺,倘无痰饮合谷安"。一诊时,用风池、外关,祛风解表;合谷能清手足阳明之热邪。当表解、热退、痛止后,转为"缓则治其本",主穴。为丝竹空透率谷或头维透率谷,加翳风穴(作者治本症之常用要穴)。翳风、丝竹空、率谷三穴能疏导手足少阳经的经气阻滞,头维为足阳明、少阳、阳维之会,可疏泄头额部之经气。但翳风穴应向对侧乳突深刺,达 2 寸深,可显示其特异性效能。

偏头痛(一)

北京中医医院针灸科主任　贺普仁

周某,男,55 岁,于 1961 年 10 月 5 日初诊,病历号 675。

自诉:6 日前突然右侧头痛,有跳动感,牵及耳根及颈部,遇风加重。

查:两脉弦缓,症属外风侵袭,入客少阳经脉。

治以祛风止痛法,均针患侧:丝竹空透率谷、风池、合谷、列缺、翳风、听会,用泻法,留针 20 分钟。

二诊:10 月 17 日,针后头痛显著好转,仅于傍晚稍痛,肩颈尚觉不适,予前方加右绝骨,手法同前。再针痊愈。

梁某,男,43 岁,病历号 2242,于 1963 年 1 月 4 日初诊。

自诉:左侧头痛 11 年之久,经治未愈,时轻时重,近 1 月来因工作劳累,病势加剧,连及左目胀痛,伴有耳鸣,眩晕,左侧半身麻木,知觉迟钝,纳食尚佳,因头痛寐欠。

查:舌苔薄白,脉沉细。证系劳心过度,气血暗耗,以致水不涵木,风邪乘虚入客少阳,引动肝风,上扰清窍。

治以疏风祛邪,通经止痛,余症缓图。针取丝竹空透率谷、风池、合谷、列缺、足临泣、翳风,均针刺患侧,俱用泻法,留针 20 分钟。

二诊:1 月 6 日,针后偏头痛未作,再以原方针两次,而易调理气血之法,再针两次获痊愈。

范某,女,30 岁,病历号 1742,于 1961 年 3 月 27 日初诊。

自诉:左侧偏头痛牵及眉棱骨处,时轻时重,烦躁口渴,欲呕,

15

胃脘不适。

查:苔白脉弦。证系土虚木乘,肝胆虚热挟胃气上逆,累及少阳。

治以平肝降逆,疏经止痛法。针取丝竹空透率谷、风池、合谷、列缺、太冲,泻法,针患侧,留针20分钟。

二诊:3月29日,针后头痛减轻,唯烦躁口渴未减,胃脘作痛,时时欲呕,脉弦。取前方加中脘、足三里。

三诊:3月31日,头痛显著减轻,胃脘亦不作痛,烦躁口渴亦减,仍欲呕,脉稍弦。据此症情,审系少阳经脉已通,肝木尚未平复,予平肝降逆为主。针取中脘、期门、足三里、太冲,配以合谷、列缺。手法同前,期门、足三里、太冲俱针双侧,合谷、列缺针患侧,留针20分钟。

四诊:4月3日,针后诸证显著减轻,再以原方针1次而愈。

侯某,女,52岁,于1972年4月5日初诊。

自诉:左侧头痛,目胀,下齿亦痛,剧疼时不可忍耐,眠食俱废,为时半载,久治不效。

查:体胖,面潮红,食欲不振,大便干燥,呻吟不已,舌苔黄,脉弦滑有力。证属阳明胃热,挟肝胆之火,上冲头目所致。

治以祛肝胆风阳,泻胃腑郁热。针取太阳、下关、颊车、大迎、翳风、合谷、颧髎,用泻法,行捻转术,留针3分钟。疼痛基本缓解,但1小时后患者又来门诊,谓回家后约50分钟,突然左头额剧痛如裂,目胀痛似脱,病情来势凶猛,患者因疼不可忍,抱头号啕大哭,当即于速刺内迎香出血,血尽而疼已止,患者转悲为喜,欣然而去。后经追访,病未再发。

按:治疗偏头痛,以通经活络、疏风止痛为主法。常选用丝竹空透率谷、合谷、列缺、足临泣,配用风池、曲池、绝骨等穴。这些经穴有宣通手足少阳,疏风止痛的作用。从方义来说,丝竹空为足少阳脉气所发之处,也是手少阳经脉的终止穴,穴位本身就能治疗偏头痛,再加上沿皮透至率谷,更能加强疏通手足少阳经脉的作用,这是因为率谷不仅仅是少阳经脉的经穴,主治偏头痛,而且它又是足少阳、足太阳二经的会穴。具有疏散少阳风热,使其循太阳经脉达表的作用。因此,作者认为丝竹空透率谷这一针为宣散少阳经脉风热的主穴,是治疗一切偏头痛的有效腧穴。元·王国瑞《扁鹊神应针灸玉龙经》中就记载了这一透针对治疗偏头痛的卓越效果。上述 4 例病例均采用此穴,获得了较好的效果。

合谷、列缺:合谷是手阳明经的原穴,具有镇静止痛的特性,合谷五输五行属木,它能疏通少阳之经气,列缺属手太阴肺经的络穴,据《马丹阳天星十二穴治杂病歌》记载:"列缺……善疗偏头患",与合谷相配,有原络配穴的意义。

足临泣是足少阳胆经输穴,是胆经所注之处,按五行亦属木性,具有疏泄少阳风热的功效。穴居足部,取之具有远离病所,引热下行的作用。《类经图翼》说:"木有余宜泻此,使火虚降而木自平",即证实本穴有泻火的功能。

上述配方,不仅适用于外感型的偏头痛,也是治疗虚弱型(偏头钝痛,胀闷如裹,胸脘痞闷,苔厚腻,脉弦滑、迟滑),实热型(偏头跳痛,痛裂如割,面红目赤,舌红苔腻,脉弦紧有力)的"基本方",临床根据脉症,适当配以健脾化痰、平肝泻火的穴位就可以取得较好的疗效。

虚弱型偏头痛,常配以悬钟、颔厌、中脘、足三里,或丰隆、气海(针与灸)。

从穴性上说,悬颅、颔厌二穴均位于曲周颞颥部分,除了在经脉循行上对偏头痛有突出的效果外,还是足少阳、阳明两经相交会的腧穴,兼有疏导胃腑、振奋中阳的作用。至于中脘,它是六腑之会,对温化中焦的痰湿,降胃气的上冲,尤有卓效,配以足三里或丰隆,其健脾化痰之力就更加明显了。取气海是利用它的主治真气不足,疗诸虚百损的作用,用来加强下焦气化,则中土自受补益。加用灸法,就更增加了它的效果。

对实热型患者,常配以丝竹空、内迎香放血、四神聪、行间等

17

穴。丝竹空穴性已如前述,取其与内迎香放血,疏泄肝胆火炽,对热邪上攻头部而造成脉络壅滞,血瘀不通的偏头疼,有立竿见影的效果。《灵枢·厥病》"厥头痛,头脉痛,心悲善泣,视头动脉反盛者,刺尽去血,后调足厥阴",最早记载了放血治疗头痛的方法。《神应经》更有"丝竹空治头风,宜放血"的论述。我们临床病例也证明了这种经验。

四神聪是经外奇穴,位于百会穴的前后左右各 1 寸处,这 4 个穴位除了局部止痛作用外,在平肝疏风方面有显著的作用,再配足厥阴肝经的荥穴行间,平肝力量就更为加强了。也与《灵枢·厥病》中"……刺尽去血,后调足厥阴"的原则丝丝入扣,相互一致。

偏头痛,只针患侧,使用疏风通经、平肝清热法时,各穴都用泻法,头部诸穴用捻转泻法,其他部位的穴位用提插泻法,对远离病所之穴,如合谷、足临泣,则用重的手法,务使针感沿经放散到肢端或上行到躯干部,少数可直达病所。

放血穴位多采用丝竹空,因为此穴对疏通少阳经脉是最为适宜的,根据《灵枢·厥病》"视头动脉反盛者,刺尽去血"的原则,有时也选用"内迎香"放血。

在操作上,实性的可放数次血,每次血量可以多些,针刺深些;虚性的则不可连续放血,血量不可过多,针刺要浅。临床上,还要根据当时患者的状态,脉络虚实的情况,血色的深浅,血质的黏稀,出血的难易,灵活掌握。

偏头痛(二)

甘肃省新医药研究所副主任医师　曲祖贻

汤某,男,34 岁,干部。于 1978 年 2 月 26 日初诊。

自诉:患偏头痛半月,病起于感冒受风,开始眉头与鼻梁痛,连及后头,很快发展到右侧半个头部。经某医院治疗,痛未减轻,右侧半个头痛越来越严重,并怕风怕冷,痛极即恶心,特来针灸治疗。

查:体瘦,右侧眉头、后头及半个头顶均不得压按,压按即剧痛。脉沉缓,重取有力,苔白。遇风寒则头痛立作。证属风寒性偏头痛。

治本痛在太阳经,故选取太阳经之攒竹、天柱二穴,配取阿是穴,以驱余邪,通经络,邪去经通,病除而痛止。

在针法上,使用28号2寸毫针,从攒竹穴向上平刺0.8寸,再以同号针以45°角,针尖从天柱穴向下斜刺0.8寸,针下沉紧得气后退针少许,前后捻转针柄30次,留针10分钟。起针后患者立觉眉头、后头均不痛,满头轻松。次日又依法继续针刺,共治疗2次,偏头痛基本痊愈。

梁某,男,工人,初诊于1977年8月。

自诉:身体素弱,经常感冒,引起咳嗽、右侧头顶痛和右内眼角痛。经过服药发汗,咳嗽虽愈,而头痛加重。后又服中药验方、偏方,注射 B_1、B_2 等,收效甚微。曾到某医院神经科检查,脑部无异常,诊断为神经性头痛。现偏头痛加重,发作时心慌、气短,影响工作和学习。特来针灸。

查:体瘦,眼窝略陷,乏困,右侧头顶拒按,动则汗出。腹软,肝脾未触及。脉弦不任重按,苔薄白,舌质略红。诊为虚性偏头痛。

本例头痛部位在右侧阳明、少阳二经,而久弱之体,又不宜多刺,拟先刺阻滞二经之邪以去痛,后以"自我梳摩"体疗,以固营卫。选取攒竹、头临泣、率谷、天牖4穴。前二穴均用28号毫针向上平刺5分;率谷穴则向后平刺1寸;天牖穴直刺0.8寸,进针得气针下沉紧时,用"二环飞经走气法"(拇指向前,食指向后,捏紧针柄轻轻用力将针体连拄二环),使针感直达右眼眶,扩散到头顶。术毕,令患者用两手指尖(指甲要事先修整圆滑)在头痛部,自我梳摩100下。共治疗24次,2个疗程。1年后随访,患者除工作紧张右眼偶尔不适外,偏头痛基本痊愈。

按：例1患者病起于感冒，据脉证系风寒侵袭右侧头部太阳经，经络郁而作痛。故取太阳经头部经穴，配以阿是穴，通经络，驱邪气，邪去经通，头痛可愈。例2患者体质素虚，病起于感冒，再误于清解，致使身体愈虚。体虚则经气失运，经络阻滞，导致头痛。其右侧偏头痛者，必先有所虚，后有所痛，《经》云："邪之所凑，其气必虚"。患者体虚身瘦，多刺不宜，仅取数穴，先疏其阻滞之经气，再通其壅塞之脉络，通则不痛矣！

面痛（三叉神经痛）

辽宁中医学院针灸副教授　彭静山

王某，男，39岁，教师。于1974年1月15日初诊。

自诉：1968年春节忽发三叉神经痛，说话、吃饭均痛不可忍，每嚼饭时疼得流泪，从1973年疼痛加剧，住院两次，用各种疗法，均不效，苦恼万分，自认为不治之症。

查：神疲，痛苦表情，面色黄，舌有黄苔，六脉沉数。尿黄，便燥。口中干渴。检查疼痛部位为右侧第二、三支作痛。

循经取穴，针双侧足三里、右颊车、颏点（承浆旁压痛点）。用26号针，得气以后，运用泻法，深刺久留。留针1小时，每隔5分钟运用泻法1次。足三里针感直达面部；颊车、颏点，麻及右侧面部。

于1月16日复诊，自诉疼痛减轻，吃饭虽痛，但能忍受。针刺10次，疼痛全止。

按：此例面痛，乃由胃经实热所引起。取足三里，乃因"胃足阳明之脉，起于鼻之交頞中，旁纳太阳之脉，下循鼻外，入上齿中，还出挟口环唇，下交承浆，却循颐后下廉，出大迎，循颊车，上耳前，过客主人，循发际，至额颅"。可见胃脉专主头面，凡胃火急盛，腑气不通所致面痛，刺阳明大腧足三里，乃是上病取下，通腑泻热，不使胃火上逆故收止痛之效，佐以右颊车、颏点，均为胃脉之所过，刺之可增强镇痛的疗效，故用于胃火上冲引起的面痛有效。

面瘫（一）

甘肃省中医院针灸科主任　张涛清

白某，男，58岁，医师。1976年12月初诊。

自诉：于1976年11月23日因工作外出，天晚归来，路受风寒，是夜又抢救一危重患儿，甚感疲劳，次日晨起刷牙时，发现口角漏水，右侧面颊部麻痹，当即在本所门诊治疗5天，未见疗效，反有加重之感觉，遂转某医院应用电兴奋、注射青霉素、维生素B_1、B_2，口服地巴唑、水杨酸钠，服中药牵正散，外用鲜鳝鱼血涂患侧等达1月之久，亦未见效，即来我院门诊求治。

查：右眼不能闭合，右侧不能皱眉，口唇歪向左侧，不能鼓腮吹哨，口角流涎，脉浮紧，诊为面神经麻痹。

治以取穴太阳、风池、颊车透地仓、睛明、阳白、四白、人中、承浆、合谷，每周针3次，12次为1个疗程，休息1周再行第2个疗程，手法用先泻后补，共治疗4个疗程，症状消失，临床治愈。嘱其注意面部保暖，预防复发。

乔某，女，32岁，医师。于1976年8月初诊。

自诉：于1976年8月18日晨起后感右侧头痛，痛如刀割，难以忍受，伴有恶寒，无汗，全身无力，不思饮食，持续2天服土霉素、阿司匹林等稍缓解，但20日晨起后觉上嘴唇发麻有增厚的感觉，不能鼓腮，漱口时水从右侧口角流出，右眼酸困流泪，21日右侧额肌皱纹消失，右眼裂增宽不能关闭，鼻唇沟消失，口角歪向左侧，面神经麻痹症状悉具，未作任何治疗即回医院行针刺治疗。

治取人中、迎香、颊车透地仓、睛明、太阳、翳风、阳白、合谷。除合谷取双侧外，其余诸穴均取患侧，用平补平泻手法，隔日针1次。患者针治3次后鼻唇沟出现，右眼可闭合1/2，右口角已不流涎，10次后面瘫基本解除，15次后额纹出现，诸症痊愈。

按：《内经》云："邪之所凑，其气必虚"，《金匮要略》载："寸口脉浮而紧,紧则为寒,浮则为虚,寒虚相搏,邪在皮肤。浮者血虚,络脉空虚,贼邪不泻,或左或右,邪气反缓,正气即急,正气引邪,喎僻不遂。"本例白某是因工作劳累,感受风寒,体虚邪凑,客于面部经络而致喎僻不遂,曾经中西医治疗1月之久而未见疗效,术者据中医学虚补实泻的方法对症下针,1个疗程后初见效果,4个疗程方获痊愈。乔某较年轻,感受风寒邪后有明显的表实症状,2日后邪伤经络而出现口喎不遂,患者病后第7天行针刺治疗,未用其他治疗方法,经针1个月后症状痊愈。两例相比较,面神经麻痹仍以早期治疗为佳。说明任何疾病,贵在早期恰当的治疗,如果治不得法,不但会拖延病程,而且会给以后的治疗带来困难,医者当深思之。

面瘫(二)

李志明

曾某,男,45岁,门诊号33619,患左面瘫2天,于1964年11月6日初诊。

自诉:左口眼喎斜2天,于1964年11月4日发现左眼不能闭合,流涎,鼓腮漏气,吃饭时食物塞于颊部,饮食、二便正常,头昏,曾服苏合香丸和针灸治疗有好转。

查:发育及营养中等,左口眼喎斜,左眼不能闭合,眼裂0.7cm,不能皱眉,额纹消失,左口角下垂。左面时有痉挛,舌苔黄薄,脉沉细而无力,血压114/80mmHg,心肺(-),肝脾未触及,膝腱反射正常。诊为风邪中络所致左口眼喎斜,证属虚邪为患。

治以祛风散寒、温经活血为主,用隔姜灸阳白、太阳、颊车(左)各3壮,右合谷3壮,灸5次后症状减轻,左眼裂缩小到0.2cm,能皱眉、鼓腮。加灸地仓5壮,上巨虚3壮。用上穴灸到12次左眼能闭合,能皱眉,继续灸到18次恢复正常,面瘫治愈。

按: 面瘫,近称周围性面神经麻痹。中医学早在《内经》就有记载,如《灵枢·经筋》记载:"足阳明之筋……卒口僻。"张仲景

《金匮要略》记载:"贼邪不泻,或左或右,邪气反缓,正气则急,正气引邪,㖞僻不遂。邪在于络,肌肤不仁"。隋·巢元方《诸病源候论·风口㖞候》记载:"风邪入于足阳明手太阳之经,遇寒则筋急引颊,故使口㖞僻。"认为此病是内因身体虚弱,即所谓"邪之所凑,其气必虚",外感风寒及外伤等所致。手足六阳经,以手足阳明经为主,分布在面部的经络受阻,气血运行失调,致使口眼㖞斜。本例脉来沉细无力,属身体虚弱和外受风寒引起,在治疗原则上,应以扶正祛邪、温经散寒为主。用隔姜灸和针上加灸治疗效果更为满意。以上两法都是借艾火的温热作用,以温通经络、祛风散寒而使面部经络功能恢复正常,使面瘫治愈。从穴性来讲,是取手足阳明经穴为主,颊车、地仓、上巨虚是胃经穴,能调理胃经的经气,使胃经气血畅通;合谷是大肠经原穴,本经多气多血,能温通经络,以达气血旺盛,致使面部受阻经络功能恢复正常。

❀ 面瘫(三) ❀

广东省中医院针灸科主任　陈全新

马某,男,45岁,干部。门诊号74100。

自诉:2周前由于连续2日长途乘车,头面受寒风吹袭,初感头微眩痛,继则右侧面肌麻木,右眼闭合不全,饮水时液体从右口角渗出,进食时食物滞留右颊内,发病后即就诊于当地,经内服药物及注射维生素 B_1 数日未获显效而转我院治疗。

查:形体消瘦,右侧面部肌肉轻度肿胀,额纹平坦,右眼闭合不全,鼻唇沟变浅,右侧口角下垂,歪向左侧,右面皮肤冷,热觉存在,触觉减弱,鼓颊右唇闭合不全,胃纳欠佳,二便常,苔薄白,脉浮缓。形气本虚,加之头面感受风寒侵袭,致面部经络气血失调,失于濡养,故现口眼㖞斜。

治以手、足阳明经为主,针刺用补法,并佐以温灸有关脏腑背俞及用梅花针轻叩刺患侧面部经络,以达行气活血、祛风通络的治疗目的。

一诊:取穴合谷、人中、风池,梅花针叩刺右眼周围及面部经络循行区。

二诊:诉右眼及面部麻木减轻,眼闭合较好,口歪改善,仍按前法,取足三里、翳风、颧髎,温灸阳白、地仓、脾俞。

三诊:右侧面部肿胀消退,右眼闭合明显改善,迎风流泪现象已缓解,口角歪斜、流液、食物滞留颊内症状均改善。胃纳增进,苔薄润,脉浮缓。此乃经络气血运行始复,但风邪未尽祛,故右面经络仍失濡养,致口眼㖞斜未全复。仍本原意,取穴:合谷、地仓透颊车;温灸肝俞、脾俞,以通经络调气血。

四诊:神态清爽,右面肌活动正常,额纹显露,眼能闭合,鼻唇沟显现,口角不歪,食物滞留颊内现象消失,胃纳佳,苔薄润,脉缓。经络得疏通,气血运行得复,风邪已祛,经络得濡养,故诸症得除,再取足三里以调和气血而终止治疗。并嘱患者带回艾条,每日自灸足三里、合谷、肝俞、脾俞,以旺盛阳明气机。

7天后患者称:经上周4次针灸后诸症若失,1周来自感病情已稳定,视之面部丰满,活动自如,容光焕发,病已愈矣!

按:口眼㖞斜是一种症状,引起面神经瘫痪的原因颇多,由于病因不同,疗效与预后也各异,如属继发性(如乳突炎、肿物压迫)疗效较差,外伤性(面神经损伤)引起疗效多不理想,且均需作针对病因治疗。

本例形气本虚,加之感受风寒,遂致面部经气失调,经络、肌肉失养而致病,证与风邪中于脏腑或继发于他病之口眼歪斜有别,针灸对此类型(周围性面神经麻痹)疗效较满意。阳明经为多血多气之经,且能行气于三阳经,而三阳经皆循布于头面,故治以手、足阳明经穴为主,配伍循布眼、面有关经穴,能直接调和患部经络气血,温灸脾俞、肝俞(脾主肌肉,统血;肝主筋,藏血)能旺盛血气,强壮筋肌,梅花针叩刺患部,能直接疏通经络气血而祛风。气机和利,风邪得祛,故口眼歪斜之疾可愈。

《面肌痉挛》

北京中医医院针灸科副主任 于书庄

王某,女,43岁,于1979年2月7日初诊。

自诉:右侧面肌痉挛4月余。患者于10个月前病口眼㖞斜,在本地医院经针灸、维生素 B_1、B_{12} 穴位注射,口服维生素 B_1、B_6,口眼歪斜好转。4个月前右侧下眼睑、面肌、口角抽动,次数频繁,尤以吃饭、说话、阴雨天明显。自觉右侧面肌拘紧,无疼痛,纳可,眠差梦多,心跳,二便正常。

查:额纹存在,闭目、皱眉、耸鼻力弱,口角向右拘紧。不能鼓腮,右侧面肌萎缩,示齿时口角向右歪,鼻唇沟存在。脉沉细无力,苔薄白,舌质红。证属风寒滞留,筋脉收引所致。

治以温散寒邪,舒筋缓痉。针取:完骨同侧,行烧山火,外关双侧,同侧行气法,足三里双侧。每隔10天火针点刺四白、颧髎1次。治疗4次后,痉挛次数明显减少,由发作频繁变成一日跳动10次左右,每次持续1~2分钟,但跳动力量加强。治疗10次后,眼睑、口角还抽动,但自己无感觉。治疗28次后,痉挛基本缓解,面部拘紧减轻。治疗30次后,阴雨天未出现痉挛。治疗34次后,停针观察。1980年1月随访:现已停针8个月,病情仍稳定。

周某,女,44岁,医师。病历号:05028,于1977年11月21日初诊。

自诉:右侧面肌痉挛8年。患者自1970年5月因着急而病剧烈前额疼痛,头晕恶心。当时自用毛巾冷敷,服止痛药头痛缓解。1个月后出现面肌抽动,始则1日抽动1~2次,以后病情逐渐发展为终日抽动,毫无间歇,甚则出现长时间紧抽(强直性),使患者不能睁眼,夜间醒后亦抽。看书、讲话、经前抽动明显,冬天重于夏天。曾先后去5个医院治疗,接受中药、西药、电针和维生素 B₁₂等穴位注射。在这些治疗过程中,最短坚持 2～3 个月,长则 8～9 个月,但均未能收效。睡眠、饮食、二便均正常,月经周期 26～28 天,带经日期 5 天,经血量多。

查:舌质淡,舌体胖大边有齿痕,中有裂纹,舌苔白滑,脉沉细而弦,面部呈现一种异样怪形。证属气血两虚,肝风内动。

治以补益气血,息风解痉。针取阳陵泉、足三里、百会、合谷行气法,治疗 24 次后,痉挛减轻,夜间醒后已不抽,痉挛次数、范围均减,持续时间缩短,每日口角抽动仅出现 1～2 次。前方加哑门,经 42 次的治疗,症状基本消失,出现 48 小时未抽,平素仅偶尔口角抽动一下,看书、看电影时间长,说话时抽一下。前方哑门、风府交替使用,治疗 48 次后,体质增强,能骑车来科就诊(往返骑车 2 小时)。前方合谷、列缺交替使用,经 58 次的治疗,痉挛停止,经期、阴雨天仅有面部发紧,共治 71 次,历时 1 年,1979 年 2 月随访,仅情绪激动或高兴时,偶有右侧面部发紧的感觉,有时抽动一下即止。

按:上述两例,虽然都是面肌痉挛,但其两者的病因不同,故其取穴、治疗各异。王某系风寒客于少阳、阳明,筋脉收引所致,故取少阳经的完骨、外关,足阳明经的足三里以疏散少阳、阳明的风寒。因寒为阴邪,故用烧山火,火针,行气法,使气至病所(面部发热),以温散寒邪。寒邪得散,筋脉则舒,故痉挛缓解。周某病因着急,阴血暗耗,筋脉失养致使肝风内动。血虚故夜间醒后抽动,看书、讲话、经期前抽动明显。冬季寒冷,气血凝滞,筋脉失养尤甚,故冬重于夏。经血量多,舌体胖大,边有齿痕,此气虚之征。舌质淡,中有裂纹乃阴血不足之象。脉沉弦细,实由肝血虚所致。方中足三里用以补益气血,百会、风府、阳陵泉、合谷、列缺、哑门用以息风止痉。

眩晕(一)

关吉多

朱某,女,40 岁,干部。于 1978 年 10 月 12 日初诊。

自诉:头目眩晕不能行走1月余。1个月前患者自觉左颈部不适,如虫爬感,并有麻木感及头昏,同时不能行走,走时欲倒。9月21日后加重,始终觉左颈不适,左侧肢体软弱无力,不能迈步,迈步便向左侧仆倒,但神志清楚,后经注射西药(药名不详),便觉周身暖和,即可慢步行走,两小时恢复正常。现每日均感头颈不适,有倒仆之兆,有时日发数次,需要人扶,并伴双目干涩、胀痛,视物昏花喜闭目,自觉唇周围有虫爬行,左枕连项酸软无力,月经三月一至。

查:舌红,苔白,脉细缓。此属肝郁不疏,气血不调,清阳不升,浊阴不降所致。

治以疏肝理气,升清降浊。乃取安眠2、风池(左侧,平补平泻,留针30分钟)。

10月26日二诊:经以上10次针治后,左项虫行感减轻,已可自己行走100步远,其他诸症均有缓解。乃取大椎、天柱、曲池、足三里、百会(手法同上),日1次。

11月11日三诊:今日来诊时精神明显好转,虫行感消失,能自己行走1~2里路程而无倒仆。乃取完骨、哑门、风池(左侧,手法同上)。

11月13日四诊:症状同前,针风府、哑门、完骨(左侧,手法同上,留针)。

11月29日五诊:诸症好转,仅觉左颈部有一筋扯痛。乃取哑门、天柱、完骨(左侧,手法同上,留针)。

12月5日六诊:症状稳定同前,本上方加率谷(左侧)。

12月19日七诊:诸症明显好转,已能自行走几里路远而无倒仆,仅觉左颈项时有强直感,但活动后缓解,自觉病已好90%以上。

12月31日八诊:经以上两个月多的治疗后,诸症基本消失,患者行走如常人。为巩固疗效,嘱其回单位后继续针治一段时间。

按: 此例患者之眩晕,由于肝气不疏,气行受阻,清阳不升,浊阴不降所致。清阳不能上奉清窍,浊阴盘踞,现头部麻木,昏晕,甚则倒仆。肝郁气血不畅,不能上奉于目,则视物昏花,眼痛。目不得润则干涩。肝郁不疏,冲任受阻则月经延期三月一至。所以治疗时需疏调肝气,息风镇静。肝胆相表里,故取少阳经之风池、完骨、率谷,疏肝理气而息风;肝经与督脉交会于巅顶,故取督脉之哑门、大椎、风府、百会,以疏肝理气、息风镇静;取安眠2,以息风镇静;曲池、足三里调阳明,助先天以补后天气血;足太阳之脉上巅,取天柱以助息风之力。诸穴配合交替使用,使肝气得舒,郁结解而风自平息。清阳上升,浊阴下降则眩晕自解。

眩晕(药物中毒)(二)

关吉多

唐某,女,43岁,于1978年11月1日初诊。

自诉:眩晕不能行走2年。患者于1976年11月,因病注射链霉素后,即出现头昏有如坐舟车之感,并胀痛,不能站立和行走,经服中、西药治疗2年后,已可起床,需人扶着可走几步。但双目仍昏花视物不清,头目眩晕,动则欲倒,步履不稳,心烦闷欲吐,食少口苦,身倦无力,苔薄微黄,脉弦。于1978年10月来成都治疗。曾服中、西药治疗无明显效果。证系肝胆之经气疏泄失职,清阳不升,浊阴不降所致。

治以疏肝理气,升清降浊。针取四神聪、曲池、安眠、神门,留针30分钟,每日针治1次。

11月10日二诊:经上方治疗6次后,头昏头痛有好转,扶着走路感觉较前稳当。精神比前舒畅。再用上方治疗1个疗程(6次)。

11月18日三诊:前症又有好转,心已不烦,视物比较清楚,改针百会、风池、率谷、太冲,留针30分钟。

11月20日四诊:经用上方针治2次后眩晕、头痛有明显减轻,情绪愉快,饮食增加,已能自己行走,仍用上方治疗。

11月31日五诊:自20日后患者因事停止治疗10天,但症状

28

稳定未见复发,仍用上方治疗。

12月16日六诊:经以上1个月多的治疗,患者自觉一切症状消失,饮食、睡眠正常,返回工作单位。

按:眩晕是以头昏痛、眼花为特点的病症,其致病原因较多,《内经》:"诸风掉眩,皆属于肝",而张景岳则强调"无虚不作眩"。此例虽为注射链霉素的反应所致,但其正气必先虚而后受邪,则使气血不能上奉于头,故现头晕,目失气血濡养则两目昏花。因目眩则步履不稳,且心烦闷。故治以调肝镇静而获效。初诊之方,用以镇静息风,三诊之方治在调肝理气,使肝胆之气调和,气血能上奉于头目,则头晕眼花之疾自愈。

《眩晕(三)》

上海铁路局中心医院针灸科副主任医师 陈作霖

周某,男,23岁,门诊号:外78~95。于1978年10月20日初诊。

自诉:头目昏眩已7年,但发作不甚,近1月来发作频繁,发作时伴有呕吐、出汗。

查:面色青黯无华,脉弦细,舌质淡,边有瘀斑。拟为肝经血瘀。

针取印堂、风池、三阴交、太冲。针刺2次后眩晕好转,但劳累后偶作眩。4次后症状消失(随访年余未复发)。

罗某,男,61岁,门诊号:外79~110。于1979年5月28日初诊。

自诉:眩晕已1个月余,呈发作性。发作时有恶心。平时痰多,烦躁。

查:舌质胖,苔腻,脉弦滑。拟为痰湿中阻,清阳不升。

针取足三里、三阴交、丰隆。针3次而愈。

按:《内经》谓:"诸风掉眩,皆属于肝"。而朱丹溪有"无痰不作眩",张景岳又有"无虚不作眩"之说。例 1 为肝经血瘀,气血运行不畅,郁久化热,生风上扰而为头眩。面青黯为肝之本色,与舌边紫瘀同属气血瘀滞。故治宜活血祛瘀,佐以潜阳。取风池以疏散上冲之浮阳,泻太冲以祛肝经之血瘀,而潜上扰之肝阳;取三阴交以疏调肝、脾、肾三经之气,刺印堂以治头目之昏眩。肝经之血瘀既祛,气血运行得畅,不致化风上扰,而眩晕自除。例 2 为痰湿困于中焦,脾胃升降失常。足三里有和胃降逆之功,三阴交健脾土而升清阳。清阳得升,浊阴自降,头眩可除。"脾为生痰之源",脾健,则水湿得以外达,不致凝聚成痰。丰隆属胃络脾,以加强脾胃运化之功,化其已有之痰浊,澄本清源,故见效甚捷。

高 血 压

彭静山

肝阳上亢(高血压)

巴某,男,19 岁。于 1974 年 11 月 23 日初诊。

自诉:有高血压病 2 年余,时常发作,延续月余。周身倦怠,头目眩晕,此次发作半月余,经治不愈。

查:神疲,面赤,舌有黄苔,脉弦,血压 160/90mmHg。根据患者平夙性情急躁,遇事善怒,每逢盛怒之后,血压即高,并伴有上述症状,诊为肝风,属于肝阳上亢型。

治疗因其形体较瘦,用人迎洞刺,常规操作。针后 10 秒钟,再测血压为 130/90mmHg。

11 月 25 日二诊,自诉眩晕减轻,不甚疲倦。望其面色不甚赤,舌苔黄渐退,脉仍略弦。血压 140/90mmHg。再行人迎洞刺,留针 10 秒钟,术后血压为 130/90mmHg。

11 月 26 日三诊,自觉一切症状消失,与平时无异。诊见:精神充沛,面色黄而泛赤,舌质润而无苔,脉来沉缓。血压 130/80mmHg。已经痊愈。

肝风(实热型)

张某,男,51岁,工人。于1975年1月25日初诊。

自诉:1月10日感冒,发生两腿内侧疼痛,继则痛止,而由足蹠趾沿胫骨下缘至膝上发麻,头胀而晕。

查:神疲形壮,面赤,舌质干色赤,六脉皆弦,左关独盛。血压180/100mmHg。根据面赤脉弦,左关独盛为肝经实热,其由足蹠趾至膝上发麻正属肝经循行路线,诊为肝风,实热型。

因该患者体壮而不甚胖,压其颈动脉搏动明显,治疗采用人迎洞刺,留针10秒。起针后量血压为160/100mmHg。后间日针治1次。第五诊时,血压150/90mmHg,一切症状已随血压的下降而逐渐消失。第六诊时自诉,无任何自觉症状,诊之色脉皆和,血压为140/90mmHg,痊愈。

肝风(阴虚型)

耿某,女,50岁,工人。于1974年12月2日初诊。

自诉:患高血压8个月,头部发胀,睡卧不宁。曾服多量降压药、针灸、服中药等均不见效而来诊治。

查:神清,体胖,面赤,舌质赤无苔,脉来略有弦象。血压180/120mmHg。根据此患者体胖,睡眠不安,舌赤无苔,脉不甚弦,属于肝虚型。诊断为肝风,心阴、肝阴俱虚。

病在血分,当先治血。根据针灸八会穴"血会膈俞"的原理,"虚者补之",刺激宜轻。在两侧膈俞穴各埋藏3号皮内针1支。经埋针后立即测量血压为175/115mmHg。

12月6日二诊:睡眠安稳,头胀减轻,脉仍有弦象。血压为170/115mmHg。去掉膈俞穴的皮内针。暂改为人迎洞刺,留针15秒。起针后的血压为130/90mmHg。

12月9日三诊:前述症状均感见轻,心情愉快。脉无弦象。血压为140/90mmHg。在两侧膈俞各埋藏3号皮内针1支。

12月21日四诊:头清眼亮,一切症状均已消除,色脉皆和,血压为135/90mmHg。皮内针已去掉。

肝风（实热型）

杨某，男，51岁，工人。于1973年3月22日初诊。

自诉：1970年1月右腿骨折，整复。至5月份血压忽然上升，经常在180～160/110～100mmHg之间，曾经服中药见效，但过了2个月又有反复。服用中药和其他降压药、采用针灸未见显效，而来求治。现症以头晕胁胀为主。

查：神倦，面赤，舌质干而色赤，形体较胖，脉弦而数，根据上症皆属肝经实热，诊为肝风。

患者血压为152/90mmHg，为了降其血压兼治头晕，采用鼻针降压两点，行泻法。术后量血压150/80mmHg，头晕微轻。

3月27日二诊：主诉效果不显，血压为160/94mmHg。鼻针效果不佳，体胖又不适于人迎洞刺，遂用膈俞双侧各埋1号皮内针1支。术后量血压150/90mmHg。

4月3日三诊：自诉头晕减轻。去掉皮内针，量血压144/90mmHg。嘱其停止3天，使穴位肌肉组织得到恢复。

4月9日四诊：经休息5天，感觉良好，无自觉症状。血压150/90mmHg。埋藏膈俞穴皮内针后再量血压为130/88mmHg。

4月16日五诊：自诉一切感觉良好，血压150/80mmHg。去掉皮内针。

4月19日六诊：血压142/80mmHg，埋藏膈俞皮内针。

5月10日七诊：自诉因已无症状，自己拔掉皮内针，观察至今未发生异常变化。查神色正常，舌润无苔，脉来沉缓。血压138/82mmHg。

肝风（心阴虚）

张某，女，46岁，工人。于1974年8月6日初诊。

自诉：近2个月以来，手指一阵阵发麻，手麻时心中难受，睡眠不好。

查：精神疲倦，面色㿠白，舌润无苔，六脉沉细，左寸尤虚。血压175/105mmHg。根据上述脉症乃属心阴虚。

治疗当首先降压,以防中风。因形体胖,用膈俞皮内针,术后血压未降。

8月10日来诊,自诉心闹、手麻均减轻,仍然失眠不安。脉象略为有力,血压170/100mmHg。询其麻木手指,以食指及小指最为明显,病后大便经常溏泄。始悔初诊未详询问,亦未注意经络。从经络分析为大肠经、心经均虚,与便溏失眠症状相符合。皮内针虽属补法,而病在经络,非循经取穴,不能收效。遂采用合谷透后溪,加安眠2,得气后施行补法。

针刺1个疗程,症状逐渐减轻,血压逐渐下降。至9月10日一切症状消失,血压140/80mmHg。

肝风(虚热型)

佟某,男,40岁,干部。于1974年1月22日初诊。

自诉:患高血压3年,最高时180/130mmHg。近数月由于疲劳过度,头胀、眩晕、睡眠不安,经治不愈而来诊。

查:神疲,面黄消瘦,舌有黄苔,脉来沉细。血压110/90mmHg。诊断为虚热型肝风。

治疗依脉症分析,血压现阶段不高,但为病的根源。"缓则治其本",应治疗血压,采取胃经人迎洞刺,术后血压110/80mmHg。同时使用膈俞皮内针,人迎皮内针,经过2个疗程,治疗20次。

3月27日来诊,自诉睡眠恢复正常,头胀眩晕症状亦消除,血压120/98mmHg。因上班工作,无暇再治,要求服药,投以自拟方建瓴1号,嘱其常服。迄今仍照常工作。

按:人迎穴为足阳明胃经腧穴,由于部位和所属经脉的关系,它主治咽喉肿痛、甲状腺肿大、吐泻、喘息等症。从部位上来说,不易取找,刺激性强,患者畏惧。从解剖上来说正当颈总动脉分为颈外动脉和颈内动脉的分叉点,刺伤动脉出血尚有危险。故一般不常使用,均以附近的穴位代替。但近因针刺颈动脉壁而有降压作用,故本文应用人迎治疗高血压收到一定的疗效。

人迎洞刺治疗原发性高血压可以在针刺后 10 秒钟使血压下降，血压已降到正常范围，再刺人迎则不会再降。我们对低血压者使用人迎洞刺，可以使血压上升。这说明人迎洞刺有调整血压的作用。

由于人迎洞刺降压快，故部位要找准，深浅要适当，才能起到作用。刺深了穿透动脉壁会出现血肿。使用时应细心体验，预防发生意外。

作者治疗原发性高血压是根据经络辨证施治的。对形体较瘦的患者容易摸到颈动脉，可以使用人迎洞刺；对于形体胖的患者，不易摸到颈动脉，可用膈俞皮内针，降压的功能比人迎洞刺还要快。例 4 由于辨证不清，光用鼻针效果不佳，改用膈俞皮内针而收效。例 5 由于辨证不详，用膈俞皮内针不效，依据经络辨证改用体针而治愈。

至于人迎穴为什么能降压？乃因穴属胃经，《灵枢·经脉》曰："谷入于胃，脉道以通，血气乃行"。说明经脉发源于胃，胃与血气关系密切。胃脉起于鼻旁，上行至颞部，高血压都有头胀痛眩晕的症状，针刺胃经的主要穴位可以降压，说明胃经穴位对血管病有良好的治疗作用。

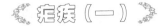

疟疾（一）

肖少卿

李某，女，32 岁，于 1979 年 8 月 25 日初诊。

自诉：3 天来每日下午先寒战，继则高热头痛，胸闷呕吐痰涎，至黄昏汗出热退，口干而黏，喜热饮但饮不多，大便溏薄。

查：舌苔白腻，脉象滑数；查血涂片，找到疟原虫。证属疟疾，良由疟邪踞于少阳，痰湿内蕴所致。

治以通阳截疟。乃取大椎、间使、后溪、足三里、脾俞治之。于发作前 2 小时施术，留针 30 分钟，每隔 5 分钟行针 1 次，每日治疗 1 次。经针 1 次已不发作，诸羌悉退；继针 2 次，以巩固疗效。5 天后查血涂片,未找到疟原虫。

徐某,男,28 岁,农民。于 1979 年 9 月 6 日初诊。

自诉:6 天来,隔日午时寒热交作,寒轻热重,体温 40℃,入暮汗出热退,伴有头痛、肢楚、胸闷,得食欲呕,口渴欲饮,大便 2 日未行。

查:脉象滑数,舌苔薄白略腻。查血涂片,找到疟原虫。证属间日疟。良由寒湿内蕴,疟邪客于少阳所致。

治以通阳截疟。即取大椎、间使、后溪、大杼、足三里,隔日施术 1 次,每次留针 30 分钟。经针 1 次后,隔日发作减轻;经针 2 次后,隔日已不发作,继针 1 次以巩固之。6 天后复查,疟原虫阴性。

按:《经》云:夏伤于暑,秋必病疟。因疟疾是由按蚊为媒介,疟原虫为病原的一种传染病。多发于夏秋季节。本病发作先见寒战,继而高热头痛,口渴烦躁,然后汗出热退。每日发作者谓之日疟,隔日发作者谓之间日疟,隔两天发作者谓之三日疟,如发作时间不规则,而且来势凶猛,症状复杂,甚则神昏谵语者谓之恶性疟。倘日久不愈,耗伤气血,痰瘀结于胁下(脾脏肿大)者谓之疟母。

上述两例,为日疟和间日疟:治宜通阳、和解、截疟。以取大椎、间使、后溪诸穴为主。因大椎是手足三阳经与督脉之会,可以宣通诸阳之气而祛邪,为治疟之要穴;后溪为手太阳经的腧穴,能激发太阳与督脉之气驱邪外出;间使属于手厥阴经,为治疟的经验要穴;脾俞、足三里以健脾和胃,扶正祛邪。诸穴合用,可收通阳、和解、扶正、截疟之效。

疟疾(二)

成都中医学院针灸讲师　杨介宾

梁某,男,14 岁,学生。于 1978 年 4 月 17 日初诊。

35

自诉:定时寒热往来 3 天。于 4 月 15 日开始,每天上午 10 时往来寒热,先冷后热,体若燔炭,热后出汗,午后 6 时汗止,脉静身凉,伴有全身肌肉酸软作痛,左侧颈项胸胁尤甚。口淡无味,纳差乏力,无咳嗽、鼻塞、流涕,大便正常,小便微黄。

查:舌尖赤,苔白,脉来弦细微数。查血发现有疟原虫。诊为疟疾。

治以和解少阳,祛邪截疟为主法。乃取大椎、后溪、内关,用 28 号粗毫针,均有酸麻胀感,针后当天未发作,诸症若失,病即霍然。22 日查血,仍能找到疟原虫,按上法共针 5 次。28 日随访再查血,疟原虫已转阴,饮食起居如常,现已上学。

按: 本病为感受疟邪所致。邪气侵袭人体,伏于半表半里,出入营卫之间,正邪相争则病作,故往来寒热;正邪相离则病止,故脉静身和。止则其邪居于少阳之经,其病尚浅,故一日一作。全身肌肉酸软,颈项胸胁疼痛,为外邪阻滞少阳经脉之故。少阳与厥阴为表里,肝脉挟胃络胆,别贯膈上注肺,其热循经上熏,则见口淡无味,纳差乏力。舌尖红,苔薄白,脉弦细微数,是邪在半表半里之证。小溲微黄乃少阳郁热之象,邪非在表,又非在里,故无咳嗽、鼻塞流涕等肺经症状。凡病疟疾不离少阳,少阳为表里之界,邪居其间,治当和解透邪。取大椎、后溪通督阳,泻阳邪,使邪热由表而解;取内关乃因是穴属厥阴,与少阳为表里,针之以和解少阳而祛邪,三穴合用可奏和解少阳、祛邪截疟之功。《素问·刺疟》:"凡治疟先发,如食顷乃可以治,过之则失时也"。本病之所以"一刺则衰,二刺则知,三刺则已",针刺时机亦属要着,此乃"迎而夺之"之意也。

暑 厥

陈全新

阿某,男,26 岁,技工,门诊号 6082。

代诉:患者于炎夏旷野作业期间,初感头不适,心悸气促,继而大汗淋漓,旋即昏倒,由同伴背负到诊。

查:体质虚胖,神志不清,面色苍白,冷汗如油,四肢厥冷,双目上视,瞳孔缩小,心律整,率促而弱,双肺呼吸音稍粗,腹柔,肝脾未扪及,膝反射减弱,无明显病理反射,血压测不到,苔薄白,脉微若绝。

此系受酷暑蒸熏,汗出过多,致阴液耗损,加之形气本虚,正气耗散过甚,故猝然昏倒,则病暑厥。

治以回阳救逆,补气固脱为主。

置患者于诊床,头低位,解开衣扣,擦干冷汗并保温,继用毫针补刺人中、内关、足三里、涌泉穴,同时用大艾炷灸百会、神阙(隔盐)。经反复捻针及直接灸5壮后,患者神志渐复苏,始为低声呻吟,继而睁开眼睛,诉灸处热痛,经再连续捻针及灸至12壮,神志清醒,能正常对答,乃给予糖盐水热饮,待神清,冷汗止,四肢复暖,脉起,血压稳定在120～130/65mmHg,而退针停灸,共间歇捻针30分钟,重灸15壮病情得缓,经观察数小时病情稳定而送回家休息。

翌日患者已能自行到诊,视之神志清爽,面色泛红,语言流畅,昨日治疗后尚感微眩晕,但今日除感微疲乏外余无明显不适。心肺正常,血压120/70mmHg,苔薄润,脉缓,病已愈。

按:受暑热熏蒸,骤然昏倒,病多急重,如不及时处理,则会引起不良后果。因此临证时首先区分是暑闭或暑厥。如症见面色红赤,神烦高热,气息粗促,肤热无汗,苔薄黄,脉洪大而数,尿少,则病为暑闭。其病机为暑热内迫,气火壅闭,热邪侵犯心包所致,治以泄热开闭法,针用泻法(十宣、委中刺血),禁灸。此例发病虽同由暑热熏迫所致,但其病机在于暑伤元气,正气耗散过甚,故症见面色苍白,气息微弱,冷汗如油,四肢厥冷,脉微欲绝等症,治应补气固脱,针灸并施。针刺用补法,宜多捻,至神清、脉起方可留针。重灸百会、神阙(隔盐),无问其数,以汗收、肢暖为度。补人中、涌泉,可开上焦清窍并扶阳益气,取内关、足三里能振奋心主之功能及升提阳明经气,百会为诸阳之会,灸之可升阳醒脑,重灸神阙能回阳救脱。清窍得疏通,阳气得扶,心主得振奋,故厥证可除病则愈。病情缓解后应适当配合调理,以促进身体康复。

厥　　证

山东中医学院针灸科副主任　方吉庆

气厥

张某,女,28 岁。

自诉:因情志抑郁,经常胸闷不舒,头痛,头晕。今与其夫发生口角,突然晕倒,不省人事,四肢厥冷,口噤拳握,呼吸气促,给予指切人中、按压肘窝、腿弯后苏醒,醒后哭啼不休。少时又突然抽搐,口噤不开,呼吸气促。

查:脉沉弦,经某医院诊断为"癔症性癫痫",经治效果不显,此为气机逆乱,上壅心胸,蒙闭窍隧。

治以疏肝理气、开窍醒神,针刺人中、四关,两次即愈。

按: 四关即双合谷和双太冲穴,合谷为手阳明经原穴,太冲为足厥阴肝经原穴,前者主气,后者主血,两者配合能疏肝理气。人中为督脉穴,督脉循行入脑,刺人中能开窍醒神,故能收效。

王某,女,26 岁。

自诉:素有头痛病史,头晕眼花,活动则心慌气短,胃呆纳少。今突然晕倒,面色㿠白,汗出肢凉,片刻苏醒,后因心情郁闷,晕倒不省人事,呼吸微弱。

查:脉细无力。

治取内关、气海,针 3 次,心慌气短大减,睡眠好转,胸脘舒畅,共针灸 8 次后复常。

按: 内关为手厥阴心包经络穴,通于阴维,能宽胸理气;气海为任脉穴,为三焦之气出入之区,针刺加灸能温补元阳,调理气机。内关与气海配伍,能使清阳上升,浊阴下降,阴阳升降复常则晕厥可复。

血厥

司某,男,42岁。

自诉:素有偏头痛史,经某医院诊断为"血管性头痛"。头痛时如锥如刺,甚则恶心呕吐。经中西药治疗,时好时犯,劳累则发作频繁,不时晕倒,重则不省人事,口噤。

查:面红唇紫,呼吸气粗,脉沉弦,血压为156/93mmHg。诊断为血厥。给予针刺合谷透劳宫、行间、涌泉,针6次即愈。

按:合谷为手阳明大肠经原穴,主气;劳宫为手厥阴心包经荥穴,主血;行间为足厥阴肝经荥穴,主藏血。三穴配伍,能调节气机,镇肝降逆。由于阳盛则热,再用泻涌泉法从阴引阳,引热下行以降逆气,且涌泉为足少阴肾经井穴,能开窍启闭。四穴相伍,共奏平降血气上逆之功而收效。

贾某,女,39岁。

自诉:患功能性子宫出血1年,多次治疗,效果不显,曾因摘棉劳累,失血过多,头晕眼花,晕厥时四肢震颤,面色苍白,出冷汗,呼吸微弱。

查:舌淡,脉虚细,血压80/50mmHg。针刺合谷、三阴交、膈俞,3次血止。每经前5日针灸3次,治疗3个月病愈。

按:合谷为多气多血经穴,主气;三阴交为足三阴经交会穴,主血;膈俞为巨阳之俞,亦主血,能从阳引阴:三穴配合,补益气血,温固阳气。

痰厥

孙某,男,52岁。

自诉:素有哮喘性支气管炎,吐黄稠痰,胸闷憋气,心悸,喉中辘辘有声,哮喘经常发作。因炸辣椒被呛,顿咳不已,痰壅气塞,突然眩仆,神志不清达3小时之久,四肢发凉,呼吸气粗。

查:舌苔白腻,脉弦滑。针刺少商、内关、丰隆后苏醒,共针7次,未再发生昏厥。

按:少商为手太阴井穴,主气,肺为贮痰之器,点刺放血能行气豁痰,开窍醒神。内关、丰隆为调中祛痰之穴。三穴配合,有标本兼顾之妙。

食厥

刘某,女,31岁。

自诉:素有迁延性肝炎,体质虚弱。因饭后复遇恼怒,胃脘闷胀不舒,恶心欲吐,彻夜胃痛,服去痛片后稍减,胀满如故。起床即感头晕眼花,突然晕倒,不省人事。

查:苔白厚腻,质淡红,脉象沉滑。针刺中脘、内关、足三里,一次苏醒,3次症状消失,食欲增加,共针6次治愈。

按:中脘为八会穴之一,与内关、足三里配伍,内关理气,中脘和中,足三里消食,共收理气和中,消食导滞之效。

40

❀ 呼 吸 骤 停 ❀

景德镇市第二人民医院退休中医　黄其波

董某,女,20岁,学生,住院号数78041205。于今年8月12日下午8时整,因在10分钟前服敌敌畏中毒,家属见其呕吐物有浓厚的敌敌畏气味而径送我院内科抢救。

自诉:口服敌敌畏约50ml。

查:发育正常,营养中等,神志清楚,颜面苍白,两瞳孔缩小等圆,呼吸有大蒜臭味,结膜充血(＋),颈软,甲状腺不肿大,血压100/70mmHg,心率104/min,律齐,无杂音,肺无啰音,腹平软,无压痛,肝脾未触及,四肢正常,无病理反射。当即进行常规抢救,但因护理人员误将应从胃管推入导泻之硫酸镁从静脉注入,导致病情恶化,呼吸突然停止,遂即用葡萄糖酸钙对抗,经人工呼吸及呼吸三联、甘露醇静注等,仍未恢复正常的自主呼吸,乃采用电动同步呼吸器维持达 4 个小时。其中,13 日零点 30 分,并经院内外扩大会诊,检查:患者昏迷,无自主呼吸,双瞳孔散大约 5～6mm,对光反射存在,双眼屈光间质清,双眼瞳孔乳头生理凹陷消失,A∶V=3∶1,动脉细小,未见出血。经讨论,继续维持甘露醇、地塞米松、阿托品、回苏灵、可拉明等用药,患者一直未见有起色。笔者是在会诊之后,于 13 日子夜 1 时 55 分被邀到达抢救室的,本拟采用新穴"呼吸"以冀万一,因未备装置有呼吸波的电针器,乃徒手针刺。先取内关、涌泉以强心醒脑,针内关行"九阳"(小角度捻转)手法,患者未见反应,接上针涌泉行"六阴"(大角度强捻转)手法,患者已有动弹。2 时整,于是继取关元以益气助纳,手法是模拟呼吸频率而补泻交替进行,持续捻转约半分钟,即见患者腹部随着针身运动而有起伏,再次取下呼吸器插管,患者已完全恢复了自主呼吸,呼吸 24 次/分,匀齐;神志已清楚,能睁开眼睛,稍有烦躁,病情好转,后经两昼夜的精心医护,于 8 月 22 日治愈出院。

按:用针灸抢救农药中毒和硫酸镁静注所致的呼吸中枢麻痹,在没有先例的情况下,术者面对这例呼吸停止,经人工呼吸、药物治疗等方法未见好转,依靠电动呼吸器维持长达 4 个小时之久的患者,怎样使此行不至于虚应故事,而针治呼吸骤停该取何穴?又如何行使手法?这是个新的课题。忆及古典针灸文献中有:"口禁气绝状如死……以取三阳五会",因而考虑取用任脉脐下诸穴,选用其中关元,以其上有气海,下通玉泉,为气功意守之所,是呼吸之根,按中医理论,此穴与呼吸关系至为密切。这例患者,针关元后即恢复了正常的自主呼吸,这充分说明了中医学是个伟大的宝库,前人的医疗实践经验是可贵可取的。通过这例患者的抢救成功,也充分揭示了针刺关元对抢救呼吸骤停具有一定的治疗价值。

《呼吸停止》

广西壮族自治区江滨医院主治医师　侯肇楷

黄某,男,28岁,住院号75369。

自诉:因溃疡病入院,施行胃大部分切除术,选择乙醚全麻,用快速气管插管,诱导用2.5%硫喷妥钠0.3g及氯化琥珀胆碱50mg静注。术前常规给予鲁米那0.1g肌注及阿托品0.5mg皮下注射。自诱导用药后患者自主呼吸停止,立即行快速气管内插管,同时用麻醉机维持人工呼吸,术中血压及脉搏维持平稳,当手术顺利结束后,仍未见有自主呼吸出现,经应用可拉明、洛贝林及回苏灵等肌肉注射和静脉注射仍无效。

最后应用针刺疗法:主穴取双侧人迎穴,配穴取双侧合谷穴,每个主穴和配穴组成一对电极,用1.5寸毫针针刺以上穴位,固定好位置后,接上"6.26"治疗机通电(频率20次/分),每次通电持续约半分钟,2次后便出现自主呼吸,由弱到强,很快恢复正常。停用人工呼吸后,自主呼吸保持平稳直到苏醒。

按:本例呼吸停止,属于麻醉意外引起。本例应用呼吸中枢兴奋药无效,当改用针刺人迎穴(膈神经刺激点)立即生效,提示呼吸停止的直接原因是膈肌麻痹。

人迎穴,属阳明胃经,位于颈部喉结旁1.5寸,于动脉应手处取穴,相当于西医学的膈神经刺激点,即胸锁乳突肌前缘中点,颈总动脉搏动处。进针时,应向下外方(避开颈总动脉)刺入,到达横突后,再退出少许即可。如针刺不当,刺中臂丛神经,可引起上肢抽动,而不出现膈式呼吸,此时应更换进针方向再刺,否则不能发挥激发呼吸的作用。

中风（蛛网膜下腔出血）（一）

天津中医学院附属医院针灸科

乔某,男,62岁,工人,病历号13822。入院日期1973年5月14日。

代诉:患者素患高血压已5年(最高血压可达200mmHg,低压不详)。于入院前3天夜间性交后10分钟,突然大汗出,面色苍白,随即右半身不遂,神志尚清,头痛,无恶心呕吐。当即送往附属医院就诊,因不同意腰穿,而转入我院。

查:神志恍惚,双目闭,精神委靡,且有烦躁不安,时时用左手拍打前额,示意头痛,口臭,瞳孔等大等圆,对光反射存在,颈抵抗,右半身全瘫,无失语,生理反射消失,病理反射巴氏征右侧阳性。心界稍向左扩大,心音有力,律整,心率为76次/分。两肺清晰。患者不断申述"头痛",小便尚可知,无大便。体温36.7℃,呼吸16次/分,血压155/95mmHg。诊为中风(高血压、蛛网膜下腔出血)。

先行危重期抢救:①止血。②降颅内压。③镇静。④氧气间断吸入。⑤补充液体。随后针治以镇肝息风,乃取风池、大椎、太冲、太阳。经9天的积极抢救终于脱险。患者神清,头痛减,眼睑下垂消失,右眼外直肌麻痹消失,右侧巴氏征弱阳性,右半身全瘫。

后遗症期治疗:①针刺取风池、廉泉、极泉、曲池、合谷、内关、环跳、阳陵泉、三阴交、申脉、昆仑以疏通经络。②中药配合,降压、通络。

患者经1个月针刺和中药治疗后,头痛消失,可扶小拐行走,上肢可上举过头。经104天治疗,患者可自理生活,右侧肢体活动自如,下肢功能全部恢复,唯右手精细动作不灵活,血压稳定,自动出院。经追访患者目前血压稳定,右侧肢体活动灵活,功能全部恢复,生活完全自理,唯右足右手发胀。

43

按:

1. **危重期**　本例患者系属平素生活不知谨慎,房室不节致肾精亏损,而肾为先天之本,上注于脑,脑为髓海,肾虚则髓海空虚,肾阴不足则肝木失荣,又因患者年迈性交耗伤精液而致肝阳上亢,肝风内动,乘髓海空虚而上犯于脑则出现蛛网膜下腔出血。故在危重期治疗中采用镇肝息风。主穴:风池、大椎、太冲。我们体会风池穴除具有前人所述,驱风解表、疏邪清热、明眼目、利机关的穴性外,因本穴位于颈后血管神经较丰富部位,能改善脑血管的供血情况。故在临床上以此穴为重点穴。针刺方向针尖向对侧眼窝刺入,进针深度 2 寸,不留针为宜。

本例为肾精虚耗,肝风内动之阳闭症,故取太冲以清利肝火,息内风。针 8 分~1 寸,泻法。大椎可疏三阳之邪,通一身阳气,采用泻法。

作者认为危重期的抢救工作,中西医密切配合,是十分必要的,临床上能得到较满意的效果,既可达到急则治其标的目的,又可根据中医辨证论治,治其根本,扶正祛邪治愈疾病。

2. **后遗症期**　本例后遗症期的治疗,主要采取了扶正祛邪的醒脑开窍、疏通经络之法。按西医学的认识,肢体运动障碍的原因,主要是大脑中央前回锥体细胞的坏死及功能障碍。为什么针刺肢体可以帮助肢体功能恢复呢? 我们认识如下:

从中医角度,蛛网膜下腔出血之后,因血沿神经纤维穿入脑实质而造成"血瘀"。瘀而不通则造成筋骨关节肌肤无所养,故出现半身不遂。我们利用针刺肢体腧穴,收到活血通络,疏通经脉,进而达到活血散瘀治愈疾病的目的。正如《灵枢·海论》说:"夫十二经脉者,内属于藏府,外络于支节"。

从西医学角度,出血穿入脑实质,造成锥体细胞失去了指挥功能,或者因椎体细胞已坏死,或者因出血进入脑实质造成中央前回的充血水肿脑软化,而软化灶周围细胞尚未有功能代偿,故肢体出现偏瘫。而经过针刺后肢体功能的重建,说明了锥体细胞又活跃起来,这或者是软化灶周围的功能代偿,或者是周围充血水肿的消失。故推测:针刺虽面对肢体腧穴,但患者有酸、麻、胀等感觉,说明刺激在大脑的相应区(如手的定位区)发挥作用,促进了脑血肿或脑水肿的吸收,并能促进锥体细胞功能恢复或代偿。因此针刺是十分重要和必要的。

中风(脑血栓形成)(二)

中医研究院广安门医院针灸科主治医师　蒋幼光

关某,男,65 岁,社员。于 1975 年 2 月 18 日初诊,病历:246045 号。

自诉:5 天前晨起自觉左侧上下肢无力,活动困难,尤以下肢为重,不能下地步行,坐位困难,左手不能握物,伴有头痛、便结。

查:神清,左侧鼻唇沟较对侧浅,舌正,左上肢肌张力增加,手握力较对侧差,肱二、三头肌反射正常,左侧霍夫曼氏征阳性,左侧膝反射亢进,左踝阵挛阳性,跟腱反射正常,巴宾斯基征阴性。脉虚弦,血压 160/100mmHg,苔薄白。据此诊为中风偏瘫(中经),属络脉空虚,风痰痹阻所致。

治以疏风通络。取内关(双)、扶突、臂中、合谷、秩边、三阴交均左侧。针刺感觉传导至肢体末端,强刺激不留针,经 16 天,8 次针刺治疗,左侧偏瘫基本恢复,血压 130/90mmHg。

按:本例中风属中经,风邪痹阻经气,以偏瘫为主,治疗以疏通经络为原则。《灵枢》有:"刺之要,气至而有效"。在临床上治疗偏瘫时,针刺要求针感麻胀,使感觉传导至瘫痪肢体,刺激要强才能取得较好的效果。具体穴位针刺情况如下:扶突:直刺 1 寸左右,闪电麻感由肩、上臂、前臂传至手拇、食指尖。本穴除治疗上肢瘫痪外,尚可治疗项、肩、臂之麻木或疼痛等症。臂中:掌心向上,前臂肘横纹与腕横纹中点,针刺时针尖方向偏于中线尺侧,针 7 分～1 寸,使触电麻感传向手拇、食、中、无名指。本穴尚可治疗前臂及手指关节痛、手麻等症。合谷:针刺后先使针感麻胀传至拇、食二指,再将针尖向后溪穴处刺入,使针感传至中、无名及小指,刺入约 2 寸左右。本穴尚可用于类风湿关节炎之手关节肿胀、疼痛和手麻等症。秩边:直刺 3～3.5 寸,触电麻感自臀部、大腿、小腿至足跟、足趾。本穴尚可用于下肢麻木疼痛、下肢发凉等症。三阴交:针 1 寸左右,闪电麻感传向足跟、足趾。本穴尚可用于癔症性瘫痪,踝关节痛,足麻,足冷,失眠。内关:针 2 分左右,麻电感传至指尖,在此用以清心安神。

中风(脑血栓形成)(三)

天津中医学院附属医院针灸科

张某,男,65 岁,工人。住院号 1430。于 1973 年 10 月 14 日入院。

自诉:素有高血压病史。入院前 2 天因受寒而见恶寒,次日午后出现语言謇涩,右侧肢体欠灵活,继而失语,饮水稍呛,小便失禁。当晚症状加剧,时有昏迷,于 1973 年 10 月 14 日入院治疗。

查:精神委靡,失语,头颈无抵抗,瞳孔等大等圆,对光反射存在,舌体右偏,咽反射存在,心肺无异常。右侧肢体呈软瘫,生理反射减弱,病理反射未引出。血压 180/120mmHg,体温 36.7℃,呼吸 21 次/分,脉搏 84 次/分。诊为中风(脑血栓形成)。

治以醒脑开窍,活血通络为主法。针取风池、风府、廉泉、内关、曲池、少海、合谷、环跳、三阴交、足三里。因患者进食量少,每日由静脉补充少量液体。经 8 天治疗后,神志清楚,进食量增加,小便恢复正常;经 65 天治疗,患者肢体障碍全部恢复,语言清楚,血压稳定,痊愈出院。于 1974 年 5 月开始上班,经追访目前肢体功能正常,血压稳定,唯右侧手足发胀,天冷时皮肤欠温。

按:此例素有高血压病史,复感外邪而诱发。出现嗜睡、神志恍惚、小便失禁等症,乃为心肾不交、心阳暴亢,痰火内蒙,逆传心包所致。治以醒脑开窍,取风池、风府、廉泉、内关为主穴,此组穴具有利机关、疏风祛邪、清脑之功能。风府穴针尖对口,针刺

2～2.5寸,只做提插,廉泉针尖向舌根,针刺2～2.5寸,均不留针。内关采用提插捻转泻法,以清络通经,促进病变的恢复。由于脑为髓海,源于先天之本,又赖于后天生化之源的滋养,为清空所在。脑意外最终都将在脑海遗留或大或小的瘀血块,瘀而不通则蒙闭清空,肢体不用,故通经络、化瘀滞为治疗本病的关键。取头颈部的腧穴,使针感达到酸麻胀痛,可直接作用于脑海,而达通经活血、化瘀通络的作用;手足三阳经交于头部,足厥阴与督脉交于巅顶,足三阴经别合入阳经经别后也到达头部,《内经》载述:十二经脉,三百六十五络,其气血皆上于面而走空窍。头、面、清窍是经气汇聚之处,因此刺肢体腧穴,使针感沿经络传导到脑,同样也起到通经活血、化瘀的作用,肢体功能就会逐渐恢复。

中风（脑血栓形成）（四）

长春中医学院针灸副主任医师　郭明义

曹某,男,63岁,干部。于1978年4月28日初诊。

自诉:头晕、目眩逐渐昏迷过两次,每次约数分钟,心悸,胸闷胀痛感,左侧上下肢酸软无力,麻木感觉,手无握力,不全瘫痪,活动不利,步履艰难,言语不流利,舌强,嘴歪于右侧,口角流涎。经某医院诊为"动脉硬化"、"高血脂"。

查:精神不振,面色微赤,舌苔白厚,舌体胖大,歪于右侧,脉沉弦而细,血压110/70mmHg,脑血流图"脑血管弹性减退,以右侧枝明显",心电"正常心电图",胆固醇245单位。

诊断:中风(中络、阴虚阳亢)。

治以育阴潜阳、通经活络法,用平补平泻手法。取穴有曲池、外关、合谷、足三里、三阴交、绝骨、廉泉、地仓、百会。首次先取右侧穴位,后取左侧穴位,每日1次,得气后留针20～30分钟,中间再行针2次。10次为1个疗程。针刺1个疗程后,症状有明显的好转,口角流涎,嘴歪已愈,左侧肢体活动有力,行走稳定,再无昏迷出现,语言逐渐清晰。半个月后进行第2个疗程,隔日1次,共

47

治疗2个月全愈,再做脑血流图"脑血管弹性正常",血压130/80mmHg,已恢复正常工作。

按:中风的发病,多出现于老年人,由于气血亏虚,心、肝、肾三经的阴阳失去平衡,再加以忧思恼怒,或饮酒饱食,或房室劳累等诱发。该患者素虚,又因过劳伤脑,常有眩晕之疾,李东垣说:中风者,非外来风邪,乃本气病也,凡人……气衰之时,或由忧喜忿怒伤其气者,多有此疾,若肥盛亦间有之,亦是形盛气衰而如此。正气不足,络脉空虚,以致阴虚于下,肝阳亢逆,肝阳风动,血随气逆,夹痰夹火,横窜经隧,故肌肤不仁,手足麻木,上冲巅顶乃致昏迷,语言不利,舌强,半身偏废,口眼㖞斜之疾,是上实下虚的病理变化。故治以育阴潜阳、通经活络之法,采用平补平泻的手法,是虚实同治。故取足三里调补中气,配合三阴交以兼顾真阴,是足三阴经之交会穴,有调整阴经的作用。绝骨、太冲是肝胆经穴,有息风泻热之功,而止手麻。外关乃手少阳三焦经之穴,可泻相火之上炎。百会为诸阳之会,泻百会可以清泄诸阳气火之上亢,并收清脑醒神之效。舌强謇语取哑门、廉泉是因二穴联系舌本,故用以调理该经经气。地仓属足阳明经脉,位近吻旁口角,故治㖞僻有通经气、补阴以泻肝阳之上亢、调整阴阳之平衡的作用。

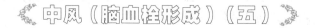

中风(脑血栓形成)(五)

集安县医院针灸医师 徐凤林

王某,女,31岁,工人。于1980年2月10日初诊。

自诉:患者产前有高血压病史,产后28天突然右臂麻木及右下肢无力,次日右半身不用,不会说话,但神志清楚,即到医院内科就诊。诊断为:①高血压;②脑血栓形成。经2周的用药治疗,血压稳定,但偏瘫失语无明显改善。转我科诊治。

查:形盛体胖,神清失语,血压170/100mmHg,双侧瞳孔等大、等圆,对光反射佳。心肺未见异常,肝脾未触及。右肢体肌力明显下降,右侧肢体偏瘫,纳可,二便正常。舌质淡红,苔白腻,脉浮滑。证属脾湿生痰,风痰上阻,横窜经络,阻滞气血运行,风中经络。

治以化湿豁痰,活血通络。针取中脘、足三里、廉泉、丰隆、风池、肩三针、曲池、手三里、秩边、环跳、阳陵泉、绝骨、昆仑。每日选用4～6穴针刺。

经上穴轮番针刺治疗25次后,血压稳定,除说话略迟钝外,偏瘫已恢复,恢复正常工作。

按:此患为过食膏粱厚味,脾失健运,湿聚生痰,痰郁化热,引动肝风。兼产后正气不足,络脉空虚,外卫不密,风邪乘虚中于络脉,气血痹阻,运行不畅,筋脉失于营养,故肢体废而不能用。风痰上阻,经络失和则失语。其治以化湿豁痰为治本,活血通络为治标。中脘、足三里为调理脾胃、健运中焦之举,中焦运化有素,则湿浊得化;丰隆、廉泉为豁痰降逆,通窍活络;再配方佐以阳明、少阳经脉之腧穴,上下肢经脉循经取穴,以振奋经脉气血,使正气强盛,而肢体功能得以恢复。

中风(六)

开封市中医院针灸主治医师　王其祥

杨某,男,72岁,病历号2825。于1964年9月4日初诊。

自诉:患高血压已5年,经常头晕手麻。昨日上午正在工作,突然仆倒不知人事,经某医院诊断为脑溢血,打针2次仍昏迷。

查:体温38℃,血压208/116mmHg。身高体胖,面色潮红,神志昏迷,鼾声如睡,神昏不语,面赤脉盛,舌苔厚腻而黄,证属火盛,发为卒中。治宜清泄心肝两经之热,辅以滋肾水抑心火法。

针取十宣、大陵、行间、足三里,均用泻法,太溪、三阴交均用补法,灸关元、涌泉,留针40分钟,每10分钟行针1次。针后患者叹息一声,继而启目看人,左侧上下肢略能活动,右侧仍无反应。次日复诊,神志清醒,但语言謇涩,右侧上下肢稍能伸屈,二便通利,进流质饮食两次,胃纳尚佳。检查:血压176/

100mmHg,脉象洪实有力,舌苔减退。针灸同上,加腰阳关、肾俞、肝俞、右环跳、阳里间(阳里间在阳陵泉与足三里连线之中点处)、秉风。

针后拔罐,隔日1次,共治疗4个月,上述症状全部消失,血压146/86mmHg,恢复了工作。1965年8月随访,血压140/70mmHg,仍能坚持工作。

按:中风有中络、中经、中腑、中脏之分,以及闭证、脱证之别。闭证多有猝然仆倒,不省人事,牙关紧闭,两手握固,面赤气粗,痰声如锯,鼾声若睡,舌苔黄腻,脉象弦滑。脱症也有猝然仆倒,不省人事,尚兼鼻鼾气微,目合口开,四肢软瘫等症,舌苔淡白而腻,脉象细弱。究其病因,历代医籍论述颇多,金元时代刘完素主火盛,李东垣主气虚,朱丹溪主痰湿,清代叶天士主内风,诸说不一。我们根据临床分析,认为中风之症,多因脏腑气血不和,阴阳失调,加之七情内伤、劳累、酗酒等诱因,致使肝阳上亢,心火暴急,气血并走于上,痰浊堵塞窍络,脏气逆乱,经络阻滞,而成本病。

治疗要针对病因,先行救急处理。如喉中辘辘,痰声如锯,应先排除喉内积痰,临床多重按天突穴,后自璇玑、华盖直到膻中,从上至下揉按3～6次,以防患者因此而窒息。如症属心火亢盛,可在鼻下唇上放一浸有薄荷水的纱布块,使患者嗅到清凉而湿润的空气,有利于苏醒,然后依据辨证施治原则进行治疗。实闭症取十宣、少商、商阳点刺出血。再取合谷、足三里、悬钟、阳里间、太冲等穴。用泻法留针20～40分钟,每10分钟捻转行针1次,艾卷灸气海、关元、三阴交、涌泉等穴。虚脱症加灸百会,辅以内关、足三里、合谷等穴,用补法。危险期过后,根据不同的后遗症辨证拟方。如言语謇涩,刺风池、风府、哑门、天柱、百会等。并在背部的心俞、大椎、身柱、肝俞拔火罐。如半身不遂或偏瘫,针刺肩髃、曲池、内关、支沟、环跳等,并在肾俞、腰阳关、环跳等穴拔火罐。上述穴位每次选用3～5个,拔罐3～6个,隔日1次。手法均用弱刺激。

《 喑 痱 》

浙江省中医药研究所助理研究员 阮少南

李某,女,24岁,工人。于1978年8月初诊。

自诉:于1978年6月初产分娩,产程较长。产后次日开始发热,体温达39～40℃,持续1周,经用广谱抗生素未退热。至第8天突然神志昏迷、抽搐,诊断:产褥热、败血症、中毒性休克。经抢救脱险,但后遗全身瘫痪,不会说话。经细胞色素C、激素、辅酶A、ATP、维生素族及中药等治疗乏效,前来就诊。

查:身和识清,神疲纳差,面色萎黄,不能言语,口角淌涎,四肢瘫痪,动则震颤瘈疭,不能起坐,项不能主,遍体肌肉松萎,大便数日一下,小溲不能控制,舌绛,苔少而乏津,脉象细涩,根据脉症诊为喑痱。

治以益气养血,滋阴息风。针取气海、关元、双三阴交、双肾俞、双太溪、双血海、双膈俞、双心俞、双脾俞、双神门、双太白(均行补法,不留针),双太冲(先泻后补,不留针),每次4～5穴,轮番取用,隔日1次。

经上方诊治15次后,脾气复,阴血足,诸恙见瘥,胃纳亦佳,精神旺盛,面色转润,流涎亦止,喃喃能语,全身弛软渐有起色,已能扶持和活动,大便每日一下,小溲能自制,舌质微绛,苔薄,脉濡,治宜标本兼顾,以益气养血,息风通络。乃取气海、双三阴交、双太溪、双血海、双足三里(均补法,不留针),百会、风府、金津、玉液、双天柱、双曲池、双通里、双悬钟、双太冲(均行平补平泻,不留针),每次5～6穴,轮番选用,隔日1次。

经上方诊治15次后,项软已复,言语顺畅,可扶持步行数米,双手能拿物,惟握力较差,舌质淡红,苔薄润,脉象小弦,治宜养血息风,舒筋宣络。又取气海、双血海(均补法,不留针),百会、风府、双肩髃、双曲池、双合谷、双环跳、双风市、双阳陵、双昆仑(均平补平泻,不留针),每次5～6穴,轮番使用,隔日1次。经十余

51

次恢复健康。

按：此例为产褥热、败血症、中毒性休克后遗症。属中医学之"喑痱"范畴。因产后气血俱虚，复感外邪，邪热久恋，内陷心包，耗伤气血，燔灼津液，真阴亏枯，正如《内经》所云："内夺而厥，则为喑痱"，乃精津气血不能濡养经脉舌络，故致舌纵失语为喑，四肢不收，周身无疼的瘫软为痱。所以，此证当系内风。气血不足，精津枯槁则为其本，喑痱为标。热退身和故初诊在于治本，以益气养血，扶脾补心，滋阴息风。取气海、关元为生气之海，经脉之本，气为血之帅，养血当益气，气行则血行，气得先生则血得滋，补之以益气扶元，润达诸经百脉；前人有"治风先治血，血行风自灭"之说，取血之会穴——膈俞，兼血海，补之，以养血息风；脾主四肢、肌肉，脾脉连舌本，散舌下，三阴交、脾俞为足太阴脾经之标本所在，兼取脾之原穴——太白，补之，令使虚陷的正气得以振起，壮其生化之本，输布精微，濡养四肢及舌本，以疗喑理痱；三阴交又为足太阴、厥阴、少阴三阴之会，补之，以固元滋阴，平息内风；足少阴肾经其脉之正者系舌本，太溪为足少阴肾经之原穴，《经》云：脏病取之以原，复加肾之背俞——肾俞，补之，以滋肾壮水，滋肾水以涵肝木，肝木得养，内风自息，以利复舌本之纵及内风之痱；心主神明、血脉，心窍为舌，心之别脉系舌本，神门为手少阴心经之原穴，合心之背俞——心俞，为心经之标本所在，补之，以养心和血，运舌利喑；足厥阴肝经始于足，上循阴部，太冲为其经之原穴，先泻之，以平肝息风，疗其痿痱，补之，以摄阴止溺。经上述治本为主的方穴诊疗一阶段后，病已转机，脾气复振，阴血有证，诸恙悉减，四诊合参，乃予标本兼治之法。气海、三阴交、血海、太溪、足三里以补气益血，滋肾扶脾，为治其本。取百会、风府以通调手足三阳及督脉经气，以息风疗痱；《千金方》曰："天柱治久风卒风，缓急诸风"，取之以息风，并坚其项；曲池、外关、悬钟、太冲疗其风痱；金津、玉液为奇穴，疗舌纵失语，兼通里刺之，治心脉之虚而舌缓不语，悉予平补平泻，此治标之道。经标本兼顾的方穴之治，证见本元已复，疾去十之六七，惟尚存差异，故以治标为主的养血息风、舒筋通络之法收尾而告愈。

马某,男,27岁,农民。于1975年5月3日初诊。

自诉:因下粪池掏粪,下池后立即昏倒在池内,当即送某医院急诊抢救。诊为急性硫化氢中毒。经抢救1周始脱险。复苏后,后遗双目失明,全身瘫痪,失语。请眼科会诊:双侧瞳孔扩大,对光反射消失,视乳头呈灰白色,边界不清,巩膜筛板不清,视网膜动脉稍细,诊断:双侧视神经萎缩。神经科会诊:神识清楚,伸舌不偏,全身软瘫,腱反射减弱,浅深感觉存在,肌张力降低,不能抬头、端坐,诊断:硫化氢严重中毒后遗症——全身软瘫。经用细胞色素C、激素、维生素及中药等治疗效果不明显,遂邀针灸科会诊。

查:体温正常,神识清楚,舌强不语,四肢软瘫,不得动弹,双瞳扩散,一无所见,耳聪无恙,纳可便结,舌赤,苔黄燥,脉象滑实,中医会诊:喑痱、青盲。

治以泄毒清窍为主,佐以宣络。针取哑门、大椎、双曲池、光明(均行泻法,不留针),金津、玉液、双委中(均刺络出血),双大敦、隐白、少冲、至阴(均泻法疾出,微出血),双三阴交(先泻后补,不留针),双睛明(刺入1.5寸,得气疾出),每日1次,每次5~6穴,轮番选取。

经上方诊治2周,证有转机,羁毒渐清,已能讲话,尚感謇涩不畅,四肢能屈伸活动,扩散之瞳神见收,已可眼前数指,大便亦顺,舌质微红,苔薄黄有津,脉弦微滑,治宜续泄余毒,兼理喑痱、明目。乃取哑门、廉泉、大椎、双肝俞、曲池、光明、大小骨空、环跳、阳陵泉、肩井(均行泻法,不留针),双睛明、三阴交(承前法),每次5~6穴,轮番选取,隔日1次。

经上方治疗6周,言语畅顺,四肢活动自如,瞳孔大小正常,视力:左0.4,右0.2。

按:此例系骤闻粪毒恶臭,顿犯心神致厥。其毒深陷脏腑、经脉。故虽复苏,但其各脏腑经脉所司之能及诸脏所启之窍有失

53

所用。舌为心窍,毒邪犯心,心失所主,先自暴厥,其后致喑而不得言语;目为肝之窍,肝主筋,其毒陷肝,故目失所明,致青盲,筋痿不用,四肢软瘫;脾主四肢,脾脉连舌本,散舌下,其毒犯脾,故四肢不收,舌强失语,喑痱证作。本病猝暴,形体壮实,据证四诊合参,系毒邪内陷之实热证候,"实则泻之"、"宛陈则除之",故诊治之初,悉以放血、泻实之法为主,以泄毒清热,排除壅滞郁积之毒邪。金津、玉液为舌下左右之络,予点刺放血,清泄舌之余毒以利喑;先贤近人悉以刺委中出血,以疗热毒实证之候,今点刺其络出血,以清泄毒邪郁热;十二井穴位于指趾之端,用于猝暴昏厥、诸经实热之证,今其毒邪暴病实候,取之以泄毒疏邪清热。大敦为足厥阴肝经之井穴,泻之并出血。以清肝之羁毒余邪,使肝窍之目得明,软瘫诸筋可望振起;少冲为手少阴心经之井穴,泻之并出血,以导心之毒邪外泄,俾使心窍之舌得用;隐白为足太阴脾经之井穴,泻之并出血,以清脾泄毒,利复其喑痱;至阴为足太阳膀胱经之井穴,其合睛明穴为膀胱经之根结穴处,兼取足少阳胆经之络穴——光明,悉泻之,则该经之邪实得去,以利于目之复明;大椎、双曲池泻之,以清阳泄热,乃釜底抽薪,俾保阴存津,以利病之机转;泻哑门,治其暴喑;三阴交为肝、脾、肾三经之会,予先泻后补之法,先泻其实,以疏泄三经之余毒恋邪;继则补之,以扶益肝、脾、肾之正气,俾养阴生津。经此方穴治疗旬余,脏腑、经络羁毒渐清,诸恙悉瘥,四诊合议,而改弦易辙,予治标为主,佐顾本元之法。睛明、肝俞、光明、大小骨空,泻之,以泄肝明目;廉泉为足少阴肾经之结部穴处,其脉系舌本,其经属任脉,兼取督脉之哑门,遥相对峙,泻之,以运舌利喑;大椎泻之,续清余邪,并通调手足三阳经气,以理其痱;三阴交穴意同前;肩井、曲池、环跳、阳陵泉以通络疗痱。

以上病例,前者为产褥热、败血症之后遗症,后者为急性硫化氢严重中毒之后遗症,两者悉俱失语、四肢软瘫之候,后者更兼双侧视神经萎缩。根据中医学辨证属"喑痱"范畴(后者兼青盲),但是,虽属同病,因其证候及病因之殊,其治则迥然而异。前者属产

后体虚感邪,高热劫阴乃阴血不足之虚候,其治宜以养阴益气之
补法为主,则能渐起沉疴。后者患病之前身体壮实,系骤闻毒邪
内陷而厥的猝暴之候,证见实热嚣弥,故其治以清窍泄毒之泻血
法为主,而使诸恙得痊。此同病异治,乃非审慎察辨而不为功矣。

　　病之邪正盛衰,通过调其阴阳,补虚泻实之治疗,使正邪消长
的情况,不断地起着变化,也必然反映到四诊上来,因而其理、法、
方、穴也相应随之变化,方能有的放矢,庶免胶柱鼓瑟之误。所以
辨证当明,施治应活。也就是不拘泥于一法一方,而是灵活化裁,
运用自如,往往可收事半功倍之效。

《半身不遂》

白求恩医大二院针灸科主治医师　李鹭

　　何某,女,47岁,营业员。于1980年11月20日初诊,病历号
01149。

　　自诉:右半身不遂1周。素有高血压病史20年。1980年11
月12日午后,读文件时突然语言不清,旋即右半身瘫痪,当时无
头痛、呕吐、便尿失禁及意识障碍。于神经科诊为脑血栓。曾用
陪他胺、潘生丁、地巴唑等药未见显效而来诊。

　　查:颜面微红,神志清楚,右嘴角略低,鼻唇沟浅,语言謇涩。
右腿拖拉失行,右臂不举,右肘不屈,五指不伸,握拳无力,肌肤不
仁,饮食尚可,二便正常,苔白稍腻,脉象弦滑。眼底动脉细小,腱
反射存在,右侧肢体肌力4级,张力偏高,巴宾斯基征阳性,血压
150/110mmHg。诊为:卒中经络(脑血栓形成)。

　　针取右侧天顶、环跳,配丰隆。日针1次,10次为1个疗程。

　　针用提插泻法刺天顶,得气后感传由颈肩循手阳明经,过肘、
腕抵拇、食二指,不留针;以提插捻转泻法刺环跳,得气后感传由
髋循足少阳与足太阳至趾;佐用捻转泻法刺丰隆。经3次治疗,
可屈肘90°,上肢外展呈扬鞭状可达45°,食指能屈伸,可拖拉步
行。经1个疗程治疗,上肢可勉强外展90°,略能上举做梳头状。

五指可同时伸握,下肢可抬高(直腿)45°以上,下楼梯不用搀扶。语言清楚,腻苔已退,脉无滑象,减丰隆穴。治疗15次,上、下肢活动基本正常,唯步态稍现蹇跛状,自觉肢体麻木沉重。改用平补平泻手法。共治疗27次,鼻唇沟对称,肢体功能正常,血压140/104mmHg,本人无有自觉症状,临床治愈。18个月后追访,本人已退休,病未复发,从事正常家务劳动。

按:卒中风证,仲景有中络、中经、中腑、中脏之说;从病因而论,后世又有真中风与类中风之别。本例属类中风范畴之中经络证。缘该人素患阴虚阳亢兼有湿痰,复因情绪激动,致虚风内动,气逆挟痰,窜扰经络。中于络者,则肌肤不仁而口喝语謇;中于经者,则肢节不用,半身不遂。痰湿内蕴,故苔腻脉象弦而兼滑。法宜疏通经络,调和气血为主,佐以祛痰化湿。穴用天顶者,缘风易伤阳位,阳明为多气多血之经,故治阳明为主。天顶穴,上可治面口咽喉颈,下可通肩臂肘腕指;取环跳者,系足太阳、足少阳之会,上治胁肋腰髋,下达股膝胫踝。选此二穴起疏通经络,调和气血的作用。酌加刺丰隆,佐以祛痰湿。取穴虽少,但疗效颇著,未必不优于那些循数经选众穴的治法。

痿疾(高位不全截瘫)(一)

徐凤林

都某,男,32岁,农民。于1979年6月20日家属用车推到门诊初诊。

自诉:1979年1月24日颈椎滑脱,住院2个月,颈部基本恢复。但遗留下四肢弛缓性瘫痪,经多方治疗无效。

查:面色淡黄,体瘦,胃纳欠佳,双手握力差,右手甚差,双下肢可搀扶站立片刻,不能行走,双下肢肌肉略萎缩,皮肤感觉轻度迟钝,二便正常。舌淡,苔白润,脉沉细。证属肝脾肾俱虚,气血不足,脉络失养之痿病。

治以补肾健脾,强筋壮骨,养血柔肝,通经活络。针取大杼、风池、曲池、肩髃、外关、髀关、梁丘、解溪、环跳、绝骨、肾俞、大包、京门、足三里、太冲、肩井、阳陵泉、手三里、中封。悉行补法，隔日1次，每次4～6穴，轮番选用，并每日艾条灸足三里穴。上方治疗48次获得痊愈，可骑自行车来诊（6公里），参加轻度体力劳动。1980年6月7日随访已参加队里集体劳动。

按：本例以四肢痿软瘫痪为主证，无疼痛之候，故列属于中医学"痿病"之范畴。

《经》云：因而强力，肾气乃伤。这种过力既包括用力过度损及肾脏，又包括外力过强超出机体适应限度。本例被强暴的外力作用于脊椎，损伤肾气，肾精不足，肝失滋养，肝血不足，筋失濡润。又肾为先天之本，脾为后天之本，二者不可分割，先天既病必损后天，由此，肾、肝、脾三脏先后皆病，而表现出肌肉无力、筋脉弛缓、经络不用的"痿病"。根据前人"治痿独取阳明"之说，选用手足阳明经的髀关、梁丘、足三里、解溪、肩髃、曲池、手三里等穴以壮五脏六腑之海，而滋气血生化之源，俾润宗筋，主束骨，利机关，补气血。每日艾条灸足三里穴，以其调理脾胃，益气养血，补虚扶正。《针灸大成》曰："治法因乎人，不因乎数，变通随乎症，不随乎法"。此例除在补阳明之气血外，还需补肾壮筋骨，肾主骨，藏精髓，故取肾募京门穴，背俞之肾俞穴以温肾壮阳强筋骨；取骨会大杼穴，大杼系四条阳经之会穴，有疏筋壮骨之功；取筋会阳陵泉以舒筋活络。《玉龙歌》曰："行步艰难疾转加，太冲二穴效堪夸，更针三里、中封穴，去病如同用手抓。"取肝经太冲、中封二穴以治其本，调肝养血，强筋活络，肝藏血，筋之所主，肝胆为表里关系，足少阳胆经之分布从头侧行至足。在治疗此例患者全过程中将胆经风池、肩井、环跳、阳陵泉、绝骨列为重点穴，以发挥通阳濡筋，上下呼应，贯通经脉，舒筋活络之作用。脾主四肢主肌肉，大包穴为脾之大络，主网罗周身诸络之气，其气不足，诸络则皆陷下不举，致四肢百节弛纵不收，故取大包穴以健脾补气活络。从本例患者的治疗看出，前人"治痿独取阳明"之说虽然有其重要的指导意义，但患者的具体症状不同还应本着脏腑的内外关系，经络的分布走行,灵活辨证地选穴配方,以取得更加满意的效果。

痿痹(神经梅毒)(二)

九江专区人民医院针灸科 魏扬震

刘某,男,14岁,学生。于1954年4月3日入院,住院号0264。

自诉:全身无力,四肢瘫痪,不能运动,卧床已有一星期之久。据患者父亲代诉,本年3月26日,由亲友处返家,甚感疲倦,当晚约2时许,下腹部突然疼痛,既而全身关节及肌肉酸痛,呼吸困难,冷汗淋漓,四肢厥冷,颜面苍白,嘴唇青紫,时呼胸部板闷,头晕不能平卧。到27日早晨,虽然症状减轻,胸部苦闷自感轻快,安静地甜睡了两三个钟头,可是醒来以后便叫手足发麻,下午麻木得更厉害。28日,四肢及整个身体酸软,不能随意运动,颈项软弱,抬不起头,形成瘫痪状态。无寒热,不咳嗽,四肢麻痹的瘫痪病状,日重一日。到4月3日抬来门诊治疗时,精神已委靡不堪,面部表情苦闷,声音低微,闭目无神,口张不开,吞咽障碍,四肢麻痹,不能动弹,大、小便失禁,终日汗流如注,呻吟呼唤。

既往病史:患者平素健康,曾患过麻疹,疟疾,无其他特殊记录。

家族史:生母曾患梅毒,早已亡故;父亲原是码头工人,有冶游史,在上海某医院治愈。

查:体温37℃,脉搏100次/分,呼吸25次/分,血压86/54mmHg。患者发育正常,体格中等,营养不良,神志清楚,精神委靡不振,皮肤干燥,颜色棕黄,头颅、躯干及四肢正常,颜面表情沉闷,目光无神,五官正常。心音较亢进,无收缩期杂音,左肩胛下方呼吸音较低。腹壁柔软,无压痛,肝与脾脏未触及,全身淋巴结不肿大,膝腱、跟腱、肱二头肌等全身神经反射消失,两侧瞳孔散大。

化验检查:血常规检查:血红蛋白70%;红细胞490万;白细

58

胞 11 200;分类:中性 86%;淋巴 14%。大便检查:颜色棕黄,坚度稀软,蛔虫卵(＋)。小便检查:色样淡黄,反应半透明,蛋白(＋),糖(－),沉淀:非结晶形磷酸盐(＋＋),脓球(＋)。血液沉淀率:第 1 小时 26mm³,第 2 小时 20mm³。康氏反应:阳性(＋＋)。临床诊断:神经梅毒。

在未确定诊断之前(即从 4 月 3 日至 4 月 5 日),仅进行了一般性的对症治疗(如大量补充维生素 A、D、C 及 B₁ 和 25% 葡萄糖之类)。到 4 月 6 日,确定是神经梅毒,经过 16 日的药物治疗,患者未见好转,症状亦未见减轻,仍是大、小便失禁,四肢瘫痪,不能动弹,有轻度褥疮出现。同月 21 日邀请针灸科会诊,试用针灸治疗,每天 1 次,经过 18 天的针灸治疗,患者四肢麻痹的瘫痪症状消失,恢复了健康,于 1954 年 5 月 8 日痊愈出院。

针灸治疗经过:4 月 21 日初诊,针曲池(＋)、足三里(＋),灸大椎 20 分钟。当时即感到周身轻松些,头晕减轻。〔附注:穴名后的(＋)代表兴奋手法,(－)代表抑制手法。下同〕

二诊:针曲池(＋)、足三里(＋)、气海(＋),灸大椎、八髎各 15 分钟。大、小便失控现象好转,有时可以控制一下,手足能轻微动一动,能安睡。

三诊:针曲池(＋)、足三里(＋)、环跳(＋),灸大椎、八髎各 15 分钟。精神好转,饮食增加(由流质饮食改为半流质饮食),大、小便完全可以控制,分次排解。

四诊:针灸同上法。

五诊:针曲池(＋)、足三里(＋)、委中(＋),灸大椎、气海各 15 分钟,术后四肢运动增强,能勉强屈伸一二下。

六诊:针内关(＋)、足三里(＋),灸大椎、八髎各 15 分钟,术后精神大有好转,能自由说话,不再呻吟呼唤,大便有两天没有解,小便正常。

七诊:针内关(＋)、阳陵泉(＋)、天枢(－)、照海(＋),灸大椎 20 分钟,术后饮食正常(由半流改软食),大便未解。

八诊:针内关(－)、天枢(＋)、照海(＋),灸气海、神阙各 25 分钟,大便已解,色黑,量多,坚硬。

九诊:针曲池(+)、足三里(+),灸大椎、八髎各 15 分钟。四肢屈伸自如,褥疮痊愈,并能坐起来。

以后各诊治疗同上法。至十八诊时化验检查:康氏反应(一),痊愈。

患者于 1954 年 5 月 8 日针灸治愈出院以后,术者先后访问了两次,均未复发。

邓某,男,42 岁,营业员。于 1954 年 10 月 15 日早晨急诊入院,住院号 2425。

自诉:周身酸软,四肢麻痹,不能起床,已有 3 天。10 月 13 日,因防洪工作紧急,抢运物资,涉水 1 天,当晚即感到周身酸软,疲乏不堪,腹部发疼,关节酸痛。第 2 天(即同月 14 日),头晕头痛,周身困倦,四肢麻木,尿多,色黄,此时自己认为可能是受了湿的关系,休息两天就会好的,所以没有进行治疗,同日晚上,头痛逐渐减轻,四肢麻木及胸部苦闷的病势越来越严重,随时要人家擦手摸足,方感舒服轻快,一时不擦不摸又麻麻木木,这样症状约有三四个小时,即进入手足麻痹不仁的状态,弛缓无力,不能运动,说话含糊不清,吞咽困难,眼睁不开,时有口噤,颜面苍白,表情苦闷,神志不清,精神委靡不振,一时出现昏迷不省的状态,经过二三小时的抢救,才稍好转,于 1954 年 10 月 15 日早晨抬来诊治。大便有 3 天未解,小便短少,舌苔白,脉搏沉细。

既往病史:平素不很健康,胃病经常发作,曾患过疟疾、感冒及梅毒病。有冶游史,曾在九江天主堂医院注射过 914 和 606 等驱梅药物。现有十多年没有复发。

查:体温 36.8℃,脉搏 80 次/分,呼吸 20 次/分,血压 120/80mmHg。患者发育正常,体格中等,营养欠佳,皮肤干燥色淡黄,毛发不光泽,精神委靡,神志不清,表情苦闷,五官正常。两侧肺音对称。心脏无收缩期杂音。腹部柔软,剑突下方有压痛,肝与脾脏未触及,两侧腹股沟有大、小不等的肿块数个。腹壁反射、提睾反射、膝腱反射、跟腱反射及全身神经反射均消失。

化验检查:血常规检查:血红蛋白68%;红细胞460万;白细胞9400;分类:中性72%,淋巴24%,单核2%,酸性2%。大便检查:色素:黄;坚度:软;蛔虫卵(+)。小便检查:色样:淡黄,反应:半透明,蛋白(-),糖(+),沉淀:非结晶形磷酸盐(+)。康氏反应:阳性(++)。临床诊断:神经梅毒。

初诊(10月15)日:针曲池(+)、足三里(+)、人中(+)。灸大椎20分钟。术后神志清醒些,能认清人。

二诊(10月16日):针内关(+)、天枢(-)、照海(+),灸大椎、气海、神阙各10分钟,术后大便通了,周身轻松些。

三诊(10月17日):针曲池(+)、足三里(+)、环跳(+),灸大椎、八髎各15分钟。术后神志更清醒,能说简单话语,四肢稍微有些力气,能动一动,大便每天两次。

四诊(10月18日):处理同上法。

五诊(10月19日):针曲池(+)、足三里(+)、中脘(+),灸大椎、中脘、八髎各10分钟。术后神志完全清楚,精神也稍微转好,食量亦有增进,手足也能慢慢屈伸一二下。

六诊(10月20日):针内关(+)、足三里(+)、环跳(+),灸大椎、气海、八髎各10分钟。术后胸部苦闷好了,无困倦感觉。以后各诊处理基本同上法。至十七诊(11月3日)时针足三里(+),术后检查,康氏反应(-)。痊愈。

该患者经1954年11月5日针灸治愈出院后,术者先后访问了3次,至今没有复发。

按:

1. 全身麻痹性的神经梅毒与中医学中的瘫痿病症,在病因上,虽然各说不一(前者是梅毒螺旋体传染,后者是温、热所致),但从体征上看,两者甚相符合,用中医治疗痿病的方法,来治疗神经梅毒,也获得一定效果。

2. 在7例神经梅毒的治疗过程中,我们主要采用了三阳经的穴位,如手阳明大肠经的曲池,足阳明胃经的足三里,足太阳膀

61

胱的八髎、委中,足少阳胆经的环跳,督脉的大椎等穴。

3. 根据《新针灸学》、《针灸大成》及其他书刊记载:大椎为强壮穴,有解毒作用,能调整神经功能,促进新陈代谢,故对于一切慢性病有效;曲池是手阳明经的合穴,为整体治疗中的必要穴,对半身轻瘫或手足不能屈伸有显效;足三里,是足阳明胃经的合穴,主治胃肠一切疾病,为慢性病的有效穴位;八髎对下肢瘫痪病有显效。其他随症加减,如胸部苦闷困痛加内关,大便不通加天枢等。

4. 治疗与护理必须结合。在针灸治疗期间,不论病程长短和病情严重,都必须注意营养、保温和充分休息,否则就影响疗效,会延长治疗日程。

痿病(一)

阮少南

王某,男,6岁。

自诉:发热3天,经治疗后热退。第4天发现双下肢不会站立和活动,即住某医院小儿科。入院检查诊为急性脊髓灰白质炎。邀针灸科会诊。

查:神清身和,面色失润,纳差便溏,双下肢痿软,右甚于左,舌赤绛,苔薄黄,脉濡微缓,中医诊为:痿病。

治以清热化湿疏邪为主,佐以扶脾滋水。

乃取大椎、腰骶夹脊、脾俞、伏兔、足三里、解溪、委中、阴陵泉、内庭、悬钟、太溪,用七星针叩刺,每日1次,按上方治疗18次,行动自如,无后遗症。

按:此例系湿热内蕴,熏蒸阳明,耗津灼液,筋脉失却濡润,致使筋弛而痿。若论标本,湿热之邪为标,津液受损为本。由于新病时短,故以治标达邪为主,不使邪恋久留,在疏达外邪之际,兼顾其本。大椎以清热泻邪于表;脾俞与脾之合穴——阴陵泉以健运脾土,使湿热得以疏化;伏兔、足三里、解溪、内庭悉为足阳明之经穴,以导湿热出自阳明脉道;腰骶夹脊益肾疗下肢之痿;太溪为足少阴肾经之输,亦为其原,乃治痿兼滋肾水,宜于泻达,故宗《灵枢》"毛刺"、"半刺"之法,予七星针叩刺之,恰如其分而病自愈。

王某,男,45 岁,农民。

自诉:发病前一日双下肢不能活动,但无痛感,伴小便不解,即急诊入某医院神经科。诊为急性横贯性脊髓炎。经治 2 周余,热退身和,惟双下肢软瘫及尿潴留如故,遂邀针灸科会诊。

查:神疲识清,面容淡白,胃纳不振,大便秘结,小便潴留,从胸以下感觉消失,双下肢呈弛缓性瘫痪,肌肉松弛,舌淡,苔白,脉濡。中医诊为:痿病、癃闭。

治以达邪通关为主,佐振脾胃。乃取风府、大椎、胸椎 10～12 夹脊、水道、中极、膀胱俞、阴陵泉、悬钟、天枢、大肠俞等穴,俱行泻法;脾俞、足三里行补法。每日 1 次,每次 5～7 穴,经治疗 1 周后,小便已能自解,大便亦下,下肢感觉渐复,食欲增加,此乃邪渐疏泻,腑气得通之候。

前方虽效,惟余邪未清,应施以标本兼顾之法,原方出入加减。处方:风府、大椎、胸 10～12 夹脊、悬钟,俱行泻法;章门、肾俞、京门、肝俞、期门、脾俞、中脘,俱行补法,每日 1 次,每次 5～7 穴,经上方治疗 39 次而愈。

按:此例系素体气虚,卫阳不固,暴受寒湿外邪侵袭,迅速传于里,郁而化热,热劫伤阴,筋骨失养致痿;复因邪袭肾与膀胱,其气机失利,膀胱腑气不得宣通,酿为癃闭。诊治之初,其体尚健本无虚亏,急则治标,故当疏邪通关为先,才不致使邪侵溲闭而变生他恙;此后予佐醒脾胃,兼顾生化之源。故取大椎为督脉及手足三阳之会,泻之以清热达邪,通其督脉及足三阳经经气;兼泻风府,以疏风疗痿,下病上取;膀胱俞、中极为膀胱之俞募,复加水道、阴陵泉治癃宣闭;大肠俞、天枢为大肠之俞募,以通腑下结;胸椎 10～12 夹脊,乃病所上下,以疏邪治瘫;悬钟为髓之所会,泻之

63

以清髓泻邪;脾气不振,取脾俞、足三里补之,以醒脾胃,促使输布精微,而予佐顾。经上方治后,外邪渐清,腑气宣通,二便畅利,下肢不仁见减,于前法出入,补泻并施,续搜余邪,兼顾滋养肝肾及扶脾之治。风府、大椎、胸椎 10~12 夹脊、悬钟泻之,以清肃余邪;取肝、脾、肾诸经之俞募及腑之会穴中脘悉补之,以濡润筋骨,健运脾胃,而利痿瘫之复。

张某,女,32岁,已婚,农民。

自诉:病起四肢不能活动,迅即呼吸和吞咽不利,即急诊入某医院。诊断为急性多发性神经根炎。施行气管切开、人工呼吸器等措施抢救,病情好转,但后遗四肢弛缓性瘫痪,经住院治疗 3 月余仍不能起坐,不会走路。后出院回家,迭经中西医治疗 2 年余,虽略见好转,但行动仍有困难,乃来针灸科就诊。

查:面色微黄,胃纳尚可,双手握力甚差,双下肢站立不稳,四肢肌肉松痿,下肢尤甚,小便自利,皮肤感觉轻度障碍,经水淡,量少,后期,舌淡、苔薄润,脉细软,中医诊断:痿病。

治以益气温阳,养血舒经活络,针灸并施。

乃取气海、膈俞、大包、足三里,各灸七小壮;支沟、小海、跗阳、天池、三阴交、曲泉、大巨、绝骨、前谷、光明,悉行补法,隔日 1 次,每次 5~7 穴,轮番选用。

上方经治 9 周,步履轻快,双手握力如常,月事正常,告愈。

按:此例为病毒所致的急性多发性神经根炎。以迅雷之势,侵袭胸膈,使呼吸受阻,幸急救脱险。惟后遗四肢瘫痪,行动困难。迨至就诊,四诊合参,证属阳气衰微,气血虚弱,脉络失养,经筋不用,故四肢痿瘫,证属内因之本元不足为其症结所在,应予扶正培本之法,益气养血,壮阳温通治之。膈俞为血之所会,以疗血疾;气海主阴虚阳微及诸虚百损;足三里为胃之合穴,乃水谷之海,主生荣血,补虚益损;大包为脾之大络主网罗周身诸络之气,其所不足,诸络则皆陷下不举,致四肢百节尽纵而不收。综上穴之性能,合灸法之温阳补虚,以达补益气血、扶正培本的目的。取支沟、小海、跗阳、天池、三阴交、曲泉、大巨、绝骨、前谷、光明穴，乃承《资生经》《千金方》治四肢不举之化裁，以振复各经经气而使之得以痊愈。

痿病（急性脊髓炎）（二）

哈尔滨医大一院针灸科副主任　王凤仪

曹某，女，25岁，已婚，病历38609号。

自诉：双下肢瘫痪，尿便失禁一个半月。于一个半月前，邻人酒醉踢门而入，当时惊恐殊甚，翌日晨起感到两下肢麻木，并伴有胀感。6日后两下肢走路时自觉沉重，并且麻木感加重，继则双下肢运动失灵，尿便失禁，而来院治疗。既往曾于1956年患过肺结核及甲状腺肿大，爱人有冶游史。

查：意明言清，慢性病容，营养欠佳，体温36.7℃，脉搏87次/分，呼吸22次/分，血压116/84mmHg。颈部无强直，脊柱顺列，无畸形及叩击痛。双下肢呈痉挛性瘫痪，脐下寸许与双下肢感觉均消失，膝腱反射亢进，巴宾斯基氏征左侧（＋＋），右侧（＋）。实验室检查，脑脊液潘迪氏反应（＋），糖40～50mg％，细胞数11个，氯化物684mg％。血常规，红细胞381万/立方毫米，白细胞8100/mm³，血红蛋白7.3％。胸透左肺见陈旧性结核阴影。脉象沉数，舌淡红，苔白腻。依上症诊为痿病（急性脊髓炎）。

治以滋阴补肾，通经活络，乃取：①关元，中等艾炷灸，每次100壮，每周1次；②肾俞、太溪；③环跳、阳陵泉、悬钟；④秩边、委中、昆仑。2、3、4组配方均为毫针针刺，每日1次，均用补法，交替使用，每10次为1个疗程，共治疗3个疗程治愈，步行出院。1年后随访已恢复健康。

按：本例素体羸瘦，易于化火，又兼阴虚内热，灸灼阳明，阳明主宗筋，故宗筋失润，再突受惊恐，惊则气乱，恐则伤肾，加之气为血帅，气乱则血无所依，血不循经则筋失所养。肾主藏精，肾伤则精失所藏，精血互生，精伤血亦不足，且肾主骨生髓，开窍于二

65

阴,故发为痿躄,二便失禁。治取关元,意在益气固本;加肾俞、太溪滋阴除热,使肾阴足以养宗筋;再佐用环跳、阳陵泉、悬钟、秩边、委中、昆仑诸穴以通经气、活血络,从而使津生液足以养宗筋,故痿躄可除。

❀ 痿病（脊髓蛛网膜炎）（三）❀

湖北中医学院副院长　孙国杰

曾某,男,成人,干部。1971年7月初诊。

自诉:双下肢瘫痪,大小便失禁4个多月。患者1971年在干校劳动期间,初春季节打球后感到全身不适,恶寒发热,诊断为感冒,经服中西药后,身热退,全身不适感减轻,但逐渐感到两下肢软弱无力,即回武汉诊治。回汉后病情继续加重,两下肢逐渐瘫痪,腰以下感觉障碍,大小便失禁,经某医院诊断为脊髓蛛网膜炎,用抗生素、激素及地巴唑、维生素等药物治疗,疗效不显。

查:呈慢性病容,精神欠佳,神志清楚,食纳差。查双下肢瘫痪,腰以下各种感觉消失,肌肉稍有萎缩,大小便失禁。面无华色,舌淡苔白厚,脉细弱。

治以补益气血,养阴润燥,通经活络为主法。乃取:①肾俞、环跳、阳陵泉、次髎;②伏兔、足三里、三阴交、关元。每日1组,交替使用,针刺得气后用G6805治疗仪通脉冲电30分钟,10次为1个疗程,2个疗程间休息3～5天。治疗期间同时服用地巴唑,并肌注维生素B_{12}。针刺2个疗程后,患者大小便可以适当控制,双下肢稍可活动,感觉略有恢复。4个疗程后,大小便基本能控制,可以下床缓步慢行,感觉基本恢复。6个疗程后,大小便可以控制,可以在室内独自行走。后改为每周针治两次,以巩固疗效,经一段时间治疗,疗效基本巩固,患者仅感双下肢无力,两踝关节处发凉。多年来随访,两踝关节处发凉未解除,天凉就需要穿毛皮靴。但可以乘公共汽车从武昌到汉口上班。肌肉已丰满,感觉正常。

按：此例下肢麻痹，乃由过劳，腠理空虚，汗出当风，引起感冒发热，而后逐渐下肢痿软麻痹，此正符合"肺热叶焦，发为痿躄"之说。乃因外邪化热，耗伤肺津，肺朝百脉，肺叶焦则百脉弛缓，津少不能濡养筋脉乃发痿躄，日久下肢肌肉萎缩。治疗本"独取阳明"，以泄肺热，宣行肺气，惟病日久，出现腰以下感觉障碍及大小便失禁，乃病累及肾。由于肾主精，主骨，又开窍于二阴，当肾精亏损，则筋脉失滋所致病。故治不单从独取阳明，乃本滋养肾精一法则收显效。

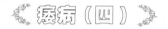

痿病（四）

锦西县医院中医科主任　费久治

解某，男，47岁，退休干部。于1967年12月10日初诊。

自诉：患下肢瘫痪半年余，肌肉萎缩，不能站立与行动，温热感消失，足趾皮肤变黑。下肢自主运动功能消失，腱反射减退，上肢略能动作。

查：脉沉细无力，苔少质红。知热感度测定：肝经左230/右150，肾经180/120，脾经70/100，胃经61/35，余经未见成倍差度。触诊：肝俞、脾俞、肾俞均有压痛，且左侧较右侧高肿。膈俞亦呈明显压痛。此属肝肾亏虚与脾胃虚弱，病由肝肾阴血不足不能营养筋骨，故下肢痿弱无力。

治以滋补肝肾，助气和血。

针取肝俞（左）、肾俞（左），均置皮内针。膻中、膈俞、血海平补平泻。

经过：针后20分钟，患者自感下肢温热，并试着独立站起，向门口走几步。这是患者病后半年来第一次走路。

二诊（12月11日）：自述针后腿有力，能走二十余步。知热感度测定：肾经左80/右59，肝经110/64，脾经50/92，胃经54/35。

针取四经高值的背俞穴置皮内针，太溪（左），太冲（左），公孙

(右),施补法。膻中、膈俞、阳陵泉施平补平泻。

经此法调治 1 个月余,可独立行动。只感下肢乏力,不能持久。经络检查:肾经 65/30,余经正常。又经十余次的调整,方趋相对平衡。后改五日复诊 1 次,为巩固疗效,施整体与扶脾胃之法。先后经 4 个多月 54 次的治疗,基本痊愈。

半年后随访,患者行动如常,上班工作。

按: 此例系以经络辨证施治,结合腧穴的特异作用而施治的,方获显效。此例痿病非属肺热伤津与湿热浸淫。当属脾胃虚弱,受纳运化失常,后天之源不足,肌肉筋脉失养。久病体虚,肾经不足,肝血亏损,筋骨失养,遂成此疾。

膻中为气之会穴,膈俞为血之会穴,两穴同用,有补气逐瘀活络之功。背俞穴与原穴的合用,可促进经络功能的恢复,调整经络的失调。

痿病(格林巴利综合征)(五)

徐凤林

孙某,男,5 岁,于 1980 年 10 月 15 日初诊。

代诉:1980 年 8 月某日无诱因而发现孩子眼斜,继而呼吸困难,急诊入院,诊断为"格林巴利综合征"。经抢救治疗脱险,而遗留四肢软瘫。遂来我院就诊。

查:患儿神志清,营养中等,心肺正常,肝脾未触及,上下肢全瘫,不能坐立,腹壁反射存在,膝腱、肱二头反射均消失,感觉正常。舌淡苔白,脉细数。证属气血双虚所致的"痿躄"症。

治取阳明经曲池、合谷、足三里、肩髃、髀关等穴,加益气养营、强壮之身柱、气海穴。经 2 周的针刺症状虽有好转,但进步不快。

11 月 1 日复诊:根据患儿症状改用以灸为主加针刺,麦粒艾炷灸气海、曲池、足三里、身柱穴,每日 1 次,每次灸 7~10 壮。在第 3 次施灸时误烧伤了足三里,但次日出现了明显的效果,患儿可以搀扶站立。经3个月的每日灸及隔日针刺而告痊愈。1981年4月随访,该孩满街跑玩。

按:此例为急性感染性多发性神经炎,以迅雷之势,侵袭胸膈,使呼吸受阻,幸急救脱险。惟后遗四肢瘫痪,不能坐立。患儿初期症状眼斜类似中风之证,后期手足不用,不能站立拾物,应属"痿躄"范围。患儿初期呼吸困难,显系受湿热之邪,阻遏肺气肃降,故上逆而喘急。由于肺居高位,为五脏六腑华盖,故以"肺热叶焦"为致痿的主因。血虚于气,气虚则血少,不能营贯经脉,筋骨失养,故手足痿软不用。舌淡苔白,脉细数,为气血双虚内热之候。

由于阳明为五脏六腑之海,为多气多血之经,故以"独取阳明"为治痿的主法,佐以益气养营,活血通络。灸其身柱、气海二穴以扶正培本,强壮养营。灸曲池、足三里以振奋阳明之经气,行气和血,补虚益损。再加随症变通取穴针刺,加速获愈。

风弹曳

上海市第三人民医院针灸科　王道济

张某,男,29岁,泥水匠,门诊号294951,住院号简16。于1958年3月15日下午3时患风弹曳症,入本院治疗。

自诉:前晚夜半醒后起,四肢不能移动。患者自家乡返沪已8天,食欲不振,每日饭量减少,由原来每餐半斤,减为每餐4两。手足无力,工作后很感疲倦,身体时觉冷与热感,晚上出汗,醒后汗止,在工作时出汗更多,甚至全身淋漓。于本月12日两下肢感觉酸而麻,但无其他异常感觉。平时常觉寒冷,故较他人多穿衣服。现在饮食如常,但说话时声音较低。

既往症:26岁时曾患间日疟,服药片后,经6日而愈。27岁时患腹泻,日泻八九次,泻出物为稀水样,亦服西药,经9日而愈。又于去年11月曾在南通某医院治疗钩虫、蛔虫及血吸虫病,经1个月余而出院。

平时易地生活环境改变即有"水土不服"现象,食欲不振,四肢无力,即便回到自己家乡亦然,每次需居住 10 日左右,生活习惯后才能稳定。近 3 年来,在工作以后休息时,如坐于凳上 20 分钟不起立,则四肢有发麻现象,经过三四分钟以后,才能恢复自由动作。

个人史:自幼生长于苏北江都,16 岁时学泥水匠,曾在扬州、镇江、南京、泗阳等地工作,在 1957 年来沪工作,有涉水史。25 岁时结婚,曾生一孩,患慢性口腔疾患而死亡。平日吸烟,每日约 20 支,无饮酒嗜好。

家庭史:父死于急病,死因不明。母患慢性咳嗽疾患,今年 65 岁,尚健在。妻在乡从事农业生产。有二兄,一在乡参加农业生产,一在南京做泥水匠,无易地水土不服现象。

查:发育正常,智慧较迟钝。脉浮缓而无力,口眼无歪斜,舌苔白腻而垢厚,舌伸缩自如,有金假牙 1 只。颈部柔软能自转动,心肺无异常,腹部柔软,肝脾未触及,膝反射完全消失,腓肠肌有轻微压痛。体重 125 斤,身长 172cm,血压 120/60mmHg,基础代谢率 +5%,X 线透视心肺阴性,眼底检查正常。血液:红细胞 405 万,血红蛋白 10.5g,白细胞 9100,分类:淋巴 23%,嗜中性 58%,嗜酸性 19%,赤白球沉降率 $4mm^3/60min$,出血时间 1 分 30 秒,凝血时间 2 分钟,凝血酶元时间 13 分钟,血小板 14 万,醛试验阴性,水试验阴性,总蛋白 8.9g%,白蛋白 4.7g%,球蛋白 4.2g%,淀粉酶 16 个单位,钙 11.5mg%,无机磷 3.5mg%,钠 355mg%,钾 17.6mg%,碱性磷酸酶 5.8 单位。尿液:色黄,透明度清,碱性反应,上皮细胞少许,白细胞少许,胆色素阴性,尿胆原阴性,尿胆素弱阳性,其他无异常。大便:色黄而软,钩虫卵二次均有发现,血吸虫孵化法二次均为阴性。

3 月 15 日:下午 3 时,患者因四肢不能移动,由同事背负来院医治,即予入院治疗,针刺曲池、合谷、梁丘、太冲。

3 月 16 日:上体能勉强起坐,四肢稍能屈伸,但觉无力。

3 月 17 日:上午,四肢已能屈伸,但不能上举,仍觉无力,两

腿今日亦觉有轻度冷麻感。刺肩髃、足三里、风市、阴市。下午 7
时,上肢能上举至肩平,但再欲上举时,则肩部有牵强感觉,动作
受限制,已能自持茶壶等饮食器,下肢亦能自由屈伸,但较上肢为
差。已能自动起坐,无需再依赖他人帮助。

3 月 18 日:上肢已能上举超过头部,且能自己穿衣,唯在上
举时,肩部尚觉有牵强感,程度已减轻,亦能起床行走,曾自己去
厕所大小便,两下肢冷与麻之感觉已消失,昨晚起两下肢有微热
感。左目羞明,并有酸涩感觉,结膜充血。舌苔垢厚已化薄。针
刺外关、合谷、环跳、三阴交后,再加刺睛明(这几天针刺后,上肢
已先恢复运动,两下肢尚觉有些不便利)。

3 月 19 日:左目羞明症状已减轻,结膜充血亦减退,四肢运
动如常。脉搏浮而弱。刺足三里、三阴交、合谷、睛明。

3 月 20 日:舌苔又白腻而垢,左眼结膜充血消退,但仍有羞
明现象,两腿在夜间仍觉有微热感。刺阴市、足三里。

3 月 21 日:血压由 120/60mmHg 下降为 100/60mmHg,舌
苔白腻而垢已减退,脉由浮弱转为浮缓有力。大便 1 次,腹部舒
适。刺合谷、风市、阴市、足三里。

3 月 22 日:两腿热感已消失,食欲亦增加,每餐饭由 4 两增
至 6 两,一切症状消失,于本日痊愈出院。

按: 该患者为泥水匠,工作多在户外,平时不免多感受风寒
雨湿;再因易地而水土不服,饮食劳倦不节,使脾胃损伤。脾伤则
不能为胃行水谷之气,致水谷之精润养不周,以致四肢无以禀受,
肌肉虚机关缓纵,四肢不用,有古代文献可证:

《内经》曰:"四支皆禀气于胃,而不得至经,必因于脾,乃得禀
也。今脾病不能为胃行其津液,四支不得禀水谷气,气日以衰,脉
道不利,筋骨肌肉,皆无气以生,故不用焉。"

《诸病源候论》云:"瘫曳者,肢体弛缓不收摄也。人以胃气养
于肌肉经络也,胃若衰损,其气不实,经脉虚,则筋肉懈惰。"又云:
"手足不随者,由体虚,腠理开,风气伤于脾胃之经络也。足太阴
为脾之经,脾与胃合,足阳明为胃之经,胃为水谷之海也。脾候身

之肌肉,主胃消行水谷之气,以养身体四肢。脾气弱,即肌肉虚,受风邪所侵,故不能为胃通行水谷之气,致四肢肌肉无所禀受,而风邪在经络,搏于阳经,气行则迟,关机缓纵,故令身体手足不随也。"

《脾胃论》云:"形体劳役则脾病,脾病则怠惰嗜卧,四肢不收……大抵脾胃虚弱,阳气不能生长,是春夏之令不行,五脏之气不生。脾病则下流乘肾……则骨乏无力,是为骨痿。令人骨髓空虚,足不能履地"。

总结以上诸家之论,本病由于水土不服,饮食劳倦不节,脾胃受损,水谷之气不能通行,以致润养不周,四肢机关缓纵不用。

本病例四肢麻木瘫痪,并无酸痛感觉,舌苔白腻而垢厚,脉浮缓而无力,无非是由于脾胃虚弱而湿滞中州,阳气不能生长,经脉虚而风邪侵袭,以致四肢懈怠,缓纵不收。且东垣有云:"胃病其脉缓,脾病其脉迟。"今以脉症参合,则此症自当以脾胃为重。证之《内经》痿论,亦有"治痿者独取阳明……阳明者,五脏六腑之海,主润宗筋,宗筋主束骨而利机关也"之说(本例两下肢之瘫痪,亦痿之类也)。今取足阳明太阴两经为主,以调理脾胃之虚弱,鼓舞其健运,使脾土健则能为胃行其津液,以灌溉四旁。再取手阳明经调理肠胃之湿滞,而通腑气。依据五行,庚金可以制木,使木得制而不侮土,则土无所畏,而可得其健运之常;脾得健运,则湿滞可化,津液得行,精微亦可四布,如此则宗筋润而机关利矣。再参入古人其他经验经穴,以为辅助,则增加其疗效。

痹　　证

广东中医学院针灸科副主任　刘炳权

简某,女,47岁,工人。1979年8月16日初诊。

自诉:腰背酸痛,牵引右下肢,伸转不利已1年多。走路困难,每走30米需歇片刻。遇阴雨天气或劳累,酸痛尤甚。夜间痛剧,彻夜不寐,伴有畏寒。曾用水针注射、电针、理疗、中草药等治疗多月而无效。

查:患者呈慢性病容,形浮面白。舌淡胖,苔薄白腻,脉沉细。X线腰椎摄片:$L_4 \sim L_5$ 轻度滑脱,L_5 骶化。抗"O"、血沉均正常。患者以痛为主,痛处不移,夜间尤甚,脉证合参,乃是寒邪阻滞,气血运行不畅,筋脉失养,属寒痹。

治以散寒止痛,行气通络。取右侧环跳(胆经)、承山(膀胱经),以行气通络,用烧山火的三进一退手法。针处即见热感。据患者诉说,热范围距离经约有 6cm,针感下传至足底,上传至腰部。久留针,每隔 5 分钟施术 1 次,以温散寒邪、行气通络。

8 月 17 日二诊:腰痛稍缓,能入睡,行走较舒,脉舌如前,治疗同上。

8 月 18 日三诊:腰痛顿减,能安睡,可步行 50 多米,治疗如前。

8 月 20 日四诊:腰腿疼痛基本消失,走 100 米也不觉痛和累,晚上无痛,苔薄白,脉细缓。

8 月 21 日五诊:基本痊愈。4 个月后复查,阴雨天气及劳累后亦无疼痛发作。

梁某,女,29 岁。

自诉:素有腰痛病史。5 个月前,突然腰痛如刀割,并向左下肢小腿放散,伴有头晕、心跳、怕寒、纳呆体倦、夜睡梦多等症。经蜡疗、超声波、红外线、电兴奋、水针、挑治等治疗,症状稍有好转,但腰腿痛一直未减而来求治。

查:患者体形消瘦,面色㿠白,腰椎两旁、左臀部、小腿部均有压痛,直腿抬高试验阳性,舌淡苔白,脉细弦。此症痛处固定,疼痛明显,脉证合参,乃寒湿之邪阻滞经络,气血不畅,不通则痛,且肾虚而气血不足,筋脉失养,诊为寒痹。

治以祛寒止痛,补虚益肾。取环跳(双)、志室(双)、次髎、肾俞。

患者体虚而痛剧,故采用先补后泻加灸(灸肾俞),温补经络之气血,以扶正祛邪。经上述治疗 7 次后,腰腿痛消失,病基本痊愈,追踪半年无复发。

许某,女,38 岁。

自诉:有风湿性关节炎史。近 10 天来双膝关节肿痛,屈伸不利,走路困难。曾在某医院用强的松龙加普鲁卡因封闭 10 次未效。

查:见膝关节局部红、肿、热、痛。抗"O"300 单位,血沉 25mm/h,舌质红,苔薄黄,脉细数。此乃风湿之邪郁久化热以致热痹。

治以泄热、通络、止痛。取双膝眼(双)、足三里(双)、血海(双)。用一进三退的透天凉手法,留针 20 分钟,5 分钟行针 1 次。经治两次,疼痛减轻,局部红肿消退,治疗 5 次,双膝关节功能活动正常,并上班工作。

按:上述三病例,用各种方法治疗而无效,皆因辨证不当,手法不对。《灵枢·经脉》指出:"盛则泻之,虚则补之,热则疾之,寒则留之,陷下则灸之,不盛不虚,以经取之。"此乃针灸施术原则也。凡属邪气盛者当用泻法,以泻其邪;属虚证者用补法,以扶正祛邪;寒性的疾病,当久留,深刺加灸;热性的疾病,应速刺,重刺而疾出针,以泄阳气,不灸;若阳气不足经气下陷时,当用灸法。针灸补泻手法,乃古人经过数千年总结出来的,为后世针灸学者所遵循。前人有云,当泻则泻,当补则补,当泻不泻反能助长疾病的发展,这确是经验之谈。

行痹(风湿性关节炎)(一)

陈全新

古某,男,32 岁,技工,门诊号 6012。

自诉:咽痛,发热 1 天后,突然出现左膝、踝关节肿热痛,两天后肿痛波及右膝,而就诊于某医院,经查血沉降率 50mm/1h,曾内服药物,由于病情未控制,而于发病后第 4 天,由同伴陪送到诊。

查:患者障态疲乏,轻度消瘦,体温 38.2℃,微感恶寒头痛,咽干痛,双侧扁桃体中度肿大、充血,心律整,率 87 次/分,肺正常,肝脾未扪及,双膝及左踝关节肿热拒按,以右膝为甚,胃纳不思,大便秘结,小便短赤,苔淡黄腻,脉浮数。根据咽痛发热,继现关节痛游走,肿热拒按,病由卫气不固,受风热邪侵袭,痹阻于血脉而成风湿性关节炎,属中医学"行痹"范畴,为实证热型。

治以祛风通络,活血散热为主。选病变关节邻近或循经所过之穴,随证适当配伍背俞,刺法按"热则疾之"、"实则泻之"原则,浅刺泻针,以泄风热之邪。

一诊:取穴:少商(刺血)、风池、血海、昆仑泻刺;耳穴:膝、踝点埋针。

二诊:咽痛减,热稍退(37.6℃),头痛愈,膝、踝热痛改善,苔、脉如前,再取足三里,配伍梅花针叩刺膝踝关节。

三诊:患者已能自行到诊,诉经两次针刺后,膝踝痛明显改善,夜能安睡,咽痛缓解,发热恶寒消除,胃纳好转,大便已解,小便尚微赤,诊见双膝关节及左踝肿热消退大半,右膝表皮尚微潮红,轻压痛,伸展活动尚微受限,苔薄黄,脉浮缓。刺后经络气血得疏通,风热邪得泄,故热退而膝踝痛减,仍旨原意,取足三里、风市,配伍梅花针叩刺风门、膈俞,以行气血而祛风邪。

四诊:膝踝痛继续改善,诉除下蹲时右膝尚感酸痛外,余无不适,食欲增进,二便正常,诊见左膝踝关节肿热痛全消,右膝尚微肿胀,表皮潮红消散,压之尚微痛。病势虽去,但筋脉气血未全复,改用平补针法刺血海,旺盛血气,配穴肾俞以健筋骨。

五诊:患者病容若失,疼痛全消,伸展自如,胃纳,二便常,苔薄润,脉缓,按原意再取阳陵泉、脾俞后停止针刺,嘱患者带艾条回家,每日交替温灸足三里、阳陵泉、血海、脾俞、膈俞、肾俞,以旺盛气血运行,濡筋骨,利关节,进一步巩固疗效,除去耳穴埋针,1周后复诊。

7天后患者到诊，神情愉快，喜诉经上周针刺及自行灸后，膝痛消失，近日虽做较远步行亦无不适。视之，膝、踝关节肿热全消，按之无痛，伸屈自如，苔薄润，脉平，复查血沉降率为 12mm/h，病势去矣！遂停止艾灸，观察年余节痛未现。

按：中医学认为行痹由卫气不固，受风邪侵袭所致。风邪善行数变，其为痹则走注历节无定，故《素问·痹论》有"风气胜者为行痹"的记述。

本例为风热邪合病，由于病属阳邪，病始邪虽盛而正气未虚，邪、正相搏于卫分，故有发热恶寒、头痛、历节痛等症状，风邪触发蕴热，溜于关节，气血为邪所闭不得通行，故现肿热痛。症见发热，节痛肿热拒按，头痛，脉浮数，苔黄腻，大便秘结，小便短赤，皆为风热炽盛之象，故治宜浅刺泻针，取少商（刺血）、风池、风市、风门，能祛风散热，刺足三里、血海、膈俞，梅花针叩刺膝踝关节，耳穴膝、踝点埋针，能直接疏通经络气血，通则不痛，待风热邪气疏泄后取阳陵（筋之会）、肾俞（肾主骨）以强筋壮骨，并温灸足三里、脾俞、阳陵泉、肾俞等穴，旺盛经络气血功能，故收痊愈之功。

行痹（二）

王登旗

阿某，男，32岁，尼日尔人，农民。1976年4月18日初诊。

自诉：左侧臀部阵发性疼痛，且大、小腿后侧亦痛，不能站行已5月余，经多家医院诊治，诊断为原发性坐骨神经痛，经服药、打针等治疗20多天未见好转，而到尼亚美首都医院B病区留医，经药物观察治疗十多天未见显效，后改用针灸治疗。

查：左侧臀部、腘窝、外踝后下方等均有压痛，直腿抬高试验阳性，属于"痹证"中的行痹。由于风寒之邪侵袭，闭阻经络，致气血运行不畅，不通则痛，筋脉关节缺乏气血濡养，故屈伸不便，又因风善行走窜，故疼痛由上往下放散。

治以祛风散寒，舒筋活络，消炎镇痛，取足少阳胆经腧穴为主,用针刺泻法。乃取环跳(左侧)、阳陵泉(左侧),用强刺激手法。当针刺入5分深时局部出现酸、麻感,进针到3寸左右针感即从局部沿大、小腿放散到足背外侧的足趾上,并呈线条牵扯样感觉,留针25分钟,隔5分钟行针1次,3次后,患者自诉疼痛减轻。翌日,能站立,取穴同上。三诊,能行走,疼痛消失,巩固3次告愈出院。

按:行痹是临床上常见病、多发病,针灸治疗本病,均能取得较满意的效果(除继发性的一些病例以外),疗效亦比较稳固。针刺本病取穴,一般每次取1~2穴,如环跳配阳陵泉,秩边配委中或足三里等穴。针刺过程中,一定要得气,针感能放散至大、小腿及足背外侧上,且维持一定时间。若病久加温针灸,疗效比较理想。

痛痹(一)

长春中医学院附属医院针灸主治医师 李影

杨某,女,64岁,退休工人。于1979年4月29日初诊。

自诉:1个月前因着凉致右上肢疼痛。虽经针、药兼治,但肘关节疼痛不减,疼处不移,得热痛减,遇冷则剧,并日趋加重。

查:见右肘关节轻度肿胀,皮肤微凉,按之略有压痛,活动受限,右上肢不敢提物,舌质淡,舌苔薄白,脉见沉紧,诊为痛痹。

治宜温经通络散寒,用温针疗法,取右侧曲池、手三里二穴,每日1次。1个疗程后,诸症消失,功能恢复正常。2年后随访未见复发。

按:本例施用温针疗法,其方法:用1寸5分毫针刺入穴位,行补法使之得气,然后留针并将艾条一段(约1cm长)点燃,倒插在针柄上,艾条下端距皮肤约1cm左右,使其自然燃烧,经5~10分钟艾条燃尽,待火灭灰凉,将针取出。

温针灸之名首见于《伤寒论》,后世医家亦多有记述。温针灸治疗痛痹效果较为满意,其作用原理,目前正在探讨中。本例所述温针灸疗法能使局部红晕,血液循环旺盛,促进新陈代谢。即艾灸温热可深透肌腠,内注筋骨,可扶阳举陷,温通经脉,祛散寒邪。加之针刺曲池、手三里,可达到"针以行气,灸以散邪"之目的,故针、灸合力有助病除。

❮ 痛痹(二)❯

费久治

王某,男,42岁,干部。于1971年6月7日初诊。

自诉:患腰腿痛2年余,近8个月来痛甚,不能离床行动。日轻夜重,剧痛时不能平卧。经多方医治不见好转。近1个月又患肺炎入某市医院诊治。肺炎略好,宿疾痛剧,后转入我院就医。

查:痛苦面容,不能站立、转侧,右侧活动受限。脉弦紧,苔黄腻,目内赤脉贯睛。白细胞15 000,血沉12。

经络电测定:肺经左64/右20,心经50/18,三焦5/25,肝经34/4,脾经10/3,胃经7/15,肾经2/0,膀胱经7/4,胆经27/15,余经未见成倍差度。

触诊膈俞、心俞、脾俞、滑肉门、肝俞、中都、风市、孔最、阴郄等穴均有较强压痛。

此属多经病患,症由寒湿乘虚入络,久病正虚邪凝,渐成此疾,宜先理失调之经络,后顾脾胃以治本。

治取脾俞(右)、心俞(右)、三焦俞(左)、肝俞(右)、脾俞(右)、肾俞(右),均置皮内针。膈俞、孔最、滑肉门、风市、中都,施平补平泻法。

二诊(6月9日):针后第2天痛减,略能平卧,一夜安睡5小时之多。

经络电测定:肺经32/24,心经44/20,三焦经10/17,肝经22/12,脾经15/7,胃经11/20,肾经7/4,膀胱经6/4,胆经25/14。经络失调情况略有恢复,且症见好转。仍取前穴。并于委中、血海、然谷穴附近处,点刺瘀络。经治诸症见安,血象正常。肺炎已愈。活动多时，患处痛作。后用灸法调理脾肾。灸穴：脾俞、章门、中脘、肾俞、关元、风市、照海、阳陵泉、曲池。续治15次，痊愈出院。至今9年一直未见复发。

按：痹症病本多在于脾。因脾虚则营气亦虚，不能营运血脉，血脉闭而不通，方成痹症。

痛痹属寒气胜者，寒属阴，阴主凝，血脉得寒凝而不通，不通则痛，且痛有定处。此例，寒湿致痛，累及经络失调，虚实杂错，标本难辨。先调理经络失调，后顾病因之本。施灸培本扶正祛邪，以巩固疗效，终使痼疾转愈。

痛痹（坐骨神经痛）（三）

李影

王某，男，48岁，木工。于1979年2月28日初诊。

自诉：左侧腰及腿持续性针刺样疼痛1天。患者因昨晚感寒，晨起突然疼痛发作，因不能忍受，故单位派人用车送往医院，上午先后到市内四家医院，均诊断为坐骨神经痛，经对症治疗痛势不减，因而于下午4时来我科就诊。

查：痛苦面容，左侧臀部针刺样疼痛并向大腿后侧放散，呻吟不已，下肢不敢活动（由人抬入诊室），在秩边、殷门、委中等穴处均有压痛，直腿抬高试验阳性，舌淡苔薄白，脉象沉缓。诊为坐骨神经痛，此乃寒湿之邪客于脊膂之间也。

治以温经散寒，活络止痛法，针取左大肠俞、秩边、殷门、委中，施用泻法，并在秩边、殷门二穴加用701电麻仪通电治疗，留针30分钟。针到痛止，起针后患者自行上车回家。

二诊（2月29日）：自诉昨夜未痛，只是走路时左腿较沉重，腰臀部酸重，走路稍远一点即得蹲一会儿。针穴同前，为了巩固疗效，加刺中极并施温针灸法。共治疗10次，诸症悉平而痊愈。1年后追访，仍未复发。

按：本病为原发性坐骨神经痛，中医所谓"臀股风"。其发病为寒湿之邪侵犯膀胱经留滞于脊脊所致。其痛势急并沿膀胱经放散,故在秩边、委中等穴处出现压痛。针刺皆取膀胱经穴,大肠俞、秩边、殷门、委中皆治腰背下肢疼痛,针之可通调足太阳经气,使气血通畅,通则不痛,故针到痛止。中极乃膀胱之募,施温针不仅可通调膀胱经气,且有除湿逐寒之功,有助于巩固疗效,从而收到满意效果。

血痹（肢端红痛症）（一）

陕西中医学院针灸系副主任　殷克敬

马某,男,29岁,工人。1979年2月8日就诊。

自诉:两上肢肘关节以下阵发性疼痛、红肿3月余,遇冷痛减,遇热加重,尤以夜间为重,有时难以忍受,无法入睡。曾在西安某医院神经科诊断为"肢端红痛症"。应用理疗,维生素 B_1 等药物,症状有所减轻。近日来疼痛加重,自服止痛片无效。

查:发育正常,营养中等,心肺(-),肝脾(-),腹软。两肘以下潮红,按之微热,上肢关节活动自如,双手握物时痛便加重,并有麻木感。脉弦细,舌质红、苔薄白。证属血痹。

治取:大椎(配合拔罐)、曲池、外关、合谷、十宣放血(隔日1次),每日针刺1次,每次留针30分钟。经3次治疗后疼痛减轻,连针7次,疼痛基本消失,但有时仍感两手麻木。取穴改为曲池、外关、合谷,又针7次后痊愈,随访1年未复发。

按:肢端红痛症,也称红斑性肢痛症,临床较为少见,尤以上肢发病罕见。西医学认为系自主神经性疾病,至今病因不明。该病与气候有较大关系,多为寒冷诱发。中医学将此归入"血痹"范畴,多因寒邪所袭,阻滞经络,致使阴阳失调,寒极生热,因而皮肤潮热发红。大椎为督脉和手足三阳经的会穴,具有发散风寒、退热之功;曲池、合谷系手阳明经穴,有祛风散寒、疏筋利节、通经止痛的作用;外关可清泄三焦经之热邪,疏通经络之气;十宣以泄热邪为最。上穴组方,祛风散热,调和阴阳,通经活络,以收全功。

80

《 血痹（红斑性肢痛）（二）》

浙江省桐乡县第一人民医院针灸科医师　韩祖濂

张某,女,44岁,小学教师。门诊号6148,于1962年12月11日初诊。

自诉:两足趾头发热疼痛已7年,4年来病情加重,每逢冬季,则两足趾呈发作性针刺样疼痛,尤以夜间在被窝内温热后易发作;发作时局部皮肤有潮红、发热等。于1959年冬季在浙江医科大学附属第二医院就诊,诊断为红斑性肢痛病。经红外线照射及蜡疗等,当时症状消失,到次年冬季则两足端疼痛仍然如故。最近十余天来疼痛加剧,夜间不能入眠,步行稍多亦感困难,不能坚持工作。在当地医疗单位注射及内服止痛剂,均未见效,即来我院门诊治疗。

查:有痛苦面容,发育正常,营养中等,心肺正常,肝、脾(一)。在发作时检查两足皮肤潮红微热,足踝关节活动无障碍,两足着地时疼痛加剧,脉弦、苔薄白。

治取:三阴交、太溪、太冲;复溜、太溪、内庭、侠溪。以上两组穴位轮流针刺,并用温针法,每日针治1次。经针治4次后,疼痛显著减轻,针治7次后,除两足端尚有轻度麻木外,疼痛已消失。被窝内温热后亦不感疼痛,观察达1年之久,未见复发。

顾某,女,47岁。门诊号24861。于1962年12月6日初诊。

自诉:双下肢足背足趾呈阵发性疼痛,伴有轻度肿胀已7天,尤其夜间睡在被窝内温热后,则两足发作抽搐性刺痛,痛势甚剧,不能忍受,必须起床将两足浸在冷水中,待两足发凉后,疼痛才减轻。每夜要浸二三次,致数夜不眠,疲倦痛苦不堪。追溯其病史,在一年前冬季曾有类似发作,但病状甚轻,只需将两足露在被窝外面,疼痛即消失,二三个月后未经治疗而愈。诊断:红斑性肢痛病。

治取：三阴交、太溪、太冲、侠溪、内庭，用温针法。经 12 月 6 日及 10 日 2 次治疗后疼痛减轻。至 12 日第 3 次针治后两足疼痛显著减轻，夜间已不需浸冷水，但有时仍会影响睡眠，行走时也略有疼痛。12 月 14 日经第 4 次针治后，疼痛已消失。3 月后随访，自针治 4 次后即获痊愈，观察一年未见复发。

按：红斑性肢痛病在临床上较为少见，该病与外界气候似有较大的关系；本地大多在冬季发病。据上述分析，该病类似中医学中"血痹"类，如《素问·五脏生成》云："卧出而风吹之，血凝于肤者为痹"。张路玉《医通》注解曰："血痹者，寒湿之邪，痹着于血分也。"系寒邪乘正气虚弱之际，经由腠理侵入经络所致；寒邪凝于经络，而使阴阳失和，寒极则热，因而有皮肤发红潮热等；由于经络气血流通不畅，血不流而滞则成痹，不通则痛，因而该病疼痛甚剧。由于"风伤卫，寒伤营"，故治疗取穴以厥阴、太阴、少阴为主。又由于其阴阳失和，故应适当取足阳明、足少阳的经穴，以调和阴阳，疏通气血，扶正祛邪，因而能治愈该病。

针治过程中，忌酸、辣、酒等刺激性食物，并注意适当休息，不宜过度疲劳，避免受凉。

82

寒痹

菏泽地区第二医院中医科主任　李全治

周某，男，37 岁。

自诉：因冬天下井掏泥受寒，患左侧腰腿疼经年不愈。遇阴冷天痛即加重，虽伏天极热之时痛处亦不出汗。

查：见其上身向左后方倾斜不能正立，舌湿无苔，脉象沉紧。局部 3、4 腰椎向内凹陷，左侧腰臀及腿肌肉明显萎缩。奇咳术检查，在左肾俞、大肠俞和环跳穴均有压痛反应。诊断："寒痹"。

处两方交替扎针，日 1 次，6 次为 1 个疗程，休息 3 天再进行下个疗程。一方：命门、左肾俞、环跳、阳陵泉。二方：腰阳关、左大肠俞、环跳、阳辅。两方均用平补平泻法，以镇痛散寒、疏通经络。第1个疗程,每次针后痛即减轻,但瞬即如前,其针感亦差。第2个疗程,第1天增用一次"泻复溜、补合谷"发汗祛邪之法。针后每夜必汗自出,次晨方敛,其痛亦随汗出而减。因见其每夜必汗,便不再用汗法。2、3疗程仍用上两方交替扎针,直至邪尽汗止诸症悉退,前后共28天病痊愈。

按: 初针时疗效所以不能巩固,是因寒闭毛窍邪无出路,虽暂有效旋即依旧。经增用发汗法所以能治愈,是因"泻复溜"开发了毛窍,"补合谷"疏通了邪出之路。所以夜静汗出病邪渐去,邪尽汗止正气续复,病即痊愈。复溜乃肾之"经穴",有代肾司开阖的作用。故补之可阖毛窍,泻之可开毛窍,这是复溜穴的特性。合谷乃大肠经"原穴",大肠主气与肺相表里,肺通毛窍,大肠经气亦通行于毛窍,再配合谷穴有清气、行气和开关利窍的功能,所以与肾之复溜相结合,便有发汗和止汗两种不同的作用。古法:"泻复溜补合谷可发汗,泻合谷补复溜可止汗",意即在此。

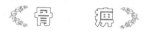

骨痹

阮少南

李某,男,31岁,教师。于1964年6月初诊。

自诉:于1958年起,初觉脊背作疼,倦怠乏力,继则胸背渐趋前倾姿态,弯背则舒,挺胸伸腰受限,且脊背疼加剧,不能仰卧,症状日渐加重。就治于中西医,脊椎X线摄片诊断:类风湿脊柱炎。经用激素封闭和内服,理疗、中药、针灸等长期治疗,亦难以控制住症状之进行性加重。前来针灸科就诊。

查:精神困倦,面色少华,脊引胁疼,脊椎中段棘突较明显并压疼明显,状似竹节,背屈则舒,不得仰伸,疼不入寐,四肢无殊,头晕纳差,渴不欲饮,大便欠畅,小溲清频,家族无此病史,舌绛,少苔,脉象细紧。

实验室检查:血红蛋白8.6g,血象正常,血沉46mm/h,类风湿因子试验阳性,抗链球菌溶血素"O"滴定500单位以内,尿蛋白沉渣及糖均阴性。体温正常,胸透:心肺正常,胸椎 X 片示:第6～11 胸椎小关节面模糊,椎体骨质略疏松,但无骨质破坏,X 线诊断:类风湿脊椎炎。根据脉症,诊为骨痹。

治以培本固元、扶脾益肾、益气养血为主法,乃取脾俞(双)、肾俞(双)、膈俞(双)、京门(双)、章门(双)、三阴交(双)、大椎、气海(均行补法)、人中、委中(行平补平泻),均留针 15 分钟,每次4～5 穴,轮番选取,隔日 1 次。并嘱进行伸腰、挺胸之锻炼及木板床仰卧。

采用上述经穴,经治 2 月余,诸症悉减,精神转佳,督脉循脊疼渐瘥,脊背略能伸展,夜寐渐安,纳增渴解,二便正常,血沉32mm/h,舌略绛,苔薄,脉细,治以原法加穴续进,直取骨痹。处方:前穴(承原法),双大杼(补法),第 5～12 胸椎夹脊(短刺合傍针刺法,如针第 6 夹脊时,针刺直入第 6 夹脊的一定深度,得气后行补法,针尖渐退至天部,然后斜向第 7、8 胸椎夹脊方向刺,补法留针;复在第 8 胸椎夹脊直刺并留针,余同此),双飞扬、后溪(均平补平泻),每次轮取 4～6 穴,均留针 15 分钟,隔日 1 次。

经上述穴法治疗 3 月余,诸症已去大半,面色红润,头晕已止,纳佳寐安,脊背强痛显减,竹节之状渐平,腰背得能伸展,血红蛋白10.2g,血沉 24mm/h,舌淡红,苔薄润,脉缓,治宜温阳培本,尽取骨痹,予针灸并施,处方:双大杼、肾俞、膈俞、大椎、气海、灵台、至阳、神道、胸 8 椎下、筋缩、中枢、脊中,针灸交替进行,每次5～6 穴,隔日 1 次。治疗两个月余,脊痛已止,腰背伸展较利,僵偻之势大减,血沉 10mm/h,类风湿因子试验阴性,恢复工作十余年,疗效稳定。

按:本例为类风湿脊椎炎,其证因系脾肾阴阳两亏,气血不足,复因三邪羁留督脉为患之疾,故当溯本穷源,初以培本补元。膈俞为血之会穴,血病可取,补元以益血兼通血络,因不通则痛,通则不痛;脾俞、章门为足太阴脾经之俞募穴,乃脾之经气输注汇集之所,补之以健运脾气,扶持后天之本,壮其生化之源,得使增益气血;肾主骨,肾虚则所失司主,致骨有病损,肾俞、京门为足少阴肾之俞募穴,补之以使衰微之肾阴、肾阳,得能充振,可复其所司,以治骨痹;委中为足太阳膀胱经所入之合,《灵枢·杂病》云:"腰脊强,取足太阳腘中血络",佐以宣痹通络;人中为手足阳明、督脉之会,以通调督脉经气,俾利脊强伛偻;大椎为手足三阳、督脉之会,补元以壮阳扶元兼调督脉之痹闭;气海为肓之源,男子生气之海,气为血之帅,元气得盈则利生血,补之以增益元气;三阴交为足太阴、厥阴、少阴三经之会,阴虚者补之,以育阴生津,益其三阴之不足。经此固本培元法之治疗,乃使其本元有所充复,阴阳俱虚之候渐解,证趋转机。因而在续治过程中,改予标本兼治之法,于原方加穴再进。大杼为骨之会,骨病可取,补之以壮复骨质,兼通利关节;华佗夹脊历为补虚扶元之穴,今取第5~12夹脊,既可补虚顾本,又为脊骨病患及其毗邻所在,故宜短刺法补元,并兼傍针刺之法,以疏利督脉脊骨,直捣骨痹之巢;后溪为八脉交会穴之一,与督脉相通,取之以疗督脉拘急挛痛;飞扬为足太阳膀胱经之络穴,其处络肾,盖因肾虚而脊骨为痹,取之以沟通其表里,以促肾虚之复而疗脊骨痹阻。经此标本兼顾之治,阴虚已复,元阳较振,血气渐充,诸恙悉瘥。

王某,男,38岁,工人。于1962年12月初诊。

自诉:于1959年起双膝关节肿疼,渐次加重,不会伸屈,不能站立,就治于各医院均诊断:类风湿关节炎。经用中西医药,针灸均属罔效,前来就诊。

查:双膝肿大,皮色如故,膝屈曲成90°角,关节僵硬,挛急,不得稍微屈伸,双腿肌肉萎缩,状似鹤膝,面色淡苍,胃纳尚可,二便通调,畏寒肢厥,舌胖质淡,苔薄白,脉象虚细。

X线膝关节摄片:双膝骨质均呈疏松改变,未见骨质破坏,X线诊断:类风湿关节炎。实验室检查:类风湿因子试验阳性。血沉:26mm/h,血红蛋白7.8g,抗链球菌溶血素"O"滴定在正常范围,胸透:心肺正常。根据脉症,诊为骨痹。

治以益肾养血,温阳散寒,通利骨节,展筋剔络,针取双大杼、肾俞、膈俞、血海、命门、气海(均补法,留针 15 分钟),双委中、鹤顶、梁丘、阳关、曲泉、膝眼、阳陵泉、阴陵泉(均行短刺法,阳关与曲泉、内外膝眼,阴、阳陵泉皆互透;兼行傍针刺法,如曲泉短刺时,在委中或髌正直刺并留针,余类此),每周 2、3 次,每次轮取 4~5 穴。

经上述穴法治疗 3 个月后,略有起色,双膝肿大、拘急见减。舌淡、苔白、脉较细,乃予上穴以针灸并施,再经治疗 6 个月,双膝肿大显减,关节已能伸展,屈曲,惟尚受限自如,肌肉渐复,舌淡红,苔薄白,脉缓,复宗原法续进。先后经治 11 个月,双膝伸屈自如,步履如常。实验室检查:类风湿因子试验阴性,血沉:6mm/h,血红蛋白 9.8g,双膝 X 线摄片:正常。长期观察未犯。

按:本例为肾阳不振,血气两亏,阳虚阴盛之候,乃寒湿深伏,血脉阻滞,如《圣济总录》所云:人之气血,寒则脉凝泣。因脉凝而不濡养筋骨,旷日一久,致骨肿筋挛,皮色不变的阴盛虚寒之证。"虚则补之"、"寒则温之"、"寒则留之",故其穴法悉行补之,温之和留针之。补肾俞,俾复壮肾阳以治其本,兼大杼补之,以利其骨,前者为主,后者为使,两者齐下,复骨通节展筋,可相得益彰;命门为元阳真火之所在,因其命门阳微火衰,故证现火不制水,阴盛阳虚之候,今补益命门则其元阳真火得以复壮,其水得制,阴霾寒凝自可消融,其骨节当趋通利;补气海、膈俞、血海,以补气益血,活血通络。以上皆系扶元培本之法,乃宗"缓则治其本"之意。《资生经》云:"曲泉、梁丘、阳关主筋挛,膝不得屈伸,不可行",故取之;阳陵泉为筋之会穴,再兼委中、鹤顶、膝眼及阴陵泉等膝周诸穴,施以短刺合傍刺法,深内而互透其穴,以通其隧道之闭,复合艾之灸治,以温阳、散驱阴寒,舒筋宣络,展利骨节,直至骨痹病所,此治标也。经此标本兼顾之治而病愈。

赵某,女,29 岁,农民。于 1976 年 4 月就诊。

自诉:于一年前分娩满月,遭阵雨淋湿,随即发热,四肢关节肿痛,个人生活亦难以自理。服用激素及类激素日久致胃疼而停用。一年来就治于各医院,经检查、化验,诊断为类风湿关节炎。中西药及针灸皆乏效。故前来就诊。

查:面㿠无华,双肘、腕、指、膝、踝及跖趾关节均肿疼,按之灼热,游移不定,指呈梭状,四肢肌肉萎缩,终日呻吟不绝,纳差口干,大便艰涩,经水违期,数月一行,量少色深,舌赤,苔白腻,脉象虚洪而数。体温 37.8℃,实验室检查:类风湿因子试验阳性,血沉 81mm/h,抗链球菌溶血素"O"滴定 500 单位以内,血红蛋白8g。X线胸透:心肺正常。心电图正常。腕指关节 X 线摄片:无明显病变。根据脉症,诊为骨痹。

治以疏风清热,养血宣痹。针取双膈俞(先泻后补,留针),双脾俞、三阴交(补法,留针),大椎、风府、双阳辅(均泻法,不留针),每次 4~5 穴,轮番选取,隔日 1 次。

上方经治 1 个月,风热趋平,诸恙悉减,体温正常,游症已止,病变关节红肿渐退,伸展稍利,胃纳有增,口干亦解,大便通顺,月事已行,量有所增,色深见减,血沉 39mm/h,舌微红,苔薄腻,脉弦,前法已效,治宜原方加减,予养血运脾,宣痹通络,以取骨痹。乃针双膈俞、脾俞、肾俞、足三里、三阴交(均补法,留针),双曲池、阳溪、合谷、丘墟,达邪于表;《素问·骨空论》云:"风从外入……治在风府,调其阴阳,不足则补,有余则泻",故风府为治风要穴,此例因风邪深踞,乃历节游疼,其证有余,泻之以疏风达邪;阳辅一穴,历为风痹必取,《针灸甲乙经》云:"诸节疼上下无常,寒热,阳辅主之",故泻之以疏风泄热清痹;膈俞凡血病悉取,因其血虚有热,所以行先泻后补之法,先泻之以清血热,后补之则以养血,合则以达养血清热之目的;脾为后天之本,其证脾气不振,补脾俞以运脾建中,使谷物精微输布肢节百骸,利于痹之转机;因其风热内扰,煎熬津液,而致阴阳失衡,证见阳盛热炽和肝、脾、肾阴不足之候,三阴交为肝、脾、肾三经之会,补之以滋养其三阴之虚,而潜其浮越之阳,阴平则阳秘矣。经此方穴施治于诊疗之初,风热渐清,病已转机,诸症减瘥,四诊合参,转为培本宣痹并进之,膝眼、太冲、八邪、八风、太白、指骨空(均行短刺法,留针),每次 5~6

87

穴,轮番取用,隔日 1 次。

上方穴经治疗 4 月余,血沉 12mm/h,类风湿因子试验阴性,诸恙均解,各关节肿疼消失,活动自如,恢复健康,参加劳动,迄今无异。

按:此例为产后气血俱虚,腠理空疏,卫阳不固,风寒湿三邪乘虚而入侵袭骨节,三邪久恋不解,郁而化热,风热互结,耗津燔液,使骨痹日甚,为火浮水涸之候。就标本而论,其风热为标,血气不足为本。循"急则治其标"之意,其风热之邪为急,但其血气两亏之本当需佐顾。故予攻补兼施,以达邪为主,顾本为辅之法。法以疏风清热宣痹,佐兼养血运中。大椎位于督脉,为手足三阳及督脉之会,统摄诸经之阳,泻之以清诸经之邪热;脾俞、足三里,补之以扶脾健运,补膈俞以养血通络;肾俞补之以益肾利骨;三阴交补之以滋阴养血调经,此为固本扶元之举。宣通骨痹为治其标,取病变关节局部及邻近之穴,以短刺透穴合傍针刺法,直取骨痹,终以得愈。

❦ 过膝风(众痹型)❧

李全治

彭某,男,40 岁。

自诉:因于暴风雨中抢修水道着凉,突然左膝剧烈肿痛。至其家出诊时,见其左膝红肿热痛拒按。

查:舌湿滑无苔,左手脉沉紧。问知曾有卧湿地涉冷水史,但没得过腿痛。初诊印象"痛痹"。

针取左膝眼、阳陵泉行泻法,以祛寒镇痛;配左曲池、合谷行补法,以活血散邪。针后约 1 小时其肿痛全消。次日又请出诊,却见其右膝肿痛而左膝无恙。初尚以为记错左右侧,复诊其气口脉,仍是左侧沉紧。再用上方取右膝眼、阳陵泉,仍配左曲池、合谷,针效如前。为了验证其下次再变,于右阳陵泉穴上画一"+"字做标记。第 3 日果又请诊,此次肿痛竟又移于左膝,标"+"字的右膝反无事。诊其脉左手沉紧。再用上方两侧同取,1 小时后其痛虽止而肿消甚慢。第 4 日不请亦至,其肿痛果然又转右膝。此次方确诊为:"众痹型过膝风"。因其气口脉始终左侧沉紧,乃据"治病必求其本"的原则,确定不管病情如何改变,每日皆用上方取刺左侧腧穴。其间虽仍见右膝交替肿痛也暂且不管,仍针左侧不改。至第 7 日两膝均不再见肿痛,其左手脉象亦转见和缓。前后共针 7 次而痊愈。

按: 典型"众痹",临床并不多见,实践中抓住其变化规律,处理符合原则,故可获得理想疗效。经对照《灵枢·周痹》:"黄帝曰:愿闻众痹。岐伯对曰:此各在其处,更发更止,更居更起,以右应左,以左应右,非能周也,更发更休也。黄帝曰:善。刺之奈何?岐伯对曰:刺此者,痛虽已止,必刺其处,勿令复起",方知古人对此早有成熟经验。

历节风(红斑性肢痛)(一)

陈克勤

强某,男,24 岁,1977 年 5 月 18 日初诊。

自诉:左手无名指中节红肿灼痛 1 个月余,其症起因不明突然发生。其疼痛呈烧灼样、跳动性,尤以夜间或放入热水中更甚。患手于夜间不能放入被内,常需外露方觉舒适。经某医院曾查血常规、血沉等均正常,服水杨酸类 1 周无效而来就诊。

查:左手无名指中节明显发红、肿胀,触之灼热而痛,伸屈困难,活动不灵。

治取左侧外关、中渚。中度刺激,得气后留针 15 分钟,每日 1 次。首次留针过程中,即觉关节疼痛减轻,活动较前灵活。共治疗 7 次肿痛消失,关节活动自如而愈。7 月 16 日信访,回信告知一切如常,无任何不适。

按: 本病以西医学理论而言,系自主神经功能障碍造成的肢体末端血管扩张之疾。依患者临症特点,与《圣济总录》:"历节风者,由气血虚弱,由风寒所侵,气血凝涩,不得流通关节,诸筋无以滋养,真邪相搏,所历之节,悉皆疼痛或昼静夜发,痛彻骨髓,谓之历节风也"之论述颇相近似。

无名指关节红肿灼痛,按部分经辨证,当与手少阳三焦经:"起于小指次指之端,上出两指之间,循手表腕,出臂外两骨之间,上贯肘……是主气所生病者……肩臑肘臂外皆痛,小指次指不用"有关。故本经输穴——中渚,络穴——外关,当即取效。可见针刺可以通经络、活气血,对血管之舒缩功能障碍具有明显的调整作用,否则,疼痛焉能得除乎。

历节风(二)

李全治

马某,男,30岁。

自诉:因干活汗出受凉,傍晚感右脚中趾麻木,麻至脚面变成肿疼,伴有脊冷,好似感冒。至夜其肿痛延至膝胯及腰,由一侧发展为两侧,全身游走不定痛如犬咬,前胸多黄黏汗。20多天肌肤不敢触物,稍触之便疼痛彻心,即不动全身也窜痛不止。

查:形羸节肿,身白汗黄,唇淡舌湿,苔白腻有纵裂,目炯有神,语音低微,号痛若惊,有强烈汗臭气息,脉沉细而弱,尺肤黏滑而清冷。诊脉时,腕部肿而应指,剧呼"疼、疼"。问知原有胃病。现饮食不好,渴不欲饮,溺赤便难,诊断印象"历节风"。

针取右环跳穴先补后泻,以疏风利湿;配左曲池、合谷穴行补法,以助气驱邪。针后其肿痛逐渐减缓。3日后复诊。主诉:针后次日除两膝外,其他部位均不再见肿痛,黏汗当日即止,现大便已行,小便已调,口和食进,亦愿饮水,转侧已很随便,惟觉全身疲乏。诊时,见其面白唇黄,目有神,表情怡然。舌苔薄白,脉象缓弱。奇咳术检查亦不再见触痛,在两足三里穴查到明显压痛点。乃针两足三里穴先泻后补,以清其余邪益其正气;再配左曲池穴行补法以益其功。又3日后复诊,痊愈,惟体弱未复,乃建议饮食调养。

按： 经对照《金匮要略》"寸口脉沉而弱……汗出入水中。如水伤心，历节黄汗出，故曰历节"条，其脉症基本相符，不过其病因，此为"汗出当风受凉"，彼为"汗出入水中"有所区分而已。总之，其所以获效，关键就在于辨证施治。

腰痛（腰椎肥大症）（一）

广东省东莞县中医院　邓敬参

陈某，男性，50岁，莞城搬运站工人。

自诉：腰痛数月，俯仰艰难，不能工作，经中西医治疗未效，后在县某医院 X 光照片检查，确诊为第 2、3、4 腰椎肥大，及第 5 腰椎骶化。转来我科治疗。此时腰部强直酸痛不能俯仰。

查：脉象细软无力，舌质淡，苔薄白。

针取命门、腰阳关、第 3 和第 5 腰椎下、肾俞（或大肠俞，双）、委中（双），用补法，得气后，腰部各穴接上"6.26"电疗机，电流输出强度以能忍受为度，留针 25 分钟左右，出针后隔姜灸命门、腰阳关及第 3、5 腰椎下，灸至皮肤潮红湿润，每天针灸 1 次（逢星期日休息）。并配合中药：苁蓉、熟地、黄精、核桃肉、枸杞子、党参、杜仲、茯苓、山甲珠、土鳖、豨莶草、宽筋藤、补骨脂、续断、狗脊之属加减化裁，每天 1 服。治疗 120 多天，腰痛缓解，尚感疲惫，即停止隔姜灸，改在肾俞（或大肠俞，双）加拔火罐，其余针刺电疗与中药施治如前法，如是再治疗 30 余天，一切症状消失，俯仰自如，体力与行动一如平时，并再经县某医院 X 光复查，第 2、3、4 腰椎肥大和第 5 腰椎骶化的病灶均完全消失，恢复正常。观察至今，已历 2 年，全无复发，工作如常。

谢某，男，25 岁。东莞县太平船队船员。

自诉：初感腰部酸痛，俯仰困难，在某医院 X 光检查，诊断为第 2 骶椎隐性破裂。经中西医治疗半年，效果不显，腰部且疼痛强直,后来我科治疗,此时病容憔悴,腰强痛不能俯仰,第4腰椎亦略呈肿大。

查:脉象沉细,舌淡无苔。

针取腰阳关、腰俞、上髎(双)、次髎(双)、委中(双)。得气后用补法,并于腰部各穴导以针灸治疗机,电流输出强度以能忍受为度,留针25分钟左右,出针后,隔姜灸腰阳关、腰俞、上髎(双)、次髎(双),灸至皮肤红润。每天针灸1次(逢星期日休息)。并投以中药:补骨脂、肉苁蓉、黄精、熟地、黄芪、党参、枸杞子、骨碎补、续断、杜仲、菟丝子、核桃肉、豨莶草、鸡血藤胶(烊化和服)、桑寄生之属加减,每天1剂。治疗一段时期,腰痛缓解,只有重困的感觉,此时不须隔姜灸,改在肾俞(双)加拔火罐,其余针刺电疗与中药俱如前法,如是治疗190多天,疼痛酸困完全消失,俯仰如常,第4腰椎亦无肿大的现象,再往原某医院要求X光复查,结果第2骶椎隐性裂已愈合,也无腰椎肥大的迹象。观察22个月无复发,工作如常。

按:患"腰椎肥大"症的患者,常感腰部酸痛强直,或不能俯仰,行动艰难,甚至夜睡不宁,不能自转侧,亦有压迫下肢酸痹疼痛者,往往缠绵数年,屡医无效,精神憔悴,食欲减退,患部椎体或棘突、横突有一些肿实之状,脉象多沉微或沉细。

根据中医的经络学说,脊椎属督脉,为诸阳之会,腰两侧属足太阳为寒水之经。与足少阴肾经相表里。此病之成因,主要是督脉之阳气不振,足太阳经内寒凝郁,肾火衰微,而外界之风寒湿邪,乘虚内袭,"至虚之处便是客邪之所"。因而胶着于腰部,凝阻经气,不通则痛,邪结瘀凝,腰椎从而肥大。《素问·脉要精微论》云:"腰者肾之府,转摇不能,肾将惫矣"。盖肾主骨而腰乃肾之府,由此可以想见"腰椎肥大"与肾阳虚的关系至为密切。

治疗大法以针灸督脉和足太阳经的有关穴位,温补元阳,宣通经络,祛寒除湿,消瘀散结为主。并配合中药酌采补肾温阳,益气行血,通络散瘀,坚骨舒筋之品,相辅施治,笔者应用此法治疗本病数10例,只要坚持一段时间的治疗,均可收到较满意的效果。

腰痛（二）

王其祥

王某，男，68岁。于1980年12月21日初诊。

自诉：少年从军，长途跋涉，餐风露宿，习以为常。年过四旬常有腰痛。1956年罹肾结石症；1964年罹中风症，但此二症均早治愈。1977年冬因腰痛经某院拍片检查，诊为第2～5腰椎骨质增生。今冬遇寒腰痛又发，腰脊疼痛，两腿酸软，内侧发凉，心悸气短，纳食亦差。现已卧床月余，身体翻动均需人助，每因翻动时心悸汗出，倍感痛苦。曾经药物、针灸、按摩等治疗月余效果不显。

查：容颜憔悴，面色黯黑，形寒畏冷，舌淡苔白，脉沉细。诊为肾虚腰痛（肾阴虚兼肝气不足）。

治以温补肾阳，疏肝活络。针取肾俞、复溜，用烧山火手法，留针15分钟，每5分钟行震颤手法1次，并在肾俞穴拔火罐，留针5分钟。

二诊（12月23日）：治后当晚腰痛减轻，双腿酸软亦有所减，次日即能坐起，并可下床小溲。乃针取精宫、左蠡沟、右曲泉。烧山火手法，留针15分钟，出针后在肝俞、肾俞二穴拔火罐，留罐5分钟。

三诊（12月25日）：腰痛腿软，心悸汗出诸证皆轻，已能出入户外。针取肾俞、左交信、右阴陵泉。手法、行针、留针时间同上。拔火罐取命门、腰阳关，留罐5分钟。

四诊（12月27日）：腰痛腿软，心悸汗出诸证大有减轻，纳食亦增，精神见佳，于今日乘车来诊。查面黄有华，舌淡苔白，脉象和缓。针取中脘、天枢、左足三里、右三阴交。行烧山火手法，留针15分钟，中间行震颤手法1次。中脘、天枢二穴兼拔火罐，留罐5分钟。

半月后来院告知，腰痛腿软已获痊愈。1982年随访，患者高兴地说："腰痛腿软等证治愈后，虽经两个寒冬仍未复发，至今健康一如常人。"

按：患者少年从军，长途跋涉，餐风露宿，寒风内侵易有是疾。况且今已年近古稀，罹此重症腰痛。证见面色黯黑，腰脊疼痛，两腿酸软，内侧发凉，心悸汗出等症。究其根源主因久受寒湿之邪，肾府受损，肾气虚，肾阳不足之故。次因寒湿内侵，肝木受损，木失条达，脉络受阻，筋失其养所致病。治疗结合经脉是动、所生病的证候反应，对照患者之证见，乃属《灵枢·经脉》肾经是动病的"面如漆柴……心如悬若饥状，气不足则善恐，心惕惕如人将捕之，是为骨厥。"所生病的"脊股内后廉痛……"以及论肝经是动病的："腰痛不可以俯仰……"鉴于患者上诉诸证，乃属肾阳虚，兼见肝郁之兆。故治首以温补肾阳，辅以疏肝活络。初取双肾俞施温补手法，既解腰部寒凉疼痛之苦而治其标，又能助肾阳之生化而治其本；配肾经复溜，施以补法以止汗助其经气旺盛，减少肾阳的耗损；复溜属金，是肾经母穴，"虚则补其母"，更能有助于肾阳之化生。

二诊取肝经之合穴曲泉，此穴为肝经合水穴，是肝经之母穴，配肝经络穴蠡沟，施以补法既济肝木之不足以健筋骨，又助肝气由里达表，使肝木条达，利于活络；兼取腰部精宫穴补之，以济肝肾之不足。四诊鉴于腰痛缓解，诸症减轻，故取刺中脘。胃为后天之本，中脘为胃之募穴，又系腑之会，针此既济胃气，又和六腑增进纳食；佐以胃经合土穴足三里，脾经三阴交二穴，以收助脾胃健运而化湿，调理三阴经气之功；再配以胃经天枢穴，天枢又是大肠的募穴，针之更有助于胃肠化纳之功；况天枢穴又与背部肾俞穴相对，刺此穴亦属《灵枢》"偶刺"之法，故刺天枢可收兼益肾阳之效。

《腿屈奇痛》

邵经明

李某，男，24岁，工人。于1978年12月20日初诊。

自诉:左膝屈不能伸,动则痛如刀割已22天。在20多天前的一天晚上,外出救火,登梯上高,下来后,左腿剧痛、屈不能伸,稍一伸动,痛如刀割,经当地医院医治无效,于12月6日来郑州。经某医学院诊为"炎症",注射青霉素、链霉素,口服螺旋霉素,连续治疗6天病情不见好转。至十八日晚上,突然四肢抽搐,昏不知人,经抢救苏醒,抽搐停止,但腿痛如前。次日又前去骨科诊治,诊为:左髋慢性炎症。处理意见:①候床入院抗生素治疗;②患肢牵引矫正畸形,防止软组织挛缩;③必要时抽脓。在候床待入院时,前来我院要求针治。

查:患者精神异常紧张,思想顾虑很大。诊其脉象,望其舌苔,问其饮食,一般情况均无特殊异常。腿部触按,无固定压痛,一直喊叫疼痛难忍,左腿屈不能伸,生活不能自理。

据检查并没有发现病理象征。当考虑该患者有情志抑郁,乃精神因素所致,非炎症性病变和其他外伤性损伤所致。因此,在针刺前给以暗示,指出此病针刺后,痛即可止,腿即能伸。使其解除顾虑,接受治疗,去掉怕针心理。当即采用强刺激大椎、环跳、阳陵泉,留针20分钟,中间行针3次。起针后令其自行起床、穿鞋、站起、行走,疼痛完全消失,腿也能伸屈自如。复令其休息半小时后恢复,行走如常,观察数日,痛无反复,痊愈回里。

按:本病例由于救火登高,当时左下肢受到扭伤,由于患者精神过于紧张,顾虑很大,导致情志抑郁,因而引起腿屈奇痛,而不能伸。经多方面治疗无效,在抗生素治疗过程中又发生抽搐,神志不清,以此说明此病为功能性,非器质性病变。在经骨科检查后,又诊断为慢性炎症,候床入院采用相应措施治疗。上述诊断均为现象所惑,未诊断出其本质。

在针灸治疗时,首先解除其思想顾虑和精神紧张,即采用强刺激大椎,意在调整大脑皮层,使兴奋得到抑制:针环跳、阳陵泉则可舒筋活络,3穴同用可达抑制兴奋、通经活络、消除疼痛的目的。

从本例得到的经验教训是,凡对某一病的诊断要细心,进行全面观察和分析,通过现象识其本质,治疗才能达到预期的目的。

沿肝经经脉抽痛

陈作霖

印某,女,51岁,门诊号:外79~3~99。于1979年11月1日就诊。

自诉:半年多来睡后两足背(第1、2足趾间)抽痛,沿足厥阴肝经的分布上行,连及乳下,每晚发作2~3次,影响睡眠。

查:舌边有瘀斑,苔薄黄,脉弦细。拟为肝经血瘀。

针取太冲、期门、阳陵泉。针2次后抽痛减轻,每晚仅发1次。4次后症状消失,已无不适。

按:本例症属肝经血瘀,在临床上较为少见。肝主疏泄,性喜条达。今肝气郁滞,失于疏泄,气血运行因之不畅;肝脉失于滋养,故沿肝经经脉抽痛。针太冲、期门以疏通肝经之血瘀;肝主筋,取筋会阳陵泉以舒筋止痛,阳陵泉又为胆经之合穴,与肝相为表里,能助肝疏泄之功。肝气疏泄,血瘀既祛,气血运行得畅,筋脉得养,故抽痛得除。

尾骨端疼痛

浙江省宁波市第一医院针灸科　陆瀛文

谢某,女,35岁,庄桥五金厂工人。

自诉:1967年初产时用产钳产下,产后尾骨端疼痛,住院月余未愈,经过X线拍片,提示为尾骶骨分裂。出院后在家休养卧床半年一直未愈。后由妇产科转来会诊,1967年12月6日用艾炷灸7壮,灸后疼痛完全消失。

陈某,女,27岁,宁波锉刀厂工人。于1973年1月13日初诊。

自诉:产后(第 2 胎)尾骨端疼痛,尤以坐后站立时更为显著,已两个多月了。经我们灸治 7 壮,一次痊愈。

林某,女,50 岁,宁波线厂工人。于 1975 年 4 月 12 日初诊。
自诉:尾骨端疼痛已数月,原因不明,经灸 7 壮后疼痛消失,后因灸疤擦破出水,调换敷料数天而愈。

周某,男,38 岁,宁波渔轮厂工人。于 1975 年 3 月 8 日初诊。
自诉:一日前因不慎坐跌受伤,尾骨端疼痛,经灸治 5 壮,一次而愈。

按: 尾骨端疼痛多由产后引起,也有因坐跌外伤所致。症状为尾骨端疼痛,行走时不痛,坐下去就痛,坐久站起来其痛更甚。严重的患者卧床不能工作。检查局部无红肿炎症,但压痛明显。尾骨端部位,接近肛门,按经络路线属督脉长强穴,现在疼痛不在长强穴中,而在尾骶骨端,按局部有病必须以局部痛穴为主的原则,灸治部位乃取骨端压痛点上。操作过程:患者双膝跪伏,臀部翘起,头部俯下,局部酒精消毒,用(半粒枣核大)艾炷直接灸 7 壮,灸后涂以红汞,覆盖消毒纱布一小块,胶布固定,以防摩擦感染。这个部位,在行走坐动时最易挤破灸疤出水,关系一般不大,只要每天调换敷料,几天以后,就会痊愈。经过一次灸后,患者当场坐动疼痛消失,疗效如此迅速,诚出意料之外,以后每遇此症,即用艾炷灸则一次成功。多数患者经追踪访问,都回答灸后没有痛过,痛已根除了。

艾绒具有温经散寒,回阳止痛,暖子宫安胎,止崩漏下血的作用。大凡体虚寒滞的隐痛,或气血凝结的疼痛,或外受挫伤疼痛,经久不愈,局部无炎症者,均可用艾灸治之,散寒止痛,疗效显著。但必须是因寒所致的疾病,属阳虚畏寒的体质。过去我们治疗妇女痛经灸气海,胎位不正灸至阴,功能性子宫出血灸隐白,腓肠肌痉挛灸承山,心动过速灸足三里,心动过缓灸气海,因气血不足、低血压所致的头晕灸百会,支气管哮喘灸天突、膻中,网球肘灸肘骨端压痛点,腱鞘炎灸腕部桡骨痛点,单纯性腹泻灸神阙,膝部半月板损伤、胸腰脊椎疼痛,均灸局部痛点,通过实践证明,都有不同程度的效果。

足跛症(腓肠肌麻痹)

郭明义

原某,女,22岁,于1975年7月10日初诊。

自诉:右脚下垂已1个多月。因拔谷子蹲之过久,疲劳过度而成。于当地卫生院治疗无效,乃到县医院治疗半个月,后经医大神经科诊为"腓肠肌麻痹",建议理疗、针灸治疗,故来我科诊疗。现仍右小腿麻木,外后侧知觉迟钝,足踝酸软无力,行走呈跛形,脚抬不起,拖来行动,足踝不能往上抬,只有下垂,走时足尖往内侧撇,足小趾及四趾麻木。

查:精神不振,营养欠佳,面色黄黯无泽。腱反射减弱,右下肢外后侧知觉迟钝,跟腱反射消失,肌肉松弛,比健侧细1cm,脉沉细。诊为:足跛症(足下垂,腓肠肌麻痹)。

治以补气通经,活血和营,取足太阳、足少阳、足阳明胃经穴位,用补手法。针取飞扬、阳陵泉、绝骨、解溪、丘墟、陷谷、下巨虚。经治10次为1个疗程,每日1次,针后加电针以兴奋经络为主。每疗程后停1周再进行第2疗程,结合艾条灸之。1个疗程后,感到右小腿有力,行走逐渐好转,嘱咐患者做足踝上抬功能练习,促使血液循环旺盛。连续治疗3个月,基本治愈,已恢复劳动。年底来院复查1次,未见复发,症状基本痊愈。

马某,男,57岁,干部。于1973年4月26日初诊。

自诉:原有左腿酸软无力已一年余,逐渐下肢走路困难,足踝抬不起来,经常头晕目眩,血压160/95~100mmHg,曾去医大一院内科检查为"高血压病"、"左腿腓肠肌麻痹症",建议理疗、针灸治疗,故来我科诊治。

现仍左腿酸软无力,行走不灵活,足踝下垂,不能上抬,肌肉松弛,持手杖呈跛行,兼有眩晕、头胀、寐少多梦等症。

查:精神不振,面色微赤,左下肢后外侧知觉迟钝,肌肉松弛,腱反射阳性,血压 160/95mmHg,胆固醇 265 单位,脉沉弦而细,舌质红白厚苔。诊为:足跛症(腓肠肌麻痹),眩晕症(阴虚阳亢)。

治以滋补肝肾,活血通络。针取:足三里、三阴交、太溪、丘墟、飞扬、足临泣。以平补平泻法,经针 1 个疗程后,自觉左腿有力,走路有进步,头晕减轻,以后隔日针 1 次,共针治半年而治愈,现已恢复工作。

李某,男,44 岁,干部。于 1976 年 5 月 10 日初诊。

自诉:右下肢肌肉萎缩已 3 个月,行走无力,活动受限,曾经服中西药及理疗未效,曾于市医院确诊为"足下垂,腓肠肌麻痹",介绍到我院进行医治。现仍右腿肌肉松弛萎缩,足踝无力下垂,活动受限,走路呈跛行,蹲下均受限制,纳呆,二便正常,睡眠尚佳。

查:精神抑郁,面色苍白,脉沉细,舌白苔,右下肢比健侧细 1.5cm,痛觉消失,足踝下垂,不能上抬,左右活动尚可。诊为:足跛症。

治以补气养血,通经活络。针取足阳明,太阳、少阳经穴,采用补法。足三里、解溪、阳陵泉、绝骨、丘墟、飞扬、昆仑。针后用电兴奋刺激,第 1 个疗程每日 1 次,10 次为 1 个疗程,后改为隔日 1 次,针与电兴奋分开使用。经针与电兴奋 1 个疗程后,症状有明显好转,右腿自觉有力,行走不费劲,继续针与电兴奋合治两个月而痊愈,现已工作,追访没有复发。

按:足跛症多属肝肾之疾,因肝藏血,主筋为罢极之本;肾藏精,主骨,为作强之官,精血充盛,则筋骨坚强,活动正常。如例 1 因蹲久过劳而伤于筋脉;例 2 系患阴虚阳亢之疾,因湿热灼伤筋脉,聚于络脉,气血凝滞而成。例 3 肌肉萎缩而伤于脾胃,脾有统血功能,四肢肌肉亦为脾所主,因脾虚而筋脉失养所致。各种原

99

因，精血亏损，精血则不能灌溉，血虚则不能营养，复因阴虚内热，灼液伤津，筋骨经脉因而失去濡养，关节不利而成。故治以滋补肝肾，通经活络，健脾利湿，活血和营等法。多取足太阳、足少阳、足阳明、足少阴等经穴位进行辨证治疗。以补法或平补平泻手法调正阴阳之平衡。飞扬为足太阳络穴，能疏通太阳与肾之经脉闭滞之气；阳陵泉为筋会穴，又是合穴，能调整筋脉功能；解溪能疏调阳明经的气血，利关节；足三里为足阳明的合穴，能调补气血，收健脾利湿之功；三阴交对肝脾肾三经能疏通气血，滋阴降逆；太溪为肾经原穴，能补益阴血；丘墟能利关节，清泄胆经之湿热；足临泣能清降风火之上逆，诸穴共用则健脾利湿，疏通经络，滋补肝肾，故可用于足跛、肌肉萎缩、下肢麻痹诸疾。

肩凝症（一）

广东中医学院针灸副教授　司徒铃

陈某，男，52岁，工人。于1977年8月16日初诊。

自诉：右肩痛已一年。去年8月，因在工厂过度用力工作后，右肩疼痛不已，每于夜静时痛剧，常觉颈肩不适，经多方医治未见好转而来诊。

查：右肩胛冈上部有明显压痛点，肩部外展、后伸动作均受限制，右肩外展约80°则痛，不能上举摸及头部，今年8月16日经本院X线照片检查，颈椎未见明显病变。舌质淡红，舌苔白，脉略弦。辨证为肩凝症（肩关节周围炎）。

治以通络逐痹，调畅气血。针取右肩阿是穴处三个阳性点、颈椎5～胸椎2夹脊穴处两个阳性点。用较强的刺激手法，挑刺上述穴、点，反复牵拉旋动，每隔一天进行挑刺1次，经针挑治疗3次后，肩痛已显著减退，肩臂功能活动亦大有进步，针挑治疗5次后症状已基本控制。停针1个月后随访，患者自述从8月16日至8月26日，经针挑治疗共6次之后，右肩痛已消失，肩臂功能活动已恢复正常，没有复发，而告临床治愈。

按：本病属经络痼痹的痛痹疾患，所以着重用病位局部邻近取穴法，于患侧肩胛区选取阿是穴为主，配选下颈部夹脊穴，用较强刺激手法挑刺，牵住皮下白色纤维组织，反复进行左右摇摆旋转牵拉动作，以触动所在部位的经络。挑完之后，还留有创口，创口存在着组织再生过程，在这一段时间里，留有一定的刺激作用，俾其有利于达成较持久的有效刺激量，这就可能具有类似针刺加艾炷灸综合治疗的作用。

肩凝症（二）

关吉多

吴某，男，成人，干部。于 1978 年 10 月 26 日初诊。

自诉：左侧肩臂疼痛 2 个月余。两月前开始发生左肩臂疼痛，经治疗未愈，昨日受凉而加重，肩关节功能活动受限，外展及抬举不便，甚则牵扯左项及背疼痛，其余正常。此属风寒之邪凝滞于手三阳之经脉，致使经筋受邪，活动功能受限所致。

治以祛风散寒，舒筋活络止痛。针取风池、肩三针、肩井（左侧针刺留针）、天宗（右侧火罐）。

二诊（10 月 23 日）：经上穴治疗后，症状有所减轻，仍本上方，加针左侧少海。

三诊（11 月 16 日）：经上方针治 2 个疗程（12 次）后，左肩臂及项疼痛完全消失，肩关节活动自如，外展抬举已不受限，其症痊愈，为巩固疗效嘱其再针治 1 个疗程。

按：此例肩周炎之病因为外感风寒之邪，其病位较广，累及手三阳经筋，所以治疗时除祛风散寒外，尚需疏通手三阳之筋脉。方中的风池、肩井疏散少阳之风寒，肩三针合用尚可疏利关节，散三阳经的寒邪，诸穴配合使风寒祛，经脉通而疼痛消失，经筋舒利则活动自如。

肩凝症（三）

关吉多

黄某,女,67岁,工人。于1979年6月2日初诊。

自诉:左肩部疼痛,活动受限13天。10天前患者开始身微发热,继感左肩疼痛,尤以肩胛冈至锁骨肩峰端为甚,痛时向臂部外缘放散至肘关节,夜间常因疼痛而醒,晨起稍活动及用手揉搓局部后疼痛减轻,右手不能抬举梳头,伴见乏力头晕,心慌心跳,纳呆。

查:左上肢外展抬举80°时则痛加剧,在肩髃穴处压痛明显,脉浮缓,舌质淡红,苔薄白。诊为肩关节周围炎,此为风寒侵袭经络,气血凝滞。

治以调气血,祛风寒,疏经活络,针取天宗(针后加灸)、肩髃、曲池、臑会(左留针)。

二诊(6月4日):针刺上穴后,诸症大减,夜寐已无痛醒现象,仍本上方治疗。

三诊(6月6日):经治5次后,疼痛基本消失,头晕乏力减轻,无心慌心跳,睡眠食欲正常,左上肢活动自如。

四诊(6月11日):患者自觉好转而自行停止治疗。

按: 此例肩凝症由于外感风寒所致,其外邪凝滞于手阳明与手太阳经脉,恶寒发热为太阳表证,察其疼痛最甚之处为手太阳小肠及阳明经脉所分布,由于患者年高体弱,气血不足,受风寒所扰后气血运行障碍,又兼阳明受邪,故出现头晕、纳呆、心慌心跳等症,其舌脉均是太阳表证之象,所以治疗以疏解风寒、通经活络为主。方中天宗疏解太阳之风寒而通经络,且用悬灸加强散寒通络之力,肩髃、曲池通阳明经络止痛,取少阳经之臑会在于疏经活络,因其为经脉所集结处,诸穴合用,使表解风寒散,经脉气血通畅而诸证消失。

肩凝症（四）

贺普仁

新感

王某,女,20岁,门诊418272号。

自诉:近十天来,右肩背疼痛,症状逐渐加剧,阴天痛甚,肩背沉重,后颈发硬作痛,兼有头痛,心烦,肢关节略作痛,手指发紧,睡眠欠佳,食纳尚可,大便干,小便正常。

查:苔薄白,脉象沉弦少力。此证系因素日喜用冷水洗手,寒湿侵入经络之中,溜于关节之处,阻滞气血运行不畅,而导致以上诸证。

治以祛寒湿,通经活络。针条口点刺,手法先补后泻,肩部火针。针1次后症状显著好转,7次而愈。

旧病

肖某,女,47岁,门诊457562号。

自诉:右上肢疼痛已4个月左右,阴天夜间则痛加剧,高举困难,右手拇食指有时胀痛,经某医院针灸、烤电症状未愈。食纳尚可,二便调,素日体健。

查:舌尖红,苔白略腻,脉象弦细。证系卫外不固,外受风寒之邪,侵入经络之中,阻滞气血运行不畅而致以上诸症。

治以祛风散寒,活血通络。针取条口点刺(针后疼痛大减),手法平补平泻。配穴:肩髃、臂臑、曲池、合谷。

二诊:又配用火针(阿是穴)刺痛点。

针3次后,症状显减,现仅感活动稍有不便。

久病

张某,男,45岁,门诊461082号。

自诉:右肩关节疼痛已十余年,时作时止,阴天则症状加剧,经中西医治疗症状未愈。现仍抬举困难,活动不便,肩部发凉,肘关节亦有时作痛不适,食纳可,二便调,眠安。

查:舌质红,苔薄白,脉象沉弦略数。证系素日体虚,又外感风寒湿之邪,侵入经络之中,阻滞气血运行不畅,导致不通则痛,而致上症。

治以补益气血,祛风散寒,通经活络。重点在于扶正。

针取膏肓横刺,用补法,肩关节局部火针(阿是穴)刺痛点。针后疼痛明显好转。

按: 肩凝症(肩关节周围炎)主要是卫气虚,卫外不固,复感风寒湿邪,阻滞气血经络不通而导致的一种疾患。故治应鼓舞正气,以散风寒湿邪,佐以通经活络之法。经验证明,条口加火针点刺(阿是穴)以及横刺膏肓为治愈此症的特效穴,临床一般都能收到预期的效果。我们认为本证不宜进行强烈的活动,否则会引起症状加重,有些晚期粘连较重的病例可配合轻度按摩,往往可加速治愈。

❀ 肩凝症(五) ❀

天津中医学院附属医院针灸科

苗某,女,46岁,教师。

自诉:夜眠时右肩暴露于被外,次日起床时自觉右肩疼痛。1个月后右肩疼痛加剧,活动范围逐渐缩小,夜间疼痛尤甚,影响睡眠,不能梳头。

查:右肩外形无异常,活动明显障碍,上臂前举仅达60°,后伸达30°,外展45°。

治以疏风通经为主法。针取肩髃、肩外陵、肩内陵、臂臑、条山。先于肩髃、肩外陵、肩内陵、臂臑用毫针刺1~2寸,施提插捻转泻法。条山刺2.5~3寸,提插捻转泻法,使麻胀感到达足部,同时令患者活动患肩,待痛止或疼痛减轻时出针。并用水针,以7011注射液,每次选2~3穴,每穴注射药液1~2ml。经治疗1

周后疼痛减轻,右肩上举可过头,已能自己勉强梳头,夜间能入睡。共治疗1个月疼痛消失。

按:此例患者因冬季睡眠,寒邪乘虚而入,侵袭肩部,气血被寒邪阻滞,闭而不通,发为痛痹不用,"不通则痛",故治疗以通经活血为主。肩髃、肩内陵、肩外陵、臂臑在肩关节附近,针刺后既可宣散局部之寒邪,又能达到通经活血的作用。条山穴即条口透承山,膀胱经脉"循肩髆内","从髆内左右,别下贯胛"。胃与膀胱经脉相会于鼻根,故条山具有通调肩胛局部之气血的作用。诸穴合用,可疏经气,利关节,而达治愈之目的。

肩　痛

陈全新

张某,男,45岁,技术员,门诊号5924。

自诉:2周前于野外作业,卧处潮湿,初感右肩微酸痛,继而出现伸屈不利,肩臂酸痛乏力日渐增剧,以静止及午夜时为甚,项背及同侧上肢间现阵发性刺痛,发病后神疲肢怠,食欲尚佳,腹间隐痛,大便溏,日1次,小便微浊,经内服及外敷药物效不显而来诊。

查:形胖而面色微晦,神情怠倦,右肩微肿,皮色不变,轻压痛,提臂、外旋、后弯均中度受限,苔薄白微腻,脉濡数。根据肩强痛,固着不移,局部皮色不变,并伴肢酸怠倦,腹痛便溏,病因为腠理空疏,卧处潮湿,为寒湿邪侵袭,痹阻气血不通而痛,病属寒湿痹,湿邪偏盛。

治以化湿通络,活血散寒为主。取手三阳经循经所遇之经穴为重点,随证配伍有关背俞,刺法用平补平泻,深刺久留,多灸。

一诊:取肩髃、肩贞、曲池、肩阿是穴隔姜灸7壮,针灸后再揉按肩井、合谷、臂臑。

二诊:右肩酸痛减,阵发性刺痛改善,夜睡较宁,胃纳尚佳,大便仍溏,小便淡浊,苔薄腻,脉濡缓。刺后经络气血稍疏通,惟湿象仍显,责在脾运失职,拟标本兼治,取行气血与温通脾运治法并进,刺肩前透肩后穴(距肩髃穴左右各 2 寸凹陷处)、足三里、合谷,艾条隔姜温灸脾俞、肝俞。嘱患者带灸条回家每日自行温灸足三里、脾俞、肝俞、肾俞及患肩周围,并配合右肩功能锻炼。

三诊:喜诉肩酸痛大减,静止及午夜阵痛间现,右臂提举可达160°,后旋可抵腰,食欲增进,腹痛明显改善,大便正常,小便淡黄。脾胃为后天之本,生化之源,脾阳得振则血行旺盛,寒湿可祛,肝得养则筋舒,故肩强痛得缓,上法合度,仍按前法取穴。

四诊:肩痛继续改善,运动受限不显,午夜疼痛消失,食欲佳,二便正常,苔薄润,脉缓。经脉气血通畅,寒湿之邪得祛,通则不痛,取曲池、肩髃,梅花针叩刺右肩周,以进一步旺盛患部经络气血。

五诊:患者精神愉快,诉经 4 次针灸后肩强痛尽失,近日虽阴雨亦无不适,胃纳常,诊见右肩肿胀消退,按之无痛,运动受限解除,苔薄润,脉缓,病势已去。为之再刺曲池、肩髎后停针,2 周后复诊。

在停针期间嘱仍自行温灸肩髃、曲池、肝俞、脾俞、肾俞、足三里等穴,并配合患肢功能锻炼,以巩固疗效。

复诊时患者精神愉快,容光焕发,右上肢上举、外展、后旋活动自如,诉近周连日参加一般劳动,亦无明显不适,食欲佳,肢怠腹痛若失,视其右肩肿胀消失,按之无痛,苔薄润,脉平,病已愈矣!

按:肩痛(肩周炎)是一种由于肩关节周围软组织和关节囊慢性炎症而引起的疾患。每当劳损,局部受寒,住处潮湿则易诱发。本病多发生于年老、体质较弱者,这和机体正气虚,卫气不固有直接关系,故有"邪之所凑,其气必虚"之说。

此例形虽胖而正气虚,加之劳累后防护不周,卧处潮湿,腠理空疏,为寒湿邪乘虚侵袭,著而成痹,由于湿邪偏盛,故证见患肩酸痛乏力,伸屈不利及肢酸怠倦,腹胀便溏,苔薄白腻,脉濡数等一派湿象。治以化湿散寒通络为主,针灸兼施,刺用平补平泻针法,取手三阳经循经所过邻近或局部的经穴,能直接疏通经络气血,肩部温灸并叩打梅花针,可旺盛患部血气而散寒化湿,灸脾俞、足三里可振奋脾阳,增强后天生化之源而化湿,灸肝俞可旺盛血行使筋得养,经络气血得通畅,卫外有权,寒湿邪无所依附,痹症则解,加之适当配合患处活动及按摩,能促使肩周功能恢复,采用标、本兼治与综合处理,故五诊而病除。

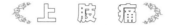

上 肢 痛

陈克勤

广某,男,35 岁。

自诉:右臂肘内后缘疼痛 3 天,痛如电击样,向下可放射至手指,向上可及腋下,病处感觉过敏。按其疼痛区域与尺神经分布相符,诊为尺神经痛。根据症候,此乃手少阴心经之病。拟针右侧少泽、神门、支正(表里相配),留针 10 分钟,间日 1 次,一次减轻,5 次痊愈。

杨某,女,40 岁。

自诉:右肩臂痛不可举,活动受限已约年余。曾在多处针灸阿是、肩髃、肩贞、曲池等穴 30 余次,效果不著,遂来就诊。右臂仅可外展 40°左右,若将肱部向前旋转,疼痛尤甚。肩胛冈上下,肩后有明显压痛,脉象沉细。诊断为肩凝症(肩关节周围炎)。针同侧少泽 1 穴,行针间其痛有减,臂可外展 60°,局部艾条温灸 30分钟,共治 3 次而愈。

按: 肩臂痛一症,手三阴三阳之 6 条经脉都可以引起。不是肩髃、肩贞、曲池、阿是等穴能解除所有病者之苦,必须分经认证,方能做到取穴少而疗效高。患者杨某病在肩胛冈上下,属于阳位,为手太阳小肠经所过之处,易受寒邪。寒袭经络,脉泣血凝而成痹,不通则痛,故针该经井穴——少泽,以通利其经,兼之局部艾灸,可使血流畅通,脉道滑利而达到通则不痛之效。

仿此,若肩臂之外前缘痛,针商阳;臂外缘,肩上痛,针关冲;肩臂内前缘痛,针少商;肩臂痛,举之难,受腋下所牵引者,针少冲;受胸胁牵引者,针中冲,或表里相配——肩臂之外前缘痛,针商阳为主,配刺少商……或配局部阿是穴或邻近穴等。如能辨证清楚,取穴准确,刺(手)法得当,确有立竿见影之效。作为一名针灸医生,不能只问某症,便针某穴,如是者,有失一个医生的职责。必须审证求因,辨经施刺,方可起到事半功倍的效果。

《食指抽痛》

刘冠军

刘某,13岁,男,学生,于1975年4月19日初诊。

自诉:右上肢沿食指向上抽痛已经3天。于4月14日患感冒发热,咳嗽咽痛,经治好转,17日夜晚,突感身冷,随即发生右上肢抽搐,疼痛,每抽时自觉右食指发凉,抽痛沿食指呈一带状直达颈部,痛连项背,兼有鼻塞、咽痛,经区卫生院诊断为痹症。内服汤药,抽痛不止。现每天抽痛2~4次,时间不定,每次抽痛时间大约持续5分钟左右,食指怕凉,患者为防止食指受凉,经常用左手握住食指,使其温暖,以防抽痛发作。3岁患过麻疹,得过淋巴结结核。

查:体格中等,肌肉不丰,面色淡白,颈不肿大,但右颈有枣核大结节两个,活动无压痛,咽部稍有充血,体温36.8℃,脉来沉弱无力,舌呈薄白苔,心肺无异常变化,腹平坦,肝脾未触及。右上肢皮肤常色,活动良好,外观无异常变化。

诊察中,患者突然叫痛,抽搐发作,出现右上肢向内侧弯曲,活动受限;询问患者告之抽痛从食指内侧开始,自觉食指发凉,所指抽痛处为沿第2掌骨,经合谷,达曲池,上肩髃,直达颈部天顶穴,并向后伸展到大椎穴处,自诉好像一条带子抽痛,经测量抽痛中心带,下宽(指肘—腕部)上窄,最宽处约为1.5cm,抽痛在肘部、肩部呈向四周扩散,范围约3cm左右。用指压检查,发现合谷、曲池、肩髃等穴均有明显压痛,大椎穴处亦有压痛,但不明显。当时用经络测定仪测定体表电阻,结果表明:商阳穴左为 $9\mu A$,右为 $4\mu A$;原穴合谷左为 $12\mu A$,右为 $7\mu A$,病侧痛点(曲池、肩髃)电阻均比健侧高 $3\sim6\mu A$,气血 $27\mu A$,发作全过程,均无直视、流涎等症。

根据抽痛始于食指,结合体虚、面白、脉弱,经络测定病侧电阻均低,特别是食指不能受凉,感寒即发抽痛的特点,认为是体虚,经气不足,外邪入侵大肠经脉所致虚证抽痛。

治取患侧合谷、曲池、肩髃 3 穴,用捻转法,针感性质为麻胀感,方向是向上伸展缓慢上行,直达颈部天顶穴,并向大椎穴处放散,针感所到处,抽痛完全停止,压痛消失,留针 15 分钟,加温针曲池而去。

次日再诊,自述针灸治疗后,抽痛即停止,没再发作,仅在夜间患肢有冷感,但没有抽痛。经络测定井穴:结果表明,商阳左为 9,右为 7,合谷左为 17,右为 15,3 穴痛点与病侧皮肤电阻差异不大。单针合谷,用捻转法,当用逆时针方向捻转时,针感沿大肠经,呈一带状,宽约 1cm,缓慢上行,直达大椎处,复在迎香接刺一针,发现针感延伸到颈部天顶,与大椎麻胀带仅差 3cm 即能相接。

三诊:针刺后抽痛完全停止,再不用左手握食指,食指着凉也不再发抽痛;经络测定,井穴左为 9,右为 9,原穴左 17,右为 16,左右皮肤电阻接近平衡,气血 $47\mu A$,抽痛治愈。

按:经络是气血运行的通路,气血通过经络的传递,运行于全身,内联于脏腑,外达于四肢百骸,营周不息,内外相贯,如环无端,正如《难经》所说:"经脉者,行血气,通阴阳,以荣于身者也。"经络这种联络,传导和运行输注的功能,完全依赖于气血的充养。所以说,血气是经络功能的基本动力,营血靠经络内注脏腑;卫气靠经脉的外达,以发挥"温分肉,充皮肤,肥腠理,司开阖"的作用,气血和谐,经络通畅,"则分肉解利,皮肤调柔,腠理致密"。假如,气血不足,经络失常,则卫外功能必然下降,遭致外邪的侵扰而发病。

　　本病例首患感冒,次即发生沿大肠经的抽痛,这表明了该患者素常体弱,经气虚损,因而表病及里。由于肺经支脉,从手腕侧列缺处,一直走向次指内侧,出于它的末端和大肠经相连,而大肠经脉,有段经络是向下进入缺盆,终联络于肺脏。本例患者先患感冒咳嗽,咽痛发热,足可证明先病在肺,次发食指怕冷,沿经抽痛,是因大肠经气不足,表邪借肺与大肠相表里的生理关系而内侵。同时大肠经气不足,据《灵枢》所述,必病沿经发冷,战栗而不容易回暖。本例患者,恰好食指怕冷,不能着凉,每每用手握护食指使其温暖,这同经文所述的发凉,不易回暖极其相似。另外患者抽痛及针刺感传的麻胀均缓慢沿经上行,这点也符合大肠经的经络现象,所不同处在于抽痛仅达颈部天顶穴附近,然后向大椎处伸展,不能上达面部鼻旁,这可能因颈部存在淋巴结结节的缘故,但健侧也不能上达面部鼻旁,这种情况,还有待今后进一步观察研究。

 手腕无力（桡神经麻痹）

长春中医学院针灸科讲师　纪青山

　　李某,男,32岁,司机。于1979年2月12日初诊。

　　自诉:右上肢发沉,手腕不能伸举已3天。3天前因饮酒过量而醉倒,身体压在右上肢上,酒醒后即感上肢发沉,腕关节、拇指和食指运动及感觉障碍,经医大神经科诊为右侧桡神经麻痹,投给维生素类药物治疗。现感右上肢无力发凉,腕关节不能伸,拇指食指不能举,感觉迟钝,不能持筷用餐。

　　查:发育正常,体质健壮。脉象沉弦,舌质淡苔黄。

　　治以理气活血,舒筋利节,温通经络之法。穴取肩髃、曲池、阳池、合谷、三间。均用补法,加用电针,每日1次,10次为1个疗程。经第1个疗程治疗后,即感患肢沉重感减轻,经过10个疗程针刺,病愈而又可开车。

按：该患者由于酒醉睡眠中，右上肢受压而损伤经络，气血不得运行，筋肉失其营养发为本病。在治疗上采用理气活血，温通经络之法。故取大肠经和阳跷脉上会穴肩髃，能理气疏筋，治疗上肢瘫；曲池是大肠经合穴，能行气和血，通经利节，能治疗上肢筋缓不用；阳池是三焦经之原穴，能调理三焦之气机，有疏利关节之效；合谷是大肠经原穴，有通经活络作用；三间为大肠经之俞穴，有舒筋利节作用。诸穴相配，能使气血得运，筋肉得养，关节得利，此病乃愈。

震颤（功能性失调）

郭明义

杨某，男，45 岁，摄影师。于 1974 年 11 月 12 日初诊。

自诉：去沈阳拍电影连续工作数天，过度疲劳，当时昏迷。苏醒后出现全身震颤，言语困难，经当地医院诊为"神经官能症"，给服镇静药物无效。回长春后经医大一院神经科诊断为"功能性失调"，治疗无效，全身震颤加剧，故来我科诊治。现全身性震颤，不能行走，手不能持物，眼球震动，视物不清，言语不流利、失眠、心悸、头昏、头痛、嗜卧、纳呆、大便正常，尿黄。

查：精神忧郁，颜面枯黄而无光泽，舌苔白腻，脉沉细弦。眼球如闪电式转动，卧时震颤稍缓解，坐或站立全身震颤加剧，自己控制不住，言语不流利。诊为震颤。

治以镇静安神，宁心息风之法。针取百会、安眠（双）、太阳（双）、印堂、巨阙、间使（双）、合谷（双）、大椎、风府、足三里（双）、阳陵泉（双）、三阴交（双）、太冲（双）。配合耳针：神门、心、肺、皮质下。体针以先补后泻（即阳中隐阴），留针 20～30 分钟，中间行针两次。每日 1 次，10 次为 1 个疗程，中间休息 1 周，在第 3 个疗程改为隔日 1 次，共治疗 3 个月而痊愈。现已参加工作未复发。

按：该患者因过度疲劳，素虚体弱，暗耗阴血使心神不宁，导致荣卫失调。筋脉约束失调而肝风扰动，使全身震颤不止。如

111

《内经》说："诸风掉眩，皆属于肝"。故以扶正祛邪法治之。取大椎为诸阳经之会穴，有强壮通经和络之功；配合肝俞、阳陵泉以和肝息风柔筋脉之效；百会为诸阳之会，有清脑安神之力，配合安眠更妙；足三里健脾强胃，升发脾阳而增强运化；合谷、太冲、风府有镇静息风之功；巨阙是心之募穴，间使宁心安神，配合三阴交有强壮三阴经的作用。

桡神经麻痹

辽宁中医学院附属医院针灸病房

刘某，男，35 岁，住院病历号：8196。1973 年 7 月 23 日入院。

自诉：右手不好使 5 天。5 天前将右臂搭于床边入睡，醒后发现右上肢麻木无力。经门诊诊为桡神经麻痹而收入院治疗。

查：右手垂腕，屈前臂时肱桡肌肌腹消失，手指不能伸直，拇指不能外展。

治取手三里、曲池、四渎、外关、合谷、八邪。每天 1 至 2 次，每次选用 2～3 穴，交替使用。于得气后通 6.26 电针机，通电 20 分钟，运用补法。经住院针刺 35 天，屈前臂肱桡肌肌腹重又出现，肉眼可见，以指压之无弹力，右手腕能背屈，手指能伸直，右手拇指能外展，背伸，但右臂无力，肌力恢复至 3 级而出院。

曹某，男，24 岁。住院病历号 9929，于 1974 年 2 月 9 日入院。

自诉：右手腕下垂 48 天。48 天前，由于饮酒过量，睡眠时右上肢压在身下，次日醒来发现右手腕不能伸，手指伸不直。经几个医院治疗，效果不显。来我院门诊治疗而收入院。

查：右上肢屈肘时，肱桡肌肌腹消失，右手在右上肢屈曲时手腕下垂，手指不能伸直，拇指不能外展，诊为桡神经麻痹。

治取外关、手五里、曲池、支沟，配肩髃、巨骨。每天 1 次，每次 2 穴，得气后运用补法，通电 20 分钟。佐用维生素 B_6、B_{12}、地巴唑等。于第 1 个月针刺侧重腕部，第 2 个月针刺侧重肩部，第 3 个月上臂、前臂同时针刺，并给以适量西药。住院 3 个月，出院时屈肘则可见肱桡肌肌腹，手腕能伸直，手指亦能伸能握，唯握力较弱。

张某，男，16 岁。住院病历号 9730。于 1974 年 1 月 14 日入院。

自诉：右手不好使。5 个月前右上肢压在身下睡眠，翌晨则感到手发麻，右手不好使，手指不能伸直。曾经用针灸、离子透入、维生素等治疗，手指虽能伸直，但不能伸腕。来我院门诊治疗，收住入院。

查：右侧肱桡肌屈肘时肌腹不明显，右手下垂腕，手指能伸直，拇指外展与伸直均无力。诊为桡神经麻痹。

治取肩髃、肘髎、手三里、合谷、天井、支沟、养老等穴。每天两次，每次选用 2～3 穴，轮换使用。针刺入一定深度，针感达到右臂之上下，用 6.26 治疗机通电 20 分钟，运用补法，使针感上到肩而下到手指。经住院治疗 35 天，肱桡肌肌腹屈肘时可见，右手伸腕自如，手指能伸直，拇指能外展，唯肌力稍差。

按：手下垂是手三阳经气发生阻滞所致。故循经取穴，着重大肠经、三焦经、小肠经，使经络调和，气血畅通。配以局部取穴，如合谷、八邪等穴，以治疗手指运动失灵。为使麻痹转为兴奋，针刺时必须浅刺少留，运用补法为宜。据 Stookerg 氏记载，桡神经再生的时间，损伤如在上臂中段，在良好的条件下须经 7～8 个月，条件较差时可延长至 14 个月。如损伤在上臂中段，在良好条件下须经 6～7 个月，条件差时可延至 12 个月。

上述三例桡神经麻痹患者，均由受压而致损伤，产生功能性麻痹。第 1 例病程 40 天，治疗 35 天；第 2 例病程 4 个半月，治疗 3 个月；第 3 例病程 6 个月零 5 天，治疗 35 天。除第 1 例外均用他法不效，而针刺后即日渐好转，使桡神经恢复，接近正常，缩短了功能恢复时间。可见针刺治疗桡神经麻痹有一定疗效。

113

针刺治疗桡神经麻痹与配穴及手法有密切关系。对麻痹较重的患者同时配合西药,可以增强疗效,有利于功能恢复。在使用 6.26 治疗机时,用较小电流,相当于针灸补泻手法之补法为宜。

颈部震颤症

辽宁中医学院附属医院针灸病房

王某,女,37 岁,工人。住院号 9685。

自诉:颈部震颤,不住点头,不能坐立。于 1973 年 7 月进仓库取汽油,受汽油熏蒸,发生头晕、恶心、呕吐,当时不省人事,四肢厥逆。当即送往医院抢救后,意识明了,但颈部震颤,频频点头,如鸡食米。久治不效,长达半年之久,症状不减,来我科门诊求治。

查:精神疲倦,形态瘦弱,面色萎黄,舌质淡而无苔,六脉沉细无力。试令坐起则颈部颤动,点头不止。只有仰卧,或半靠,或伏在枕上方能暂止。但患者神志清楚,合作,说话正常,颅神经正常,由于头部不自主地频频点头以致不能走路,其他无阳性体征。诊为:功能性头部颤动症。

治本循经取穴,泻督补任;局部取穴,以调阴阳,使之平衡。故取大椎、陶道、身柱、廉泉、承浆、天突、璇玑为主穴,配以百劳、天柱、天鼎、风池、水突、新设,以及十二原穴。每次取督脉、任脉各一穴,督脉用泻法,任脉用补法。颈项部前后各取一穴。十二原穴每次取阴经、阳经各一穴。得气后行平补平泻法,以调和阴阳。后期改用耳针,间隔服药,先用解毒活血之剂,后用补中益气之方。入院后每天针灸一二次,至 1 月 14 日仍然点头,但能慢慢走路,直立时头即不动。为了促其速效,又须使体针穴处肌肉组织得以休息,于 5 月 5 日改用耳针颈区。6 月间可以自己下楼散步,头部不动,一如平时。住院 170 天,痊愈出院。

按:此例震颤症因毒气熏蒸,侵入鼻孔,深达于肺,导致窒息

114

昏厥。虽经抢救恢复知觉,但经络受其干扰。考手之三阳起于手过颈而上于头,足之三阳起于头过颈而至于足,诸阴脉皆至胸颈中而还。独督脉过脊由颈而至头,任脉经胸过项而至颏,共主持周身之阴阳,互相维系。毒气侵于肺,肺为阴经,阴伤则阳必亢,头前俯而不能仰。六阴经受毒气而不能上达,六阳经受毒气而不能下行,上下阻滞,互相冲动,随使颈部震颤不止,造成频频点头的症状。取督脉之大椎、陶道、身柱等,配以任脉之承浆、天突、璇玑等以通督任之气,配合局部天柱、天鼎、风池、新设等以调局部之经气,达到调和阴阳之目的,再刺十二原穴通调手足三阴三阳之经气,以解诸经所受之毒邪,从而经气通畅,震颤得除。

小脑共济失调

长春中医学院针灸科医师　杨俭

刘某,男,22岁。于1971年3月10日初诊。

自诉:8岁时自觉肢体活动不灵活,两手颤抖,语言迟钝,头重摇晃,行走困难,需扶持才能勉强走路,站不稳。曾经某医院诊断为"小脑共济失调",经数个医院治疗未愈,而来我科求治。

查:患者两腿站立不稳,行走困难,需人扶持且左右摇晃、欲倒,步行时两足左右分开较宽,不能保持直线方向前进,如醉汉步态。指鼻及跟膝试验均极不稳准,昂堡试验表现站立不稳,尤以单腿站立更呈欲倒状态。四肢肌肉松弛,感觉迟钝,膝腱反射消失。舌质淡,脉弦细。诊为小脑共济失调。

治以益气补肾,强筋健骨为主法。针取足少阴肾经、足太阴脾经、足厥阴肝经经穴为主,配以督脉及阳明经部分穴位,以达阴阳相对平衡,而使疾病得以恢复之目的。主穴:肾俞、绝骨、三阴交、曲池、大椎、足三里;配穴:太溪、曲泉、阳陵泉、百会、合谷。用平补平泻法。针刺得气后用低频电流治疗仪之两极分别接上肢和下肢针刺穴位上,10分钟两极更换一次,留针30分钟,电流大小以两极附近肌肉有明显抽动和收缩,患者又感觉不痛为止。主配穴交替使用。每日针灸1次,10次为1个疗程,每针1个疗程后,患者休息3天,继续第2个疗程。按上述方法针刺1个疗程后,患者自诉站立较前平稳,步行时左右摇晃明显减轻,四肢感觉有力,但指鼻及跟膝试验仍不稳准。又继续第2个疗程,症状明显好转,站立基本恢复正常,走路不用扶持且走得较为平稳,指鼻及跟膝试验较前稳准,单侧站立可以不倒。为巩固疗效,继续治疗2个疗程基本痊愈。

按:本病症状主要是由小脑中线部位之病变而引起的全身平衡失调。根据本病症状,可归结为肝、脾、肾三脏和督脉的亏损而引起。因肾主骨、生髓、通脑,肾藏精、精生髓、髓养骨,故《内经》有"肾生髓"、"脑为髓之海"之说。如肾经亏损可见骨软无力、站立不稳等症。治疗以取足少阴经腧穴以调理肾经之气,使肾精充盛,则达到健骨健脑之目的。取肝俞配曲泉等穴可疏通肝经之气,滋补肝阴之亏损,根据"肝肾同源"的道理也可达到滋补肾阴的目的。取脾经的腧穴是由于脾主肌肉,脾气盛则四肢肌肉充盛有力,脾阳不足不能化生精微则肾失所养,补脾可达补肾的目的。脾、肾二脏气血充盛,肝气调达,再调理督脉的百会、大椎两穴,可振奋机体阳气。这样方可使阴阳处于相对平衡,使疾病得以恢复。

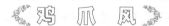

鸡 爪 风

陕西省中医药研究院针灸研究室副主任　章逢润

刘某,女,43岁。

自诉:两手阵发抽搐,形如鸡爪,历时十余年。病始于产后受凉,两手麻木抽搐,以后兼有疼痛,严重时不能穿脱衣服,需他人协助。曾注射葡萄糖酸钙治疗,每次仅能维持两天不发。常食"带壳鸡蛋",但每吃1个,也只能保持一天不抽。每逢躁急、生气或受寒之后,旋即发作。饮食尚可,二便自调。

查:月经正常,面色少华。脉弦细,苔白腻。诊为鸡爪风。此病之作,缘受惊所致。产后气血本不充旺,血脉空虚势所必然,复受惊扰后,气机因之逆乱,筋脉失于濡养,因而发生抽搐。

治以益气养血为主。针取阳明经、少阳经穴治之,合谷、足三里、阳陵泉。有时兼取太阳经的后溪。每日 1 次,采用弱刺激手法。留针 20 分钟。在留针时,用艾条灸 3～5 分钟,以皮肤潮红、感到舒适为度。经针灸治疗 1 次后,一天未见抽搐。复诊时,患者自述有所反复,抽搐仍然阵作,但次数较前已有减少。病见小效,继甩上穴。合谷、足三里、阳陵泉,重用温针灸;同时又加灸气海、神阙(隔姜灸),如是针治 3 次后,效果显著,1 周未见抽搐。方穴中机,效不更法。共治疗 1 个多月,抽搐一直未见发作。3月后随访,疗效巩固。

按:本病属于抽风之类,系筋脉为病。西医学认为肢体抽搐与血钙不足有关。中医学则责之于气血亏虚,筋脉失养。本例患者病延十余载,虽经服用钙剂,也只能见效一时。本病采用针灸治疗,短时间竟能达到制止抽搐之目的而获痊愈。就其所采用的方穴来说,合谷、足三里为手足阳明经之穴,阳明为多气多血之经,取之可使气血充旺,起到补益气血的作用。阳陵泉乃筋之会,有舒筋止痛之效。后溪系手太阳小肠经之俞穴,为八脉交会穴之一,通于督脉,对于手的抽搐挛急等症有较好的疗效。更配艾卷灸神阙、气海以培元扶本而固益肾气。上述诸穴配合应用,故见效卓著。

手足抽搐症

陈克勤

聂某,女,7 岁,门诊号 24417,于 1963 年 12 月 14 日初诊。

代诉:患儿无意识不自主地抽搐已 7 天。日有二十余次,每次约 3～4 秒钟,抽时两手紧握,有时手指伸直,拇指紧贴掌心,足趾强直且向蹠侧屈曲,头摇、眨眼、咬牙。白昼易发,入夜较缓。精神不佳,表情淡漠,胃纳尚可,二便调。

查:发育营养中等,心肺未见异常;腹部柔软,无压痛;肝脾未触及;骨骼系统正常。佛斯特征阳性。血钙 8mg%,无机磷 5.05mg%。舌苔薄,脉弦数。

治取人中、后溪、行间为主穴,足三里、三阴交(灸 5 壮)、大椎(灸 7 壮)为配穴。每次主穴必针,配穴取一二个轮流刺激。以均匀的左右捻转(2 次/呼吸)手法,留针 10 分钟。初诊后,抽搐次数减少,每日发作十余次,持续时间缩短。12 月 18 日复诊后,精神恢复如常,白天偶然抽一二次。12 月 30 日六诊后,已停止抽搐,一切复常。至 1964 年 1 月 25 日巩固治疗 7 次,抽搐未见发作,血钙增至 9.5mg%。

按:督脉为诸阳之海,有督导全身的作用。若督脉受病则失去平衡,抽搐不止。脉证相参,当属风证。《内经》谓:"诸风掉眩,皆属于肝"。故针人中、后溪(为八脉交会穴之一,通于督脉),灸大椎以调理督脉,配行间以平肝息风,足三里、三阴交以健脾实胃,帮助消化,促进消化和利用,因而不仅症状消除,血钙也恢复正常。至 1964 年 12 月中旬止,先后随访三次,未见复发。

搐 搦 症

煤炭部干部学校医务室　郭荫楠

王某,女,52 岁,病历号 867。

自诉:于 1958 年发现有血压高,经常波动在 180～170/120～110mmHg 之间,曾一段时间收缩压达 202mmHg(舒张压不详)。经常头晕头胀,心悸失眠,烦躁不安,经多种治疗,效果不显。于 1960 年春经某医院检查,认为血压高与内分泌有关,建议做甲状腺部分切除术。于同年 9 月回南京某医院治疗,该院亦同意做此手术。遂住院于 10 月中旬手术。术后次日即出现头面麻木,继而全身亦麻木,特别是两手两脚更为明显。两手大指内收抽搐不能握物,稍用力则麻木更甚。牙关亦紧,经常用力叩齿。遂给以钙剂注射及口服,麻木及搐搦虽见轻,但不能持久,住院两个月,搐搦症状终未得到控制。遂出院休养,按医嘱每6小时口服钙片及鱼肝油1次,并同时电疗1个月亦无效。于手术后4个月时,去原做手术医院复查,通过会诊建议做第2次手术。据患者记忆,要做小儿甲状旁腺埋藏,因当时无材料,嘱听通知,等候数月,终未接到医院通知,即回北京来。症状如前,每当搐搦痉挛加剧时,即静脉注射葡萄糖酸钙并口服钙片、鱼肝油等,如此缠绵3年之久,虽经多方治疗效果不显。于1964年3月10日来我室针灸治疗。

查:面容憔悴,精神抑郁,有时表现神志不宁,不时出现搐搦,腕及指呈抽搐状,拇指紧紧内收,两下肢麻木,行路艰难,蹲下自己不能站起来,皮肤呈粗糙现象,但无肌肉萎缩。脉象沉弦,两尺脉无力,苔少质红。血、尿、便常规化验均正常。血压170/100mmHg。

搐搦症状的出现,当属于中医学的痉病范畴,为肝血不足,筋失濡养,经络阻滞而成。因而选用以下诸穴,轮换使用,隔日1次。选穴为:肝俞、脾俞、心俞、肾俞、关元(灸)、气海(灸)、中脘、天突、足三里、大椎、阳陵泉、血海等12穴为主穴。并依临床症状轮换加用下列各穴:外关、神门、曲池、手三里、合谷、腕骨、承山、八邪、通天、风池。每次治疗至少选用6个主穴,使用补法,以求荣养气血,调畅气机;其他各穴均用平补平泻法,以求调和气血、疏通经络,有时加刺行间以泻肝阳偏亢。另外,于甲状腺的局部相当于人迎、廉泉附近做皮内浅刺,每侧3~4针,以求使局部气血流通,改善血液循环。通过上述治疗,针灸5次后搐搦及全身麻木症状均减轻,治疗10次后搐搦全止,麻木大减,共继续治疗近3个月,针灸38次,于5月26日停止治疗,除手指微有麻木感以外,其他症状均消失。血压降为160/90mmHg,精神焕发,恢复了正常劳动。两次随访,从未复发,精神体力均正常。

按:

1. 本病例的搐搦及全身麻木症状,出现于甲状腺手术后的第2天,经提高血钙浓度的治疗后即可控制发作,因而认为搐搦的原因为手术时伤及甲状旁腺所致,并诊断为甲状旁腺功能减退,当无疑义。

2. 根据搐搦麻木等症状及脉象神色的改变,辨证当属于中医学痉病中的虚证;其血压偏高、头晕、头胀等则为水不涵木、肝阳偏亢的表现,因而又包含有虚中夹实的一面。故取穴选用心俞、肝俞、脾俞、气海、关元以温养营血;足三里、中脘、天突、肾俞和脾胃以畅气机;大椎振奋阳气以利于气血运行;神门、外关、风池、通天、承山、八邪等穴,安神定痉,疏通经络;甲状腺局部浅刺,认为可以改善局部血液循环,因而可使加速衰退的腺体功能恢复。

3. 本病例搐搦症状缠绵 3 年之久,屡用多种治疗效果不显,经针灸 10 次后,搐搦症状即得到完全控制,从针灸后获得疗效迅速来看,基本上可以排除文献上报道所谓经数周或数月后可以自然恢复的可能。因而认为针灸疗法对损伤后的甲状旁腺功能衰退有明显的促进恢复的作用。

❀ 呃逆(一) ❀

湖北中医学院针灸教研室教师 王启才

冯某,男,30 岁,文艺工作者。于 1977 年 8 月 26 日初诊。

自诉:10 天前因突击专业训练(吹小号),而发生呃逆。呃声高亢,洪亮,每间隔 3～5 分钟发作一次,每次大约持续 1 小时左右。初因工作,未作治疗。后见病情无好转,在本单位医院针刺内关、中脘等穴,同时口服冬眠灵、安定、普鲁本辛等药物,均未效。前天起症状开始加剧,呃逆呈连续状态。

查:发作时伸颈仰头,面红耳赤,大汗淋漓,全身抖动,并感呼吸困难,不能进食和饮水,食则呕吐,夜间不能睡眠,以致疲惫不堪。患者甚为焦虑,于昨日来我院诊治。

治疗:初以旋覆代赭汤加减,服药未吐,并因服后呃逆未止且感腹中膨胀疼痛而自动停服。二诊则针刺内关、中脘、足三里、梁丘,并按压膈俞、至阳等穴,呃声较前稍显低微,但仍不能停止。夜间12时症状又加剧而来院急诊,经肌注苯巴比妥等镇静处理,入睡3个小时,呃逆停止,但醒后又复发作。27日再诊,针刺内关、膻中、气海、期门、三阴交、神门、大陵诸穴,并以三棱针刺中冲放血,按压眼球,仍不见效果。后来术者用针刺天突,强刺不留针,按压攒竹穴,呃声变得低微,并可有1~2分钟的间歇,但尚不能完全停止。随后鼓励患者吃糕点三块,果汁300ml,没有呕吐,亦未致呃逆发作。隔3小时后,呃逆又发作,为进一步验证翳风穴对呃逆的治疗作用,又先针其他穴位,并做耳穴膈点埋针,仍无效果,再重力按压翳风穴,呃逆又立刻停止,约20分钟后,因患者全身颤抖,烦躁不安,遂肌注冬眠灵25mg,静滴10％葡萄糖500ml加50％葡萄糖60ml,当天和次日呃逆未发作,饮食及睡眠均正常。间隔25小时以后,患者因吃冰棒,呃逆又小发作1次,即中度按压翳风穴而愈。患者当晚即能正常参加演出。2个月后随访,不再发作。

按: 呃逆俗称"打嗝",古称"哕"。《内经》有"胃为气逆为哕"的记载。西医学称"膈肌痉挛"。其主证是喉中呃呃有声、短促而频繁,持续不已,不能自主控制。轻者持续数分钟或数小时可不治而愈,重者可昼夜不停,甚至间歇发作数日之久,常致患者疲惫不堪,十分痛苦。翳风穴治疗呃逆,古今针灸专书无记载,但民间有流传。笔者每有呃逆发生,在自行按压内关、天突不效时,而按压翳风穴即能见效。后在临床治呃逆时多有体验。

呃逆一症,常因过食生冷,突然吸入冷空气,或劳累过度,耗伤中气,或情志不舒,气郁化火,肝火犯胃,胃失和降而致。但究其病因,总不外胃气上逆。故《景岳全书·呃逆篇》中有"致呃之由,总由气逆"之说。故治之则以宽胸理气,和胃降逆为正法。考翳风为手少阳三焦经之腧穴,有疏调三焦之气的功能。《灵枢·经脉》关于三焦经的主病中有"主气所生病……"的论述。按压翳风穴治疗呃逆一症,可能是通过疏调三焦之气而达到治愈的目的。

呃逆（膈肌痉挛）（二）

彭静山

张某，女，18岁，学生。于1972年4月8日初诊。

自诉：一年前正在月经期被其父踢伤右肋，从而发生打嗝，每分钟抽缩1次，抽时周身抖动一下，手足随之而动，状如舞蹈。平时3、5日辄发作1次，发则终日不休。月经期间，发作更甚。

查：神清，面色赤，舌质干，脉沉数，右寸尤为明显。来诊时适逢发作之日，每当膈肌抽缩1次，周身即抖动1下，几至无法诊脉。诊为呃逆（膈肌痉挛）。

治取膻中、巨阙、内关、太冲。用26号针刺之，采取仰卧位，令数人协助按压其手足，针入得气后，使用泻法。针入数分钟，用泻法以后，痉挛即止。因其久病年余，必用镇痉之法，留针2小时，每10分钟行泻法1次。从此其病竟不再发。

半年以后，因经期生气而有小发作，仍取上述4穴，应针而愈。

按：此例由外伤后造成的呃逆，考伤则瘀生，瘀则气滞，致使肝木横逆，中焦气机升降遇阻而成呃逆，治以理气降逆，开瘀止呃为主法，今取气会膻中，以行气滞，以开瘀结，加心旁巨阙以散膈开郁，且可直接作用于膈肌，使达镇逆之效。佐内关宽胸利膈，太冲平肝亢之气逆，故可止呃。

呃逆（呕吐）（三）

湖北中医学院主治医师 甘嗣荣

李某，男，60岁。

自诉：于1972年4月因患胃十二指肠溃疡住院治疗，现经常呃逆、呕吐，非常痛苦，住院前曾服中西药治疗无效，住院期间用过维生素 B_6 等药亦无效。后改用针刺治疗。

122

治取内关透外关、足三里,中等刺激,每天 1 次,每次留针 5 分钟。针 1 次后,呃逆次数明显减少,呕吐停止,针 2 次后呃逆消失。

按:呃逆、呕吐者,脾胃主病居多,盖脾主升而胃主降,脾胃失调,上冲则为呕。方中足三里属足阳明胃经之合穴,属土经之土穴,它具有统治一切脾胃疾患的特殊作用,又配合手厥阴络穴内关,能宽胸利膈,行气以解除脾胃不和引起的胸膈间气塞满闷,佐足三里健运和中调气,是循经取穴、远导针法的一种方法,两穴协同配合,脾胃和胸膈利则呃逆自平。

噎膈(一)

陆瘦燕

邬某,女,73 岁。

代诉:患者于前日下午起,突然眩晕,肢体麻木,滴水不进,得食即吐,一昼夜达数十次,胸部痞闷,精神疲乏,闭目懒言,已 2 天。

查:脉弦大,两尺微细,舌淡苔薄腻,按神阙,中脘有动悸应指。病系中气不足,肝木犯胃,胃气不能下降,遂致得食即吐。症属噎膈。

治宗前人经验取中魁,施米粒灸各 7 壮。灸后患者自诉胸脘无异常。次日随访,眩晕平,呕吐止,并能吃稀粥几匙。

按:噎是吞咽之时,哽噎不顺;膈是胸膈阻塞,饮食不下。临床上都以噎膈并称。《素问·通评虚实论》说:"隔塞闭绝,上下不通,则暴忧之病也。"陆老采用古人经验穴"中魁"灸之而愈。

噎膈(食管狭窄)(二)

王凤仪

于某,男,52 岁,病历 176 号。

123

自诉:吞咽困难 1 年余,加重 2 个月。于 1 年前无明显诱因,便开始咽下困难,伴有胸痛,逐渐加重。近 2 个月来已不能咽下食物。曾在本地服用中西药物治疗,均未获效,而来诊治。经钡餐透视为食管狭窄,在某院住院治疗 1 个月,疗效不显,住院时饮水亦困难,故来就诊。

查:发育正常,营养欠佳,体质羸瘦,贫血外观。扶入诊室,精神不振,颜面苍白,舌质干,苔少。心肺无异变,腹部凹陷,肝脾未触及,腹部无包块。四肢运动正常,脉细弱。食管钡餐透视,在第三生理狭窄部,钡剂滞留,诊为噎膈(食管狭窄)。

治以开郁滞,利胸膈。针取内关、公孙,用泻法,针后饮水较前通畅;中脘、足三里、膈俞、肝俞、膻中用补法,丰隆用泻法。经以上治疗 1 个月,能进面条、米粥等一般软食,回原地继续治疗。

按:本例由情志不舒,肝郁气滞,久则化火生痰,痰热内蕴,阻塞脉络,加之年老体衰,气血虚弱,乃致气血瘀滞,不得宣通,发为噎膈。治取内关、公孙以利胸膈,除滞气,加中脘、足三里调健脾胃,以化痰浊;佐以膈俞、肝俞以利膈疏肝,使达散郁结,降气逆,消噎膈;最后采用膻中、丰隆行气化痰以助通幽之力。诸穴合用,可试用于噎膈之疾。

反　　胃

陆瘦燕

陈某,男,68 岁,中医。

自诉:去年 6 月,胃脘疼痛,纳谷不香,呕吐反酸,得食即痛,痛甚则吐,经中西医治疗,疗效不显,呕吐加剧,精神虚惫,遂于今年 2 月送中心医院采取支持疗法。治疗 7 日,全身情况好转,出院回家休养,两个月后能上班工作。20 天后旧病复发,神乏怯冷,呕吐更剧,不能进食。送经中西医治疗无效,患者丧失信心,嘱家属准备后事。是日中午,余趋前会诊。诊为脾肾阳虚,命门火衰,釜底无薪,不能腐熟水谷。

治拟温补脾肾,取中魁、足三里(均灸),每穴 11 壮米粒灸,二穴轮灸。经灸治后,呕吐即止。次日复灸足三里,脘腹温暖舒服,能吃稀粥,脘痛顿减。后以中药调治,食欲渐增,10 余日即能起床行走,1 个月后恢复工作。

按:

1. 本病多因饮食不当,嗜食生冷,损及脾阳,或思虑伤脾,以致脾胃虚寒,不能消化水谷,饮食停留,终至尽吐而出。本例反胃日久,以致脾肾阳虚,下焦火衰,釜底无薪,病情危急,非灸法不能急挽其危。

2. 灸法有温经散寒,扶阳固脱,通运气血的作用。本例意在振复元阳,温阳固脱。"中魁"为经外奇穴;在手中指背面中节骨尖上,是古人治疗噎膈反胃的经验穴,疗效较速。

❀ 唾液分泌过多症 ❀

彭静山

张某,男,25 岁,干部。于 1957 年 5 月 3 日初诊。

自诉:夜间唾液过多,睡着以后,唾液满口,从而醒来,吐出再睡,唾液不久又充满口腔而醒,每夜五六次,干扰睡眠,不能充分休息,精神疲倦。发病已达 3 个月之久,治疗多次未效。

查:神倦,面色微黑,舌润无苔,六脉皆沉,两尺无力。诊为唾液过多症。

治疗:使用梅花针弹刺脊椎两侧的华佗穴(现在叫做夹脊穴),此穴既内连肾经,而又旁靠膀胱经和督脉,由下而上,连续 3 次,又弹刺咽喉旁胃经的人迎和肾经的原穴太溪,各 6～7 下。

治疗 1 次后,睡眠一夜之内仅醒 3 次。继续治疗,唾液逐渐减少。针刺 5 次痊愈。

按: 考唾为肾之液,而肾脉起于涌泉,经长强夹脊上行,最终上沿喉咙而络于舌本。肾主黑色,显见两尺,今面黑,两尺脉无力,为一派肾虚不足之象。肾气虚,则唾液不固,泛滥而出。治以梅花针叩打脊柱两侧华佗夹脊穴,意在补益肾气,兼取人迎直接作用于唾液腺的局部,使之开合有权以止唾,再刺肾经原穴太溪益肾气,从而收到止唾之效。

《厥心痛(冠心病)(一)》

司徒铃

陈某,女,50岁,医务人员。于1976年3月8日初诊。

自诉:近1年来心前区不适,胸闷,心悸不宁,时有不寐,胃纳尚可,二便正常。

查:面色无华,舌淡红苔少,脉沉缓而结,血压126/82mmHg,曾在某医院做心电图检查为早期冠心病(冠状动脉供血不足)。证属虚劳心悸,心气不足所致厥心痛。

治以补益心气,调畅气血。针取心俞、膏肓俞、足三里、内关。先用维生素 B_1 100mg,维生素 B_6 50mg 混合注射心俞、膏肓俞(交替使用),并用补法针刺内关与间使,隔天1次,10次为1个疗程。第1个疗程后,症状无明显改善。再经研究认为患者属心血管功能有关疾病,治当补益心气以调整心血管功能为主,加灸心俞,故第2个疗程结束乃告临床治愈,并恢复正常工作。

按:本病乃心气不足,即阳气不足。阳气不足则应使用"以火补之"的艾炷灸为主,补益心气,促使心血管的功能得到改善。从心俞穴能治心血管有关功能性疾患的例证中,术者体会到《灵枢·背腧》说:"灸之则可,刺之则不可",乃总结了运用灸背俞穴治五脏疾病的经验,很值得我们重视。

《厥心痛(冠心病)(二)》

王凤仪

刘某,男,72岁,干部。

自诉:心前区发作性闷痛2周。于两周前自觉由于工作劳累后,心前区闷痛,间断性发生,有时伴有心悸、全身无力气短。

查:神志清楚,舌红苔少。心尖区第一音减弱,主动脉第二音亢进,心率每分钟 60 次。肺部呼吸音正常。肝脾未触及。血压 120/70mmHg,脉沉缓。心电图 ST 段下降。根据脉症诊为胸痹、厥心痛(冠状动脉硬化性心脏病)。

治以益气、活络为主法,乃取内关、公孙;神门、三阴交;巨阙、足三里。以上三组穴每日用一组,每日 1 次,均用毫针针刺,用补法,交替应用。另取心俞、脾俞,用三棱针每穴点刺 3 下,用投火法拔火罐,每周 1～2 次,每次 15 分钟。经治 1 个疗程后,症状消失,心率每分钟 75 次,心电图 ST 段恢复正常,两年后随访,情况良好。

按:此例年高体衰,兼之思虑过度,气为血帅,血为气母,今过思则气结,气结则血行瘀滞,且兼思虑伤其心脾,心气虚则鼓血无力,脾气伤则运化失职,久则血瘀痰结,阻于脉络,则心胸痹阻,不通则痛作。治取内关为手厥阴心包经之络穴,八脉交会穴之一,通于阴维脉,阴维之为病,令人苦心痛。公孙为足太阴脾经之络穴,八脉交会穴之一,通于冲脉,冲为血海,冲脉之为病,令人逆气里急。二穴相配有调中益气补心活血之效。巨阙为心之募穴,可调理心气。足三里为足阳明之脉,所入为合,有补中益气之功。神门为手少阴之脉所注为俞,心之原穴,能补心气而活络。三阴交为足三阴经之会,益肝肾补脾气而化痰。二穴相配有补心健脾,活络化痰之功。

胃脘痛(一)

孙国杰

黄某,男,于 1965 年冬初诊。

自诉:胃脘疼痛已 1 天。昨日外出在北风中等车时间过长,致胃部疼痛,逐渐加重,按压和热敷疼痛稍减,半夜两点左右疼痛加剧,服用普鲁本辛不效,呼我诊治。

查：面色苍白，胃脘部扪之清凉，喜按，得热则舒，四肢清冷，舌淡苔白，脉沉细。分析脉证，此乃脾胃虚弱，复感寒邪。寒为阴邪，其性凝滞，脾胃阳气被阻，气血运行不畅，故胃脘痛甚；寒邪为害则喜热喜按；脾主四肢，脾阳虚则四肢清冷。

治以温中散寒，扶脾温胃之法。宜针灸并施，惜手边无艾，只好以针治之，用温补手法，以补无灸之不足。乃取双侧足三里，得气后采用热补手法，留针 20 分钟，每隔 5 分钟施补法 1 次。经行热补手法 15 分钟后，患者胃脘疼痛大减。出针后，立即于双侧胃俞埋针，并嘱患者每隔半小时按压胃俞穴处的皮内针 2～3 分钟。翌晨再往诊视，患者称，埋针后约 1 小时，疼痛全除，下半夜安睡到天明。随访一年余未复发。

按：足三里为足阳明胃经的下合穴，又是六府下合穴之一。《灵枢·邪气脏腑病形》说："合治内腑"。《灵枢·四时气》说："邪在腑，取之合。"说明足三里是治疗胃脘痛的首选穴位。实践证明，足三里治疗脘腹疼痛确有良效，故有"肚腹三里留"的经验之谈。胃俞是胃府气血输注的部位，针灸有和胃止痛之效。

胃脘痛（十二指肠溃疡）（二）

曲祖贻

洪某，男，48 岁，技术员。于 1977 年 10 月初诊。

自诉：胃痛 3 年，发作时痛连胸肋，牵扯背部，痛不可忍，并有恶心及下肢麻木情形。进食或空腹后胃均胀痛，气温突降时胃痛尤甚。1977 年 4 月和 7 月，先后两次都因胃痛呕吐脱水，经医院诊断为十二指肠溃疡，经输液，继服中药，转危为安。现痛连胸背，恶心欲吐。

查：身体消瘦，眼窝塌陷，从剑突下至中脘部，均有局部压痛。脉沉缓无力，苔白。钡餐造影；胃呈钩形，球部变形，有触痛，龛影。证属虚寒性胃痛。

治以温中健脾,益火暖胃,驱寒止痛,修补溃疡。乃闪火拔膏肓俞、肝俞、脾俞、中脘。法以中号玻璃火罐 2 个,以连续闪火法,每穴闪罐 30 下,背后 6 穴共 180 下,中脘 1 穴闪 20 下,共计 200 下。闪完稍停 2 分钟,依前法再闪 200 下,两番共 400 下,闪拔处,皮肤红润,腹背温温,胃痛很快好转。经治 4 次后,患者胃痛大为好转,食欲亦增,经治十次胃痛基本消失,乃恢复工作。

按:患者以胃痛脱水之弱体,暂不宜针刺,改用闪罐法,连续闪罐于膏肓俞,有益于红细胞和血红蛋白之增加,闪罐于肝俞、脾俞和中脘穴,能使肝胃和呕吐止。在连续闪罐数百下后,能旺盛血液,强壮脾胃,气足血旺,消除炎症,逐渐改善十二指肠黏膜组织,使溃疡面得到修补,胃痛消除,恢复健康。

胃下垂(一)

邵经明

马某,女,19 岁。于 1977 年 3 月 17 日初诊。

自诉:胃下垂已半年。在去年参加挖河拉土重体力劳动后,始感饭后胃部不适胀满并有下坠感,有时微痛,饮食逐渐减少,经医治无效,体质较前瘦弱。1976 年 9 月曾经开封市第一人民医院 X 线钡餐透视:胃下极在两侧髂嵴连线下方 9cm,诊为胃下垂。

查:脉象沉缓无力,舌苔薄白,舌质淡红,面色无华,平卧时上腹呈"舟状腹"。诊为脾胃虚弱,中气下陷,结合 X 线钡餐透视,符合二度胃下垂。

治取中脘、足三里、胃上穴(位于脐上 2 寸,任脉旁开 4 寸,当大横穴上 2 寸处)。隔日针刺 1 次,每次留针 20 分钟左右,中间行针 2~3 次,胃上穴斜刺进针 2.5~3 寸,采用中强度刺激手法,患者自觉有较强的收缩上提感,连针 9 次,食欲增加,腹胀下坠均明显减轻。休息 1 周后,又针治 3 次,自觉症状完全消失。于 4 月 13 日 X 线钡餐复查,胃部位置已回升至正常。半年后随访,

129

身体康复,迄今未见病情反复。

　　按：胃下垂多由体质素虚,或由其他慢性疾病的影响,致脾胃功能减退,导致中气下陷。本病例是由重体力劳动所致,体质一般,还未达到极度衰弱,所以针治获得较好效果,也未见病情反复。

　　中脘、足三里和胃上穴,是我们针治胃下垂拟定的常规选穴处方。中脘、足三里是肠胃疾患的常用穴,二穴具有促进胃肠蠕动、助长消化、加速排空的作用。因此在施针后,往往使其饮食增加,腹胀胃痛减轻或消失,并有控制反酸和嗳气的作用。胃上穴属于足太阴脾经,所以针刺此穴具有健脾益气升清之功。对此穴深刺要掌握方向,沿皮斜刺到脐部,不要使针尖进入腹腔,以免伤及内脏。

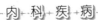

胃下垂(二)

刘冠军

李某,女,47 岁,工人。于 1973 年 4 月初诊。

自诉:饱食之后,过劳伤气,随发脘胀,时发嗳气,小腹重坠,服健脾养胃之品,时好时犯,近日腹胀重,便时干时稀,纳减,疲乏无力,经厂医院钡透证明,胃小弯在髂嵴连线下 6cm。

查:体弱肌薄,面淡黄,苔白腻,脉沉缓,右关沉弱无力,知为由劳倦伤脾,中气益虚,则脾之升清无权所致胃下不坚。

治本升阳益气,温运脾阳为主,乃先请患者仰卧屈膝,按顺时钟方向按摩腹部 20 次,然后将拇、食指分开,用虎口从耻骨联合上缘向上推按,使胃底上举,另一术者取 4 寸毫针,从胃上穴①沿皮刺到天枢,行温补法,加电针,再行百会,气海温针,留针 20 分钟,至患者感觉胃体上抽后出针,乃让高尾盘卧②,行腹式呼吸

　　注：①胃上穴:脐上 2 寸,旁开 4 寸处。
　　　　②高尾盘卧:即仰卧盘膝,头低臀高。

100次,然后温针脾俞、足三里;照上法连续30天,治疗25次,胃胀消除,脉来缓而有力,证明中气得复,脾阳得升,钡透证明,胃小弯在髂嵴联线上2cm,较治疗前提高8cm,乃嘱少食多餐,避免过劳,追访半年,宿疾已除。

按:胃下即今之胃下垂。《灵枢·本脏》上记载:"肉䐃小而么者胃不坚;肉䐃不称身者胃下,胃下者下管约不利。肉䐃不坚者胃缓"。引起胃下的原因,不外脾胃虚弱,中气不足,无力升举胃体所致,正如《医贯》中所说:"饥饱劳逸,损伤脾胃,或因饮食不调,或因劳力过度,或饥饱之后,加之劳力,或劳力之后,加之饥饱",都可造成胃下不举,出现胀满、呕吐、嗳气、吞酸,或不能食,或大便难等慢性疾病。考人体脾胃,是升降的枢纽,脾升则将精微之气,上输心肺,布散周身,胃降则将糟粕秽浊,从下排出,二者一升一降,则使机体气机生生不息。如果脾气虚亏则清阳下陷,运化失职,就会产生胃体下垂。治疗当遵东垣所示,补其中气,使中气充足则脾胃恢复健运之机,升降复职则上下内外之阴阳自调,下陷之清气得复,弛缓之胃体自然坚而不垂。

本例胃下不坚,在于饱食伤脾,复因劳倦益虚其脾气,则谷气不得升清,中焦元阳因之下陷,正如《内经》提示的"有似劳倦形气衰少,谷气不盛,上焦不行,下脘不通",故现胀满、纳少、疲乏无力,治疗采用胃上穴直接升举下陷之胃体,此为治标之法,不过胃体虽然上升,但不能持久,此乃因脾阳不升之故,所以必须在胃体上升之际,温针脾俞、足三里健脾气,百会、气海升清气,以培元固气,巩固疗效。这是因为气海为元气之海,温灸可以扶阳益气,足三里为胃经合穴,是"合治内府"的常用穴,脾俞可扶正培元,百会升提清阳,诸穴合用,可以升阳益气,培补中气,健运脾阳,坚持治疗,则可达到中气充沛则脾胃自可恢复其健运之机,升降自如,则上下内外之阴阳自调而病愈。

131

胃下垂（三）

郭明义

王某,男,51岁,干部。于1978年7月7日初诊。

自诉:胃脘堵塞感约20余年,近2年来胃痛较重。曾于医大一院钡餐透视,胃底在两髂连线下3cm,诊断为"胃下垂"。已服中药四十余剂未效,又采用其他方法治疗均无效,故来针治。现仍胃脘隐痛,有堵塞感,胀满,嗳气,胸背痛,疲乏气短,腹胀下坠,食后坠重,纳少,大便稀薄,尿正常。

查:体质中等,精神不振,面色黄黯,舌苔白厚,脉沉细而弦。诊为胃下(气虚型)。

治以益气升提,健脾理气。用捻转补法。针取胃上穴、中脘、气海、足三里、胃俞;上脘、关元、天枢、阴陵泉、脾俞。两组穴位轮换使用,每日1次。

胃上穴用2.5寸30号毫针刺入皮下后,针身斜向神阙方向,拇指向前,食指向后徐徐捻入,患者感到腹部抽搐为得气,再加电针给小量电流,留针30分钟。其他穴位按常规施术。10次为1个疗程,中间休息5天,再进行第2个疗程针刺。经针刺5次后症状明显好转,1个疗程后胃胀、下坠感消失,纳佳,仅有胃部反酸。再经超声波胃空腹饮水试验,饮水500ml后,胃上投平剑突下3cm,胃下投平脐上5cm。为巩固疗效进行第2个疗程,共治疗近1个月而痊愈,已恢复工作。

按:该患者身体素亏,患胃部堵塞20余年,饮食减少,禀赋不足,阳气衰弱。脾胃居于中焦,是升降运动的枢纽,升则上输于心肺,降则下归于肝肾,因此脾胃健运才能维持正常功能。若脾胃气虚(即中气虚)则升降失常。脾不运化,胃失和降,故长年嗳气,腹胀下坠,胃脘隐痛。治以益气升提,健脾理气,用捻转补法以升发脾气,使中气充实,胃气上升,恢复正常生理功能。胃上穴为奇穴,有奇效之能,属脾胃之间的穴位,能促进脾气上升之功;

132

中脘为胃募穴,能健运脾阳,疏调胃气;足三里是胃经合穴,能健身扶益中土,疏通胃气;气海为元气之海,可振奋阳气,促进脾阳上升;胃俞为胃经俞穴,能调和胃气;上脘、脾俞温运脾阳,疏调中气;天枢为大肠经募穴,能调畅胃肠气机;关元大补元气,使相火温煦脾阳之气上升;阴陵泉健运利湿,使肾阳上煦脾阳,则脾气充实,胃遂下降,清气上升,从而阴阳平衡,胃下治愈。

胃扭转(一)

长春中医学院 严玉林

赵某,男,44岁,干部。于1977年5月10日初诊。

自诉:于1977年2月24日,因食牛肉,食后即产生剧烈腹痛,并向背部放散,呕吐,随即虚脱。后经钡透、拍片,诊断为胃扭转。当地医院建议入院手术治疗,由于当时患者症状已略有好转,不愿手术,故某医院暂做保守疗法观察,先后试用针刺(耳针和体针并用)、理疗和中药治疗。经治四十余日,症状未见明显好转,后遂来我院求治。当时自觉左侧腹部(上腹至下腹)疼痛、心悸、自汗、嗳气、恶心,虽有饥饿感觉,但对食物又有厌恶和恐惧感,每餐只能食少量的大米粥,食后即虚汗淋漓,并加剧疼痛和胀满;大便每日2~3次,不成形;睡眠尚可,但卧下两腿不能伸直,如伸直则感到腹痛。既往史:慢性胃病20余年。

查:患者体丰,面微黄,脉沉紧滑,舌质红,薄白苔,血压130/80mmHg,上腹部压痛(+),用手指在上腹部皮肤上划动,患者即有触电样痛感,心率快(110次/分),心音正。

钡透及X线所见:心肺无异常,食管正常,胃呈"虾状",大弯侧在上,小弯侧在下,球向下,排空过速,2~3段及2~6段小肠、盲肠、升结肠、横结肠、降结肠无异常。白细胞计数:20 100,杆状2%,分叶66%,淋巴31%,单核1%。肝功能正常。正常心电图,窦性心动过速。乙状结肠镜检:乙状镜进入30cm,15~20cm处肠黏膜充血、水肿,未见溃疡、息肉和肿物。诊为慢性胃扭转、慢性结肠炎。

针取主穴筋缩、脾俞（双）、胃俞（双）。配穴梁门（左）、足三里（双）、天枢（双）、中脘、丰隆（双）。艾灸关元、三阴交（双）。每日针灸各1次，上午行针，晚上睡前行灸。配穴可以交替使用，但胃俞与中脘最好不分开使用。灸以艾条灸、雀啄法，以皮肤潮红、暖气贯入"丹田"等处为度。针以得气为度，但在针背部穴位时，尤其要注意患者胃部有挛缩、抽动感觉，乃是最佳效果。得气后用电麻仪通电20分钟，电量宜大，频率宜快，以患者能耐受为度。治疗中，曾投给升阳益胃汤原方两剂，由于患者服后即吐，故停服中药。此外曾投健脾丸10丸。针完第1个疗程（10次），患者饮食即已正常（每日食量已增至1斤左右），腹部疼痛、嗳气等症状已明显减轻。针完第2个疗程（共20次），患者饮食量已增至1斤2两，上腹部已不疼痛，大便成形，但左侧下腹部时有隐痛，睡眠时右腿已能伸直，而左腿尚不能完全伸直。上腹划疼已消失。从症状上来看，病情已有很大程度好转，故从6月4日停针观察，6月14日进行钡透和X片摄影，结果呈瀑布型，大弯侧在下，小弯侧在上。化验室检查：白细胞计数9100，大便潜血阴性，肝功能正常。胃扭转的病情已完全治愈。

按：胃为水谷之海，脾为中州之本，脾为脏，胃为腑，胃主容纳，脾主运化，脾和胃通过经络的联系构成表里关系，脾属里，胃属表；胃主降而脾主升。胃主降，指胃气宜降，胃把消化的食物传输入小肠，如胃气上逆则产生呃逆、呕吐等症状，这就是所谓胃以通、降为顺，胃失通降则为病。脾主升，指脾气宜升，如脾气下陷，则易出现泄泻、胃下垂、脱肛等症状。从这例胃扭转来辨证，是属于脾胃失调，脉沉紧滑，舌质红，说明湿浊中停，并已化热（脉沉主病在里，紧主痛，滑主湿浊中停，舌质红乃化热之象）。脾虚不能化湿，久为湿困，使清阳不得上升，浊阴不得下降，脾失健运，致使胃失通降之功。如按八纲的虚实辨证，总的来看，这是一例脾虚胃实的病。

由于脾失健运，故腹胀、大便不成形、泄泻；由于胃实而失通降故呕吐、恶心、嗳气、不欲食;脾胃不调,经络不通,不通则痛,故腹痛;脾阳不振,中气不足,气虚不能固表,故自汗。根据上述分析,对这脾虚胃实的胃扭转病例,本着急则治标、缓则治本的原则,重点放在治胃,兼以理脾。

考虑到胃扭转疼痛比较剧烈,而又经过某医院施行四十余次的耳针与体针(主要是胃经与任脉穴位),并未收效,故我们按照中医学的"从阳引阴"、"从阴引阳"的理论,重点采用了背部的一组腧穴:即筋缩与脾俞、胃俞。筋缩穴,位于第9胸椎棘突下。针筋缩能促使平滑肌痉挛得到缓解,这是我们把筋缩选作主穴的实践根据。除关元、三阴交用灸外,其余均用针(主穴必针,配穴选针)。《针灸甲乙经·六经受病发伤寒热病第一》中曾经提出这样一个著名原则:"络满经虚,灸阴刺阳;经满络虚,刺阴灸阳。"所谓"络满经虚",是指里虚外实证。前面曾经谈到过,脾属里而胃属表,这例胃扭转正是一例里虚外实证,故采用灸阴经刺阳经的方法:灸关元以温煦"丹田",培补元气;灸三阴交以温脾经,振脾阳;梁门、足三里、天枢、丰隆都是胃的腧穴,中脘是胃的募穴,胃俞配中脘,是传统认为疗效好俞募配穴法。针以上诸穴,特别是在筋缩、胃俞、足三里等穴位上采取进针深、刺激量大的泻胃中实邪的手法更为对症。

通过对本例胃扭转病的治疗,使我们加深了这样一个认识:在治疗过程中,如出现好的感传,疗效就好,从而认识到感传是获得疗效的保证。

当针刺患者正面诸穴时,患者能产生得气后的酸麻胀重的感觉,这种针感根据患者自述,虽有传导,但基本上还是局部的。然而针背部诸穴,特别是筋缩穴,针感常常都很强烈,而这种针感在局部是酸感,这种酸感很快传到胃部,患者则清楚地感到胃在抽动、挛缩,这是感传进入病所后所产生的不同一般的传导感觉。这样的针感每次针背部穴位时都能出现,而这种感觉据患者口称,在过去进行耳针和正面体针时从来没有出现过。很显然,在针刺背部穴位时感觉出来胃部的抽动、挛缩感,正是使扭转着的胃产生一种剧烈运动从而逐渐复位的作用。这难道不是"好的感传产生好的疗效"的一个极好极有说服力的证据吗? 正如《灵枢》说的那样:"气至而有效","效之信若风之吹云,谓之信矣。"

胃扭转(二)

湖北省黄石市第二医院针灸科 主治医师 万耀光 医师余立友

曹某,男,45岁,工人。

自诉:患者近月来感到干活负重比较劳累。于1980年1月19日突然发作上腹部剧痛,如刀割样;并向双侧胁肋及背后部放散,伴恶心呕吐,开始吐出所进食物,吐完后频发干呕,变为持续性隐痛,胃脘膨胀,有停塞感,于1980年1月22日前来我科诊治。

查:发育正常,营养中等,痛苦表情,精神委靡。血压120/80mmHg,脉搏68次/分,心肺(一),腹部平坦、软,肝脾未触及,剑突下有压痛,未触及包块,肠鸣音亢进,未见肠型,舌质淡,苔薄白,脉弦缓。证属脾胃虚寒型。X线胃肠检查报告:胃以胃窦为长轴呈180°扭转,胃大弯侧见条状黏膜,十二指肠球部与胃窦基本重叠。诊为胃扭转。

针治前给予50%葡萄糖溶液60ml静脉注射。而后,取足三里、内庭、内关、膈俞,行泻法,捻针30分钟,配合中脘、脾俞、胃俞穴灸治,经两次治疗,症状消失。X线复查:未见胃扭转征象。又连续针治7天以巩固疗效。

按:针足三里穴能疏通经络,调和气血,引胃气下行;内庭穴能清足阳明之热,理气止痛;内关穴能开胸膈之气,配合足三里穴以和胃定痛;膈俞为血之会,能化瘀行血;中脘、脾俞、胃俞穴能调胃和中,温中散寒。我们针灸这些穴位,可以使全身气血运行通畅,胃失和降得以纠正,疾病归于痊愈。

136

胃扭转（三）

南京市建邺区联合医院针灸科医师　王宁生

李某,女,23岁。

自诉:自1971年8月起开始间歇性胃痛、腹胀、口苦、打嗝、呕吐酸水、不想吃饭,每天疼痛4～5次,经药物治疗效果不显著。于12月初,由于发作厉害,疼痛剧烈,呕吐频繁,经我院急诊室治疗暂缓,拟诊"急性胃炎",但以后症状仍反复发作。

乃于1972年1月份在我院做上消化道钡透,报告所见:"全胃失去常态,服钡后见双液平面,胃呈虾形,胃窦幽门反转朝下,幽门有轻度痉挛,满腹(胃、小肠、大肠)高度胀气,第1～2组小肠反位。诊断为:慢性胃扭转(伴瀑布形胃,排空功能不良)。5月份又去化纤厂复透确诊为"慢性胃扭转"。于1972年1月底来我院针灸科予以针灸治疗。

针取下鸠尾(鸠尾下5分)、中脘、足三里下(足三里下5分压痛敏感处)。用2寸毫针快速刺进皮肤后,即进行大幅度提插捻转,在患者觉得难以忍受酸胀的情况下,予震颤手法数分钟后起针,再施以艾灸法(温和灸),时间为15分钟,每日1次,第1个疗程10次,第2个疗程隔日1次。用以上针灸方法治疗了2个疗程,共20次,患者痊愈,诸症消失,5月份钡透复查胃扭转现象已不存在,数年后随访未发。

按: 慢性胃扭转的病因,一般认为有下列数种:胃张力减低与下垂,膈胃韧带、肝胃韧带、脾胃韧带的伸长和松弛,食管裂孔疝,结肠充气,以及胃溃疡、胃肿瘤等。强烈的胃蠕动和腹腔内压力的骤然增高,也为胃扭转的诱因。此患者系女性,身材瘦小,结肠充气、韧带松弛、胃张力减低等情况看来是存在的,剧烈的胃痛可能使强烈的胃蠕动增加是胃扭转的诱因。慢性胃扭转系慢性病,尚无很好的治疗方法,针灸疗法可能是在针刺强烈刺激的情况下,兴奋了副交感神经,促进了胃的蠕动,在胃的强烈蠕动下使

137

胃的扭转情况得到纠正。

腹痛（结核性腹膜炎合并不全肠梗阻）

天津中医学院附属医院针灸科

冯某,女,27岁,工人。

自诉:3个月来腹部坠痛,食欲不振,打嗝,大便时干时泻,有时恶心呕吐,全身无力,曾在某医院注射青、链霉素,口服雷米封等无效,腹痛、呕吐渐重,甚则食后即吐,吐苦绿水,腹胀不能平卧,有时可见腹部有肿物隆起,自闻腹内作响,随之即有虚恭及水样大便,消化道钡餐造影,诊为结核性腹膜炎,不全肠梗阻,服中药症状无好转而来我科门诊。

查:体弱消瘦,舌苔白,脉弦细。心肺(一),腹部极度膨隆,有肠型,肠鸣音亢进,全腹有压痛及反跳痛,腹壁肌肉紧张,无明显移动性浊音。化验:血沉第 1 小时 4mm,白细胞 9200,中性 90%,淋巴 10%。消化道造影:上消化道未见异常,小肠有明显分段现象,粗细不等,黏膜紊乱。

诊为腹痛(结核性腹膜炎,不全肠梗阻)。

经用梅花针治疗 9 次症状明显好转,又治疗 20 次腹部包块消失,40 次后症状消失,体重增加。

针刺部位在脊柱两侧,由第 1 胸椎至尾椎两侧,重刺胸5～12、颈部胸锁乳突肌以及上下腹部,使之调节肠蠕动,恢复胃肠功能。

消化道造影复查,小肠黏膜影像正常,无扩张及狭窄,触之活动度正常,无粘连现象。

按:叩打梅花针,可以疏通经气,调和气血,消除病变之瘀结,促进新陈代谢,故可试用于上症。

《 少腹冷痛 》

孙国杰

穆某,男,37 岁,顾问。初诊于 1978 年 5 月。

自诉:少腹冷痛 5 年余。患者于 5 年前自觉少腹有凉感,并逐渐加重,继则少腹作痛,缠绵不休。同时伴有阴茎勃起无力,腰酸,失眠,神疲,四肢发凉。曾先后请过法、意、阿尔及利亚医生诊治,服药,注射历经 5 年之久,收效不显。经某官员介绍来我医疗队针治。

查:面色淡,无华,触之少腹及手足清冷,舌淡少苔,脉沉细。

治本少腹属下焦,为肝肾所主,足厥阴肝经、足少阴肾经均循行于此。由于肝肾不足,下元虚冷,致使气血运行不畅,故少腹冷痛。腰为肾之府,肾虚则腰酸。肾居下焦属水,心居上焦属火,在正常情况下水火相济,心肾相交,若肾虚心肾不交,则见失眠、神疲。肾阳不足,脾阳亦虚,脾肾阳虚不能温养四末,故四肢清冷。综上所述,此病乃属肝肾不足,下元虚冷所致的少腹冷痛。治当补益肝肾,温暖下元,取任脉经穴为主。乃取神阙、关元,均灸,每日 1 次,每次 20 分钟。灸治时患者感到有温热感从体表直透腹里。灸治一次后,少腹冷痛稍减;灸治 4 次后,少腹冷痛大减,失眠好转,腰酸减轻,但手足清冷如故;灸治 7 次后,少腹冷痛、腰酸消除,睡眠安稳,四肢转温。又灸治 3 次以巩固疗效。半年后患者来我医疗队,问及病情,一切正常,并热情赞颂中国针灸之神奇。

按:神阙为任脉经穴,是脐带所系之处,为生命之根蒂,一名气舍,灸之可以补益真气。关元是任脉和足三阴经的合穴,位于原气所居的丹田之处,有关锁元阳之力,灸之可以补益肝肾,温暖下元。本例属下元虚冷,故灸之可温通任脉,调补阴经,则阳气得复而治愈。

139

虚寒腹胀

内蒙古自治区中蒙医研究所　针灸副主任医师　冯润身

刘某,男,53岁,机械工人。

自诉:少腹胀痛2日。病前偶食冷腻,食后即觉脘腹胀闷不适,以热水袋温之,稍有减轻。是日黄昏渐觉少腹发胀,叠时加重,至午夜少腹胀痛不得安卧。赴就近医院诊为"不全肠梗阻",需住院治疗,患者畏惧手术,由家人扶持来院请求勉为针灸。10年前曾因肠结核手术发生肠粘连,常有腹胀腹痛感。现少腹胀痛不得矢气,似有逆气上迫心胸,旁攻两胁,故不敢深呼吸。时时恶心呕哕,所吐皆黏液,间杂胆汁,口渴不欲饮,小便短少,大便3日未行,畏寒无汗,烦躁不安。

查:形体中等,急性病容,面色青黄,踡曲辗转,捧腹呻吟,不得安卧。腹胀膨隆,叩之鼓音,触之腹壁紧张、胀痛益甚,肝脾未触及,无移动性浊音。四末清冷,鼻尖冷汗,唇干舌卷,舌苔厚白乏津,脉象细缓无力,两尺重按欲绝。体温38.5℃,血象:白细胞总数12 000,中性80%。

治以温运中下,通降腑气为主法。乃取神阙、梁丘、上巨虚。其中梁丘、上巨虚用泻法,随后盐填脐孔艾灸神阙,艾壮大如酸枣,灸至20壮时,患者腹中雷鸣。复于梁丘、上巨虚运针行泻,遂得矢气,患者顿觉腹中宽舒。除如前法灸神阙外,更于上巨虚加针后各灸6壮,患者肠鸣下迫,急欲入厕。出针后泻下恶臭稀便甚多,至此腹胀若失。处以白蔻调中丸将息调养,并嘱慎饮食,常灸神阙。

按:本例患者先罹有肠结核,继则术后造成肠粘连,致使长期胃肠消化功能减弱,造成运化失职,形成腹胀疼痛。唯肢冷、脉细缓无力,两尺重按欲绝,知系中下焦虚寒致使脾乏健运之能,影响肠道无传输之力,积滞肠间,以致腑气不得通降。治取隔盐艾灸神阙,意在温补下焦,逐散寒邪,加梁丘、上巨虚通肠腑之积滞,寒散腑通,气机通利,阳气充足,腹痛自愈。

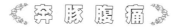

奔豚腹痛

冯润身

樊某,男,37岁,医师。

自诉:患者于日间稍纳生冷,胃脘时时作胀。就寝后,渐觉腹痛上冲,强忍至夜半,腹痛益甚,自觉攻痛自脐下始,犹如手臂上撞心胸,每3、5分钟阵发1次,自知为胃痉挛,服阿托品,其痛仍然不止。同道劝樊祈余针治,樊不作肯允,因向来不信针灸,故又不能勉强为之。稍时,攻痛益甚,呕吐频频,大汗淋漓,呻吟呼号,忍不能忍,至此,樊始请针治。

查:无吸烟饮酒史,无胃肠病史。踡卧辗转,不得稍安,面色青黄,口唇淡紫,舌苔薄白而燥,呼吸促迫不匀。口渴欲得热饮,小便短少,大便2日未行,每阵发攻痛则胸廓如匣。心肺无异常,肝脾未触及,脘腹拒按,腹肌紧张,右下腹反跳、滑磨试验皆呈阴性,左下腹可触及粪条,但无压痛,肘膝以下逆冷,脉象细弦紧数,沉取无力。议其肾阳素虚,复感阴寒,以致引动下焦寒气,上迫心胸,发为奔豚腹痛证。

治以急温脾肾,散寒降逆为主法。乃取关元、足三里、照海、太冲、三阴交。进针后行补法,攻痛顿减。因仓促间找不到艾绒,即以纸烟充当艾条,温灸各穴针柄,使热力深达穴下,十余分钟后,攻痛若失,30分钟后出针。自此之后,樊某笃信针灸,并且谦心力学,每多祈教,传为佳话。

按: 此例腹痛,乃始于脐下,上攻心胸,惟下肢逆冷,脉来细弦紧数,但沉取无力,加之素有肾阳不足,复感阴寒,乃病肾积奔豚,今取关元温下元,三里健脾胃,三阴交温运脾阳,使肾阳得复,脾能运化,加之太冲、照海平肝气之上逆,故能收到温脾阳,助肾气,散寒降逆而止上冲攻痛之疾。

141

疝气（精索炎）

陈克勤

蓝某，男，43岁，于1976年10月16日初诊。

自诉：左侧阴囊下坠胀痛3天。触之左侧阴囊内精索较右侧明显变粗变硬，且有触痛。

治取关元、左侧归来二穴，针感直抵病痛处，留针15分钟坠痛消失。3月后，其症又作，复依前法一次而愈。

按：在中医学文献里，病凡阴睾隐痛，牵引少腹者皆为疝病，可见本症当属疝气。经曰："肝足厥阴之脉……循股阴入毛中，过阴器，抵小腹……是动则病……丈夫溃疝……"以及"任脉，起于中极之下，以上毛际，循腹里，上关元……任脉为病，男子内结七疝"。故本症当与肝、任二经有关。刺取足三阴与任脉之会关元穴，患处附近之归来穴，使二穴之气直抵阴中，以使肝、任二经之气得以疏泄，通则不痛，其病速愈。

142

蛔厥（一）

陈全新

黄某，男，8岁，门诊号7638。

代诉：上腹阵发性剧痛一时许。疼痛为突发性，每次约持续1～2分钟则渐缓解，腹痛间歇期病痛若失。发病后曾呕吐3次，除吐出食物残渣外并有活动蛔虫两条，经内服药物及注射止痛剂未效背负到诊。

查：患儿神情困倦，轻度消瘦，面色微苍黄，呈痛苦病容，每当腹痛发作时则蜷缩母怀，呻吟号哭，痛区局限于上腹剑突右内侧，诉其痛如钻如顶。全身淋巴结无肿大，巩膜无黄染而有散在性灰蓝色斑点，唇内黏膜有隆起透亮小颗粒，心肺正常，胆囊区中度压痛，腹微胀，肠蠕动音稍亢进，脾肝未扪及，双侧阳陵泉穴压痛明显,四肢微凉,冷汗淋漓,舌苔薄白腻,脉滑数,小便黄,近日食欲不振,大便溏,日2～3次,既往有蛔虫病史。

根据始有胃肠积滞,继现右上腹胆区阵发性钻顶样剧痛,发作间歇期病痛若失,巩膜现虫斑,唇内黏膜可见虫积颗粒,胆经下合穴阳陵泉病理性压痛阳性,呕吐蛔虫及有大便排蛔史,诊断为胃肠消化失调,致蛔虫上窜胆道,引起肝胆气郁,疏泄失常而病蛔厥证。

治取足少阳、足厥阴经穴为主,用泻针法,以疏泄肝胆气郁及解痉止痛。待疼痛缓解后,再理脾和气,驱除蛔虫以防复发。

一诊:针取阳陵泉(右)、日月(右)、太冲(右)、足三里(左),先刺阳陵、太冲得气后,针尖斜向上,逆时针方向捻针,使针感尽量向病部扩散,继用平刺法针日月,宜浅刺多捻不提插,待针感向心窝部布散则可,留针期间均接电针仪(疏波)通电。

经针刺得气后患儿呻吟号哭渐减,冷汗止而肢复暖,继而醺然入睡,留针观察1小时腹痛未现而退针。嘱如复痛则再来诊。

二诊:患儿经昨日针刺后腹痛未现,食欲稍佳,大便仍溏,日2次。查:巩膜虫斑及唇内颗粒仍见,胆囊区压痛消失,阳陵泉穴尚微压痛,舌苔薄白,脉稍数。证明针治后肝胆气郁得疏泄,通则不痛。但虫积未除,脾胃运化功能未复,如病因不除,痛仍可再发,乃为之刺四缝穴(左)、血海(百虫窠)、三阴交,以驱虫与调理脾胃气机。刺法:穴位经消毒后,用三棱针速压刺四缝穴(刺前先将指关节轻揉按,刺时要注意避开血管),退针时各穴均有黄豆大黏液从针刺处冒出,将黏液挤尽后,再用毫针泻刺百虫窠,补法刺三阴交。

三诊:病孩神情活泼,病容若失,腹痛未现,胃纳增进,大便已转稠,日1次,排出蛔虫数条,小便常,诊见巩膜虫斑尚残存,唇内颗粒消退,苔薄润,脉稍数。

虫积将除,脾胃运化功能得复,再为之补刺足三里,压刺四缝穴(右),术后嘱如无腹痛,1周再复诊。

1周后其母携儿到诊,喜诉病孩经3次针刺后腹痛消失,食

143

欲明显增进,体重增加,曾先后排出蛔虫十数条,视之小孩面色泛红,巩膜虫斑消失,苔薄润,脉平,病已愈。以后经随访数月腹痛未现。

按：蛔厥即今之胆道蛔虫症,为农村较常见急腹症之一。本病多由饮食不节或驱蛔不当等原因,使蛔虫上窜,钻进胆道,引起胆总管括约肌痉挛而现上腹痛。由于疼痛剧烈,发病后患者则现冷汗淋漓,肢凉,甚至吐出蛔虫,故中医学称为"蛔厥"。

胆道蛔虫症应与胆腑湿热蕴结所致之急性胆囊炎或胆石瘀阻之胆绞痛区别。前者多见于幼年或青年,疼痛性质为"钻顶"样阵痛,疼痛间歇期间症状若失,全身及局部症状多不明显,巩膜可见虫斑及有蛔虫病史。而后者则多见于成年人,有反复发作病史,每过食肥腻则诱发,发作时疼痛持续时间较长,且全身症状较明显。

据脏腑经络辨证,此例发病前已有脾胃运化功能失常,由于胃肠湿热蕴积,致蛔虫上窜胆道,引起肝胆气机疏泄不利而成病。肝胆互相络属,外应于胁肋,故症见上腹胆区疼痛。

治法按"合治内腑"的原则,取胆经下合穴阳陵泉,募穴日月,针用泻刺,可直接疏通胆腑郁结之气,配肝经原穴太冲可泄肝胆之气郁而止痛。据X线实验观察,针刺阳陵泉、太冲、日月等穴可缓解胆道括约肌之痉挛,并可增强胆囊收缩以加速排空,这就为驱除胆道蛔虫及缓解疼痛创造了有利条件。

蛔虫退出胆道后仍会再度上窜,因此疼痛缓解后仍须驱蛔及调理脾胃,刺四缝、百虫窠、足三里、三阴交能驱虫积与旺盛脾胃气机,清除胃肠湿热,虫积得除,肝胆郁结之气得泄,脾胃运化水谷功能得复,则病可愈。

蛔厥（胆道蛔虫症）（二）

福建南岭县医院　黄建章

吴某,男,29岁,农民。于1962年11月17日入院。

自诉:右上腹部阵发性绞痛3天,入院前常感脐周隐隐作痛,按之则舒,时吞酸吐水,住院前4天口服哌吡嗪糖浆驱蛔,便蛔十多条后觉剑突下右侧处剧烈疼痛,约半小时缓解,尔后胀痛,疼痛无明显扩散,阵发性疼痛日三四次,注射止痛剂无效,现仍上腹部绞痛日三四次,疼痛如绞似刺,痛彻心背难忍,啼哭大叫,辗转床笫,坐卧皆非,其妻见状,互相抱头大哭,适院长查房至,鉴及前医治之用杜冷丁止痛无效,因而请笔者治疗。

查:呈痛苦病容,面苍白,舌红润,苔腻浊,呻吟声宏,无肠鸣,腹软,剑突下右侧处压痛明显,肢冷脉细,四诊合参,症属蛔厥。

查:白细胞21 500,中性23%,淋巴77%,红细胞500万,血红蛋白87%;大便检查:蛔虫卵(+);胸透:心肺(-);肝功能检查:黄疸指数4个单位,其他正常。诊断为胆道蛔虫病。

治取阳陵泉、中脘、胆俞,施以龙虎交战法,当针刺阳陵泉得气后,感传循胆经至上腹,痛立减,留针20分钟以上,在留针15分钟后如法再施治1次,起针后疼痛基本消失,翌日按上穴如法再针1次,观察3天,病未复发,验血白细胞降至8000,痊愈出院。

按:本病的发生常由蛔虫钻入胆道,刺激胆总管引起奥狄氏括约肌强烈痉挛与胆管内压增高后的强力收缩,而造成阵发性剧烈绞痛。笔者认为针中脘可调升降,理中焦,通六腑;取阳陵泉可通经络,舒筋脉,清胆热,阳陵泉善治胸胁痛及少阳经病变,"合治内府"。实践证明,针刺这些穴位,使经气感传至病所,以调理虚实而收驱蛔功效。

虫　痛

杨介宾

何某,女,14岁,学生。于1966年4月19日中午就诊。

自诉:上腹部阵发性剧痛3天。3天前上腹阵阵作痛,放射至背部及胁肋,呕吐食物和清水,不思饮食。今日上午腹部忽然剧痛,势如刀绞,经儿科门诊转至我科针治。

查：患者大声啼哭，在床上翻滚，肢冷汗出，面白唇淡，腹痛时作时止，痛时腹部有条索状包块，起伏不定，口渴、便干、尿黄。有吐虫便虫史。舌质淡红，苔薄白，脉沉细微数。诊为：虫积腹痛。

治以通调腑气，安蛔止痛。针取：四缝穴、内关、中脘、足三里、阳陵泉、灵台、督俞。四缝穴用三棱针刺出黄白色黏液；左足三里，右内关针刺，下针5分钟后疼痛即止。半小时后又感轻微疼痛，复以中脘温针，阳陵、灵台针刺，督俞拔罐，以后再未疼痛。留针1小时，5分钟行针1次。其痛止后步行回家。后经随访，未再复发。

按：本病属"肝胃气痛"、"蛔厥"范围。多由饮食不洁，脏腑虚寒，气滞湿阻肠腑，郁久生热生虫；或饥饱不匀，蛔不得安，窜扰胆腑而为病。蛔有钻孔习性，阻滞胆腑气机不通则痛；虫能上下往来，故痛时作时止。治取四缝穴能安蛔止痛；中脘、足三里调畅腑气而止痛，内关宽胸理气；阳陵泉疏肝利胆而通腑气；灵台、督俞近心胃，可调气血而行气止痛，故此获效。

146

便秘（一）

楼百层

杜某，女，50岁，职工。

自诉：大便艰涩难排，3～5天一行，至今已2～3年，近数月来间隔7～8日始能排便1次，虽用力努争，仍不通畅，伴纳差，腹胀，苔滑，曾服蜂蜜等润肠，无效。

考病由肠胃气机郁滞，健运失司，腑气不通，传导功能失常所致。

治以大肠俞、大横、支沟，用提插泻法，每日针1次，每次针后1小时内能排便少量，但逾时就难排出，故嘱其每日规定时间入厕，以配合针治，针至10次，大便已趋正常。

按：本例取大肠俞疏通大肠腑气，大横运脾通便，支沟宣通三焦气机，合而用之，则大便自通。现代病理学认为，造成便秘的原因,主要是由大肠运动的减弱,故只有运用刺激量较轻的提插泻法以促使其肠蠕动增加,方能导致大便的通行,若以强刺激为泻法来治疗,则会对肠蠕动起到更加抑制的作用。

便秘(二)

山东中医学院附属医院针灸科医师 张登部

李某,男,27岁,于1976年11月25日入院,住院号18402。

患者以"坐骨神经痛"入院。入院后即出现大便干结不通,口干渴,心烦躁,脘腹胀满,欲大便而不下,小便黄少。

查:舌质红,苔黄厚腻,脉弦数。

治取支沟、上巨虚,施用泻法,当天下午即大便1次,患者顿感舒适,住院月余,未再出现便秘。

按:支沟系手少阳三焦经的经穴,有清泄三焦火炽及通便的作用,为治疗便秘的要穴。上巨虚乃大肠经的下合穴,《内经》云:"合治内腑",且为胃经所辖,故取之有清泻胃肠实热之功。二穴配伍,相得益彰,故收显效。

杨某,男,65岁,医生,1976年2月14日入院,住院号:2626。

患者因"脑血栓形成后遗症"入院,因长期卧床,经常大便秘结,有时则3~4天1次,精神疲乏,动则气短、乏力、自汗。

查:舌质红,苔白,脉沉细无力。

治取气海、支沟、上巨虚,均施用补法,针后约6小时即大便1次。

按:补气海以益气补中,鼓舞肠胃之阳气;补支沟以振奋三焦之气;再配以大肠经之下合穴上巨虚补之,其通便之效更佳。

刘某,男,66岁,医生,1976年8月23日入院,住院号:7807。

患者以"多发性硬化症"、"高血压"、"动脉硬化"入院,大便干结,有时7~8天1次。腹胀满疼痛,手足心热,烦躁失眠,小便失禁。

查:面潮红,舌红,无苔,脉沉细。予以汤剂中加入大黄、芒硝、番泻叶、郁李仁等无效。

治取照海、气海、支沟,均施补法,针后约7小时即大便通利,患者自觉舒适。

按:照海为八脉交会穴之一,通于阴跷脉。补照海能滋阴泄火,此乃增水行舟之法。补支沟、气海益三焦之气而大便自调。

姜某,女,49岁,工人。1976年8月23日入院,住院号:18125。

患者以"脑血栓形成"入院,入院后即大便干结不通,每3～5天1次,腹胀满不适,四肢发凉,面色青黯,乏力。

查:舌淡,苔薄白润,脉沉弱无力。

针治取关元、支沟、上巨虚,当日夜间即大便通行。

按:灸关元以通补元阳,配支沟、上巨虚以通调三焦和大肠腑气,其便结自除。

霍乱（急性胃肠炎）

张涛清

黄某,男,50岁,干部。于1977年7月初诊。

自诉:在时令热天,误食生冷不洁之物后3小时许,即起恶心呕吐,吐出为胃内容物色黄味酸,量不多但次数较频繁,伴有腹痛,以胃脘及脐周为剧,系阵发性痉挛性疼痛,腹泻水样大便十多次。未服任何药物即来院急诊。

查:患者呈痛苦急性病容,呻吟不已,但不发热,有轻度脱水征象,证属霍乱。

治取华佗夹脊肝、脾、胃(胸9、11、12),用平补平泻法留针20分钟,起针后,患者腹疼即减,恶心感明显减轻,此后再无腹泻。经2次针刺,腹痛、恶心、呕吐诸症尽除。

按：华佗夹脊穴的位置目前有两种说法：一种认为自第1颈椎起至第5腰椎止，每椎棘突旁开0.5～1.0寸，每侧24穴，左右共48穴；另一种认为自第1胸椎起至第5腰椎止，每椎棘突旁开0.5寸，每侧17穴，左右共34穴。两种说法之差为前者比后者多颈椎一段之穴位，其主治功用一般记载为治疗瘰疬、咳嗽、喘息及一切慢性疾患。根据本人多年的临床经验，应用于下述两方面的疾患效果最佳：

一为呼吸系统疾病的肺炎，支气管炎，喘息性支气管炎和支气管哮喘，采用夹脊胸1～3段针后加拔火罐。

二为消化系疾病的急性胃炎、胃及十二指肠溃疡之疼痛，急性胃肠炎之上吐下泻等。采用夹脊胸7～12段，单纯针刺，必要时配以拔火罐，对此类疾病往往有针到病除之功。此例患者经1次针刺后即告痊愈。

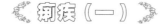

痢疾（一）

天津中医学院附属医院针灸科

杜某，男，46岁，住院号16808。

自诉：腹痛腹泻一日五六次。因中午吃隔夜未经煮沸的剩面条，3小时后开始腹泻，至晚间腹痛加剧，里急后重。

查：便常规化验：黏血便，白细胞0～1，红细胞（＋＋＋＋），诊为痢疾。

治以清热止痢。针取天枢、关元、神阙。以毫针刺天枢、关元，重灸神阙达2小时，皮肤呈潮红，同时配合输液。

经针灸并用后腹痛缓解，里急后重逐渐减轻，未再出现下痢脓血，泻止，症状消失而愈。

按：患者系外伤性下肢不全瘫痪，脾脏切除，气血俱虚，胃肠功能减弱，又误食过夜不洁食物，伤及肠道，致络脉受损而下痢脓血，腹痛，里急后重。天枢为大肠募穴，精气汇聚所在，针灸并用可温补中气，通调腑气，使大肠功能恢复。

痢疾（二）

长春中医学院针灸教研室主任　李一清

周某,男,30岁,职员。于1980年9月12日初诊。

自诉:素有胃病,又因饮食失节,感受疫毒,突然发病,恶心腹痛,里急后重,入厕十余次,下痢不爽,赤白黏便。伴有恶寒发热、头痛、烦渴、无食欲等症。

查:患者面黄肌瘦,痛苦面容,舌苔黄腻,舌质淡红,体温39℃,脉象滑数。便常规:脓球(＋),红细胞(＋＋),白细胞(＋＋)。此系素有脾之运化失司,胃浊不降,又因饮食所伤,复感暑湿热毒,胃浊与湿热相搏,凝滞不行,气血两伤,大肠传导失司,而下痢脓血。诊断为湿热下痢。

治以和中调气,清热利湿为法。取中脘、合谷、内庭、天枢、大肠俞等穴,用毫针强刺泻法,通调肠腑,日针2次,每次留针30分钟,留针期间每5～6分钟提插捻转行针守气1次。9月13日二诊,患者高热退,头痛减,仍腹痛,便痢脓血,热结旁流,肛门热痒,治法处方同前,又加曲池、上巨虚、下巨虚。9月14日3诊,经4次针治,诸证俱减,唯感乏力,肛门胀坠,治法取穴同前,连针4日8次,症状消除,便检正常,治愈。

按:痢疾一证,夏秋多发,多因脾湿中焦失运,胃浊不降,内有宿疾,复因饮食失节,或因寒暑疫毒,肠胃气血乃伤。临床上以邪从阳化为热者居多,然亦有寒湿下痢者。本例即属湿热为患,首取胃之募穴、腑之会穴中脘以和中调气,降浊止痢。并以手足阳明经穴合谷、内庭、曲池为主,以清热解毒;重泻大肠之募穴天枢、大肠俞来排除肠内容物,取逐秽降浊利湿之功。配大、小肠的下合穴上下巨虚,调整肠腑。初诊时,下痢不爽,气血易伤,二诊时,虽有便痢脓血,热结旁流,但腑气已通,秽浊排出,势在好转。针刺治痢,疗效卓著,但宜每8～12小时针治1次,留针期间要不断行针守气,方能奏效。

痢疾（三）

肖少卿

赵某,男,28岁,农民。于1978年9月13日初诊。

自诉:昨天开始寒热,今日中午腹痛,继见赤白脓冻,里急后重,肛坠不爽,日行20余次,伴有脘闷,食少恶心,恶寒发热,汗少,肢体酸痛。

查:脉象浮数,舌苔薄白,体温39.4℃,大便常规:黏液少,血少,脓球（＋）,红细胞（＋＋＋）,找到吞噬细胞,大便培养:二次均见宋氏痢疾杆菌。证属痢疾（细菌性痢疾）,由湿热积滞内阻,大肠传导失司,风寒外束使然。

治以解表化湿,清腑降浊。乃取合谷、曲池、风池、天枢、上巨虚、中脘、内庭,毫针刺用泻法。留针30分钟。每隔5分钟行针1次,日针2次,经针2次后,汗出热退,腹痛大减,腹泻次数减少;经针4次后,腹痛更减,腹泻日行4次,赤白相兼,有黏冻,肛门坠胀。上穴加长强,经针6次后,腹泻日行2次,黏冻亦少,腹痛肛坠已除。经针8次后诸恙消失。经针10次后,细菌培养转阴,而告痊愈。

徐某,男,26岁,教师。于1974年7月3日初诊。

自诉:发热（体温38.5℃）,腹痛,大便日行三十余次,混有红白黏冻,伴有头晕眼花,恶心,纳差,肢倦乏力。

查:脉象浮数,舌苔黄腻,大便培养发现痢疾杆菌。证属痢疾,良由外受暑湿热邪,内伤饮食生冷,凝滞肠胃,积湿蕴热,邪积交阻,肠腑气血受伤所致。

治以清热化湿,通调肠腑。针取合谷、曲池、内庭、中脘、天枢、足三里、上巨虚,针刺泻法,留针30分钟,每隔5分钟行针1次。7月4日发热减轻,大便次数减少,但仍腹痛肛坠,原方加长强。7月5日身热已退,大便日行15次,腹痛肛坠减轻,大便镜

检:脓细胞(＋),培养阴性,取穴同上。7月6日大便2次带白色
黏液,食欲已振,大便培养阴性,取穴同上。7月7日大便1次,
无黏液,无腹痛肛坠感,大便镜检:脓球(＋),取穴同上,去长强。
7月8日未大便,停针观察。7月9日大便培养阴性,镜检阴性。
共针6次痊愈。

按: 本病临床表现以腹痛、里急后重、泻下赤白黏液脓血为
主证。以上所举两例,均属湿热痢。前者兼夹风寒表邪,故治宜
解表化湿,清腑降浊;后者为湿热内蕴,邪积肠腑,故治宜清热化
湿,通调肠腑。处方均以合谷、天枢、上巨虚为主穴,偏于风寒者
加风池、中脘;偏于湿热者加曲池、内庭。因合谷为手阳明之原,
天枢为大肠之募,上巨虚为大肠之下合穴,以痢疾主要为病在大
肠,故取此三穴通调大肠腑气,使气调湿化滞行。取曲池、内庭,
清泻肠胃邪热之气;取胃之募穴中脘配胃之合穴足三里,以疏调
胃气而达化湿降浊的目的;合谷配风池,以疏风发汗而解表。如
此辨证施治,标本兼顾,各得所宜,则病可愈。

❀ 痢疾(四) ❀

吉林省人民医院针灸主治医师　王世云

卞某,男,28岁,社员,莫莫格东队。于1974年6月5日上午
就诊。

自诉: 平素身体健康。从昨天下午开始腹痛、脓血便、量少。
发病后至诊时已大便7～8次,伴有里急后重、口渴、食少、纳呆,
并有恶心,呕吐一次为少量胃内容物,小便量少,色深黄。

查: 一般状态较好,面色微红,精神不振,呈急性病容,轻度脱
水外貌。舌质红,苔黄腻,脉滑数。体温38.2℃,血压100/
70mmHg。腹软,左下腹部有压痛。化验:便镜检,红白细胞、脓
细胞均为满视野。诊为湿热痢(细菌性痢疾)。

针取足三里、阴陵泉、曲池、天枢、内庭、少商(放血),捻转进
针,出现酸胀感后,留针15分钟(留针过程中捻动两次),出现肠

鸣、腹痛,有排便感,出针即去厕所。

第3次来诊,主诉从针后大便次数已减少至3～4次,但仍里急后重,有脓血便。食量较前增加。精神状态好转,体温37℃,血压110/80mmHg,舌苔、脉象同前,治法亦同前,只腧穴加公孙、气海。

第5次来诊,主诉大便每日仅两次,为黄色软便,无脓血,无里急后重。精神状态好,体温36.4℃,血压120/90mmHg。治法同前,腧穴减内庭、少商,加胃俞、大肠俞。

第7次来诊,主诉大便正常,化验:便未查到红、白细胞、脓细胞。巩固治疗方法同前,痊愈。

按:治疗湿热痢的原则为清热利湿、调气行滞,故取手足阳明经、太阴脾经穴为主。先取三经之合穴,调理脾胃、大肠之气机以清热利湿、导滞。再取大肠经原穴、募穴,脾经之络穴,以收到宣外通内、调气行血之功效。

❀ 腹泻(一) ❀

陈作霖

蒋某,男,47岁,门诊号:外78～51。于1978年10月11日初诊。

自诉:腹泻已两年,每日2～3次、5～6次不等,为稀水及不消化物。四肢无力,纳食无味。

查:体瘦,面色萎黄,舌质淡胖,苔薄白,脉濡缓。拟为脾胃虚寒。

针取中脘、天枢、足三里、阴陵泉、气海。均加温针3壮。针4次后腹泻减至每日1～2次,第1次大便已成形,但入水即散,仍予上法。6次后腹泻止,大便日1次,成形。加脾俞、胃俞、足三里,均温针3壮。共针十次痊愈。随访半年余未复发。

按:泄泻一症无不由于脾胃。本例因脾胃虚寒,不能温运水谷,水液糟粕混杂而下,故治疗以温运为主。胃募中脘、大肠募天枢,取以调和胃肠之运化与传导功能。足三里为胃合,阴陵泉为脾合,针以助胃、脾腐熟运化之功,脾胃得和,升降有权,清浊得分而腹泻自止;针气海以益气,元气足则制约有权,大便自调;复加温针以温中散寒,俾脾阳振奋而运化有权,则泄泻得愈。后加脾俞、胃俞、足三里以巩固之。两年之病,经 10 次治疗而愈。

《腹泻（消化不良）（二）》

天津中医院针灸科

陈某,女,20 岁,演员。

自诉:腹胀,腹泻,每日大便 4～5 次,食后即泻,大便为不消化便,体重明显下降,体力减弱,不能继续工作,曾经中西医治疗,亦未好转。

查:便常规为水样不消化食物。体瘦,面苍白,懒言,肠鸣音亢进,腹微胀,肝脾未触及。诊为腹泻(重症消化不良)。

治以理脾健胃,调健中州。一取:脾俞、胃俞,大肠俞、三焦俞、肾俞;二取:天枢、曲池,足三里。二组穴位交替使用,每次留针 15～20 分钟。一组用捻转补法,二组用捻转补法加灸。

经针治两次后,患者感到腹胀、肠鸣均减轻,腹泻每日 3～5 次,大便为黄色不消化便,饮食增加。经 1 周治疗后腹部不适症状消失,每日大便 1～2 次,大便为黄色软便。经半月治疗痊愈恢复工作,体重增加。追访半年未再复发,体重增加 7kg。

按:患者为文艺工作者,由于职业缘故饥饱无常,日久伤及脾胃致中气不足,健运失常,脾虚难以散精,故食物难以消磨而致完谷不化,久泄不愈。腧穴为精气输注之处,故取脾、胃、大肠、三焦、肾俞以振奋诸俞精气,收到培土生源的作用。泄泻一症为肠腑失司,故取手足阳明经之合穴及大肠募穴,以调理肠腑,温中止泻而治愈。

腹泻（三）

陈全新

黄某，男，2岁，门诊号19556。

代诉：两天前过食生冷肥腻食物，以后则发现腹痛泻，大便稀溏，混有小量黏液无脓血，味酸臭，每天大便约7～8次，同时伴有低热，食欲不振，神疲，夜睡不宁，口干渴，小便短赤等症状。

查：神志清晰，营养中等，精神疲乏，轻度消瘦，头部及四肢器官发育无特殊，巩膜无黄染，项柔软。全身淋巴结无肿大，胸对称，心肺未发现特殊，腹微胀，轻按痛，肝脾未扪及，肠蠕动音增强，膝反射稍迟钝，无病理性神经反射，舌质红，苔污腻薄黄，脉濡数，指纹色紫，隐透风关。乃为积滞夹湿热于胃肠为病。

治以调和胃肠气机，清泻湿热为主。取足阳明经穴双侧足三里，用平补平泻法。进针3～4分深，找到适当针感后（因小儿不能诉说针感，可针至其足趾或下肢肌肉跳动则可），留针10～15分钟，留针期间每隔数分钟轻捣、捻针15～20秒。退针后用梅花针轻叩刺天枢、大肠俞，并嘱其母多给淡盐水作饮料，禁食生冷肥腻食物，早晚针刺1次。

翌日其母携儿复诊，喜诉腹泻已显著改善。经昨日针刺后只排大便3次，思食，口不渴，热退，神志宁静，睡佳，小便淡黄。脉常，舌淡，苔薄黄润，指纹已退风关，色淡紫。经治后胃肠气机得复，积滞已去，湿热将除，用平补平泻针法，刺足三里以调胃和中。

三诊：腹泻已愈，大便成形，日1次，胃纳佳，睡眠好，神态活泼，脉常，舌淡，苔薄润。脾胃气机和利，郁热已除，遂停止针刺，经观察1周，病情稳定。

按：由积滞引起的腹泻称为积泻。小儿脾胃较弱，如饮食不佳，纳食不消，损伤脾胃，致受纳运化功能失职则成病。本例因积滞夹湿热交阻，故证见胃纳不思，腹胀痛，大便稀溏，次数增多，味

155

酸臭,小便短赤,并伴低热,神烦,口干渴,脉濡数,舌质红,苔污腻薄黄,指纹色紫等象。

足阳明经属胃络脾,据《内经》"合治内腑"原则,针用平泻刺胃经合穴足三里及用梅花针叩刺天枢、大肠俞,除能疏调胃肠气机外,并能增强受纳运化功能,使水精四布,脾胃气机和利,积滞则得消,湿热之邪得泻而积泻自愈。

泄泻(慢性肠炎)(一)

徐凤林

肖某,男,48岁。于1980年10月20日初诊。

自诉:两年来天亮前腹泻,伴有便前腹痛,往往晨起前3～4次。内科诊断为:慢性肠炎。曾服用黄连素、氯霉素、四神丸暂能缓停。但药停即复发。曾做大便培养无细菌。

查:纳差面黄,体倦神疲,腹冷喜暖,腰酸乏力,四肢时有发冷,肝脾未触及,腹痛肠鸣,大便细菌培养阴性。舌淡苔白,脉象沉细。证属脾肾阳虚,运化无权,寒湿下注。

治以温补脾肾、固肠止泻。针取中脘、关元、肾俞、天枢、大肠俞、上巨虚,均以补法施术,并加艾条温灸,每日1次。

经上穴治疗3次后晨起前便次减少成形,腹痛减轻。2个疗程(24次)的针灸治疗获得痊愈。1年后随访未见复发。

按:拂晓之前,腹痛作泻,中医为"鸡鸣泻"或"五更泄",为肾阳不振、命门火衰所致。腹冷喜暖,腹时痛时胀,四肢清冷,体倦神疲,舌淡苔白,脉沉细,均为脾肾阳虚之候。配方取关元、肾俞、大肠俞以滋阴补肾,培元固本,通利大肠;取中脘以健运中宫之举,调理脾胃;取上巨虚、天枢以调理肠道,固肠止泻。久病则虚,艾条灸以温蕴脾胃,振奋脾胃功能,达到治愈的目的。

泄泻（慢性肠炎）（二）

南京政治学校门诊部中医师　李振凛

刘某,男,成年。于1979年11月1日初诊。

自诉:患慢性肠炎已一年半,溏便每日二三次,近日因受寒而症情加重,每日水样便六七次,腹痛阵作,肢体倦怠,面色少华,不思饮食,脉濡细,苔薄腻。患者因对药物治疗信心不足,特来求治于针灸。

针取地机(足太阴脾经)、足三里(足阳明胃经)、尺泽(手太阴肺经);灸气海。行补法(轻刺激),留针30分钟,每日治疗1次。

经治疗3次后症状明显减轻,由水样便转为溏便,每日三四次。治疗5次后转为每日2次溏便。前后共针灸18次痊愈。两个月后随访情况良好。

按:本例久泻感寒,治宜标本兼顾。地机为足太阴脾经郄穴,郄穴善治本经深部疾患;足三里为足阳明胃经合穴,取"合治内腑"之意,且系强壮健脾要穴;尺泽属手太阴肺经合穴,与地机相配,同各经经气相投,共同调整脾胃气机以恢复肠胃传导功能。加用艾灸气海,以增强温阳散寒,益气止泻之效。

泄泻（三）

刘冠军

李某,男,32岁,工人。于1973年8月初诊。

自诉:过食生冷油腻,复感寒邪,遂成胃脘胀满、腹泻肠鸣,某医见其脘闷胀满,疑为伤食作泻,投给攻消之品,益虚其脾,致使大便稀薄,无臭,日三四次,兼有纳减腹鸣,喜按恶凉。

查:神疲倦怠,面淡黄,苔白腻,脉濡缓,证由脾胃虚弱,兼服攻消之品则使脾气不能升发,运化无权,乃成脘闷不舒,久泻不止。

治取天枢、大肠俞行泻法，温针脾俞，足三里、公孙补，连续治疗 11 次，脘舒纳香，便已成形，日行一二次，但仍时有腹胀肠鸣，乃加灸百会以升举清阳，又治 4 次，腹泻痊愈。

按：泄泻虽是大肠功能失调，但它的病机变化在于脾，它的主要致病成因在于湿，所以《内经》上说："脾虚则腹满肠鸣，飧泄食不化"，《沈氏尊生书》中记载：泄泻脾病也，脾受湿而不能渗泄，致伤阑门元气，不能分别水谷，并入大肠而成泻。说明腹泻主脏在脾，成因为湿。因脾主升，主运化，全赖阳气内充，故阳气不足，则脾之升清功能受到影响，就会升举无力，脾虚下陷，使临床常见久泻之人，出现泻下清谷，肠鸣切痛，神疲倦怠，舌苔薄白，脉来沉缓无力，治疗当遵升提健脾燥湿为主法。

本例泄泻，先因生冷，误伤脾气，复感寒邪，又加攻伐，致使脾气益虚，清阳下陷，导致肠鸣泄泻，此正合《时病论》所说："寒气内袭于脾，脾胃受寒则阳虚，虚则不司运用，清阳之气，不主上升，反下陷而为便泻。"

治以健脾升阳法，故取天枢、大肠俞调理大肠，使大肠分别清浊的功能健全，以祛肠胃之寒，化脾胃之湿，温针三里通运上下之气以扶中土，公孙运脾，脾俞补脾，三穴相合，则能健运中焦之气，温补中宫之阳，因久泻阳虚，清阳不升，故加灸百会升阳益气，诸穴相合，则运化有权，清升浊降而腹泻自止。

158

《慢性腹泻》

楼百层

章某，女，42 岁，工人。

自诉：大便稀溏，日泻 2～3 次并夹杂不消化残渣，至今已有 1 年。病起于饮食失调。近觉腹胀不舒，肢软神疲，胃纳乏味。

查：舌嫩苔白，脉象濡细，面色萎黄，精神不振，病由脾胃虚弱，健运失司所致。

治取脾俞、天枢、足三里，提插补法。自第 3 次针后，大便转干。第 6 次针后,大便完全正常。即停针观察,次春又患头痛来针,据诉针后大便一直正常,未见复发。

按:"俞穴"是脏腑经气输注于背部的经穴,"募穴"是脏腑经气汇集于胸腹部的经穴。本例取脾经俞穴脾俞,大肠募穴天枢,再加胃之合穴足三里,三穴配用以调整胃肠之气,对促使胃肠运化与传导功能的恢复有显著作用,故能收到一定效果。

痧　证

曲祖贻

高某,男,24 岁,工人。1930 年夏以急性呕吐就诊。

查:形神委顿,走路摇晃,面色苍白,呕吐连连,虚汗涔涔。六脉沉涩,指尖发凉,舌干苔白,指纹已螺瘪。诊为痧症。

治以先刺大椎以排除痧毒,保护中枢,再刺曲池、合谷、足三里调理脾胃而止呕。术完起针,病势未减,继服痧药,立即吐出。患者自诉心中慌乱,头昏眼花,要求"挑猴"。遂邀刘某诊治,他掀开患者上衣,用右手中指顶点敲患者前胸肋间,凡是敲过之处立即鼓起一小包,此即所谓"猴"。刘遂用长三棱针挑敲起的小包,边挑边消,前后胸针挑近百针。直至敲到肋间小包不见时,患者自觉"心中亮堂了",喝了两杯热水,再没吐出,道谢而去。

按:"挑猴"就是放痧,中暑、干霍乱等均有此症状。因敲点肋间,鼓跃似猴,针挑之可消,故民间叫"挑猴"。实际此病属于中医瘟疫范畴,所以又叫"瘟痧"。清初医家郭右陶著的《痧胀玉衡·卷中·温痧项》里说到:"寒气郁伏于肌肤血肉之间,至春而发,变为瘟症,是名瘟痧。又暑热伤感,凝滞于肌肤血肉之中,至秋而发,亦名瘟痧。但春温痧毒受病者少,不相传染,时或有之;秋瘟痧毒受病者多,老幼相传,甚至一家数人犯痧,或一方数人犯痧,其发也必恶寒发热,或腹痛,或不腹痛,似疟非疟,或气急发喘……治宜放痧……"这里把痧症的病因、症状、治法等都介绍了,可见"挑猴",即"放痧"。

159

实践证明,针挑虽能治猴痧,但针刺创面大,容易感染,而吐泻较重脱水者,使用针挑时尤应慎重。为此,我把过去使用的挑针,改为"点刺",并于1953年载于《北京中医》2卷8期,名之曰"点刺法",可供参考。

《 食 物 中 毒 》

山东中医学院附属医院针灸副主任医师　臧郁文

张某,男,13岁。

自诉:于1958年12月12日中午吃驴肉,约2小时后发现腹痛,且逐渐加重,并现持续性呕吐,大便泻泄,头昏无力,四肢发凉,来我院急诊。

查:腹痛拒按,呕吐,泄泻,四肢厥冷,有明显失水征,血压50/25mmHg,脉象沉细而弱、微数,舌无苔。

治以针刺中脘、内关、天枢、关元、足三里,针入15分钟后,腹痛、呕吐、腹泄均明显减轻,但血压仍低,以艾条灸神阙,1小时后,血压逐渐恢复至100/70mmHg,手足渐渐复温,脉象有力,精神好转。

王某,男,39岁。

自诉:在某县参观,中午吃猪肉拌黄瓜,晚间赶来某市住某招待所,到达后即感觉周身无力,继则腹痛急剧,呕吐泄泻,呕吐物皆为食物与白色黏液,时恶心、头痛眩晕、手足发凉、腿肚抽痛、小便短黄、出冷汗。

查:患者面色黄,腹痛拒按,四肢厥冷,腿时转筋,卧床辗转呻吟,舌苔薄白,脉象沉弦,血压80/60mmHg。

针取中脘、内关、天枢、关元、足三里,针刺入后行泻法,留针30分钟,捻针3次,因血压较低,加灸神阙15分钟,更针承山以疗腿肚转筋。针后20分钟则腹痛、呕吐、腹泻明显减轻30分钟后四肢复温,转筋已止,灸后血压恢复至104/70mmHg,夜卧甚安,次日即愈。

按: 针灸治疗食物中毒,是根据中医学中对霍乱的病因、症、治而进行的。《灵枢·五乱》云:"气乱于肠胃,则为霍乱……取之足太阴、阳明"。中医所谓的霍乱,包括病种比较广泛,食物中毒也不出此范围。食物中毒的上吐下泻,系肠胃失和,升降失司,所以治宜健中和胃,故取胃募中脘以健中和胃,内关镇逆止吐,天枢、关元分别为大肠小肠之募,疗腹痛以止泻利;足三里为阳明之合穴,能培土以强身,和脾胃以治吐泻;神阙加灸,以治元阳之失守,委中放血可治疗腹痛、吐泻,合承山则转筋可舒。

操作和留针时间:进针后,找到酸、麻、胀感觉后,则用提插补泻的泻法,加重刺激,约 1 分钟左右,留针 20～30 分钟,在留针过程中,每隔 10 分钟,则施行一次手法,待病情减轻则出针。小儿及老年人多用单刺法。灸神阙,最好用艾炷隔盐灸。如来不及准备,用艾条也可,我们就是采取艾条灸,效果亦佳,灸 15 分钟～1 小时,待四肢复温,血压上升则止。

溺　水

161

广西横县中医院针灸科医师　黎邦榕

欧某,男,4 岁,住横州镇城东街 108 号。于 1965 年 5 月 14 日下午,因玩水而被溺,捞起呼吸停止,四肢冰冷,面黑舌伸,但身尚软,马上进行急救,立即针刺会阴,以疾刺捻转提插手法,中冲、人中用速刺捻转手法,当针约 1 分钟左右,就能开眼转睛,张口哭叫。

尹某,女,4 岁,住曹村公社里竹大队。于 1965 年 6 月 30 日下午,因玩水被溺,两小时后,始采用上法急救,仅 2～3 分钟时间开始呼吸苏醒。

按: 应将患者抬至空气流通的地方,解开衣扣,取俯卧位,抬高腰部,使头及胸部放低,头转向一侧,同时将口撬开,横嵌筷子一根,使水从口流出。

针刺采用以会阴为主,配中冲、人中为辅。会阴:取截石体位,男子在阴囊十字纹与肛门之间,以手按之,有凹陷处取;女子在大阴唇后联合部与肛门之间取之。成人针 5 分～1 寸,小孩针 3～5 分深。中冲:在中指之端去指甲 1 分许取之,左右共两穴,针 2 分深。人中:在鼻唇沟上 1/3 的中央,针 2 分深。首刺会阴,续刺中冲、人中,均用疾刺捻转提插综合手法,倘若经针刺会阴穴,在 2～3 分钟不苏醒者,难救。

❀胆 囊 炎❀

上海市惠民医院针灸科中医师　王佐良
外科副主任　胡可钦

蓝某,男,23 岁,贵州苗族人,住院号 39739。于 1959 年 1 月 12 日下午 3 时许进院。

自诉:入院日上午 9 时许,突发右上腹剧烈绞痛,伴有恶心呕吐。

查:体温 36.1℃,脉搏每分钟 74 次,呼吸每分钟 16 次,神志清楚,弯腰捧腹,呻吟不已,不能安卧,右上腹季肋下压痛明显,局部肌肉紧张,有一硬块可扪及,约 5cm×7cm,墨菲征阳性。血化:白细胞 20 500,多形核 83％;黄疸指数:16 单位,凡登白试验:直接反应延迟阳性,间接反应阳性;尿常规:白细胞少许,尿胆元阳性(＋＋＋),尿胆素(＋＋＋);大便检查:蛔虫卵少许。诊为急性胆囊炎。

治疗:除禁食、胃肠减压及静脉输液外,单纯用针灸治疗,不服用其他药物,针刺取穴为:阳陵泉针 1 寸,丘墟针 5 分,行间针 4 分,委中针 1 寸,三阴交针 8 分。上穴除三阴交用补法外,其余俱用泻法,每 4 小时 1 次,每次留针半小时。第 1 次针后,疼痛即大见减轻,唯当晚 12 时体温高达 39℃,我们仍坚持用针刺治疗,48 小时后,体温即恢复正常,肿块消失,然仍有轻度压痛。继续针治,每日 2 次,每次留针半小时。于 1 月 19 日出院,前后共一

162

星期。

按：《灵枢·四时气》说："善呕，呕有苦，长太息，心中憺憺，恐人将捕之，邪在胆，逆在胃"。张志聪注曰："病在胆，逆在胃者，木邪乘土也。"胆属木，胃属土，邪在胆则胆实，木实侮土，所以引起胃气不和，而发生恶心呕吐的症状，足少阳之脉，其直者，从缺盆下腋，循胸，过季胁，所生病者，胸胁肋……皆痛。邪在腑，腑病传经，经气壅滞，不通则痛。所以该例患者右上腹见剧烈绞痛。

《灵枢·邪气脏腑病形》说："荥输治外经，合治内府。"又说："胆合入于阳陵泉。"邪气在胆，所以取阳陵泉泻之，以去胆实。肝胆为表里，其脉内有经别相合，外有别络相通，在治疗上可以共同使用，能够加强疗效。胆经邪实，也可泻肝经，肝胆同属木性，木实泻火，这是子母补泻的原则，为此取荥火穴行间施用泻法。足太阳者，巨阳也，其背部俞穴通于五脏六腑，《难经》曰："阳病引阴。"《素问·风论》说："风气与太阳俱入，行诸脉俞，散于分肉之间"，天地风寒之邪，袭中人身，背先受之，流入于脏腑，则脏腑中邪而病。所以李东垣说："收治风寒之邪者，取背部俞穴而治之。"因此膀胱经的背部俞穴在临床上可以统治诸经之病，而"委中"为膀胱之合，故泻此穴可以疏泄太阳之邪，而清病源。木实侮土，脾胃乃伤，本例已显恶心呕吐等症，所以亟须补土以御木，故取三阴交补之，即培土之意。实邪得泻，阴阳平秘，故能迅速达到治疗目的。

肝　病

米脂县中医门诊部主治医师　史奇

李某，男，18 岁，农民。于 1979 年 11 月 14 日初诊。

自诉：发病 20 天，尿黄、全身黄染 13 天。20 日前因劳累引起腰痛、头昏、发冷、发热、腹胀，不想吃东西，厌食油腻，周身发软。此后出现尿黄、全身发黄、乏力。11 月 10 日经县医院肝功检查，诊断为急性黄疸型肝炎。

查:发育中等,营养一般,巩膜、皮肤黄染;心肺(-),腹部柔软,肝肋下1.5cm,剑下4cm,光滑充实,触叩痛明显。

治取:足三里、中封、肝炎穴、合谷、后溪。每日1次,两侧交替进行。针刺8次后(11月24日)黄退,食量增加,精神好转,去合谷、后溪。12月14日,症状、体征全部消失,微感气短,加刺耳针5次痊愈。12月22日肝功、超声波复查均正常。

刘某,女,49岁,农民。于1979年7月1日初诊。

自诉:头痛、腹胀、乏力、视力模糊已一年余。五六年来经常疲倦、轻微腹胀、眼睛发干,但未加重视。一年前感觉腹胀加重,全身发软无力,视力模糊,食少,全身轻度浮肿,尿少,尤其头疼严重。经某医院诊断为肝硬化,用中西药后症状减轻。1979年2月加重,腹胀如鼓,不能平卧,尿少身肿,口干嗜饮(饮水两暖瓶),头目昏晕。后经县、地区医院检查:肝功正常,超音波提示肝左叶大,实质受损。

查:发育尚可,面色㿠白、浮肿,语音低微,呼吸困难,精神委靡。心肺(-);腹部膨满,腹围130cm,皮肤紧张发亮,有移动性浊音;肝与脐平,有硬度,压痛明显。诊断为肝硬化腹水。

治取:足三里、中封、肝炎穴、水分、气海、中极、三阴交、肝俞、脾俞、肾俞、膀胱俞,每天1次。配合耳针。针刺2次后小便增多,腹胀略减轻。针刺半月后,尿量增加,浮肿渐消,食欲增加,精神好转。经治疗1月,腹水基本消失,面部浮肿消退,渐显红润,但下肢仍有轻度浮肿。两个月后,腹水消退,腹围为84cm,肝剑下4cm,肋下1.5cm,质变软。继续原法治疗。11月1日超声波检查已趋于正常。针刺至12月22日,患者精神转佳,语音洪亮,行动自如,已能操持一般家务。因临床症状消失而停针。历时5个月,针刺155次。

按:我治疗肝病针取主穴:足三里、肝炎穴(三阴交下2寸)、中封穴,每刺必用,适用于各型肝炎。

配穴:腹胀,消化不良加公孙、中脘;恶心呕吐加内关;腹痛加支沟、内关;肝郁不舒加章门。

急性黄疸型肝炎,退黄加合谷、后溪。肝硬化合并腹水,可选针水分、气海、三阴交、中极。调节脾、肺、肾功能,可选加脾俞、肾俞、肺俞、膀胱俞等。合并其他症状者,当随证加减,如便秘加天枢、大肠俞、支沟等;腹泻加止泻穴(脐下 2 寸);失眠加三阴交、内关、神门等。

如病情反复发作和为巩固疗效,可适当选耳针穴位——交感、神门、胆区、大小肠及耳廓反应点。

针刺手法:一般采用平补平泻法。亦可根据患者体质情况给以强、中、弱不同的刺激。每次留针 1 小时,中间行针 2 次,每日针刺一侧,两侧交替进行。15 日为 1 个疗程,休息 5 日再行第 2 个疗程。急性期患者可连续针刺。治疗期间,一般不用药物。

消　渴

陈全新

何某,男,49 岁,干部。门诊号 9737。

自诉:4 月前因过量饮酒,以后则渐感口干渴,尿频,善饥,继现神疲,体重减轻而在某医院就诊,经查空腹血糖 144mg% ,餐后 2 小时血糖 178mg% ,空腹及餐后 2 小时尿糖定性各为(+)～(+++),诊断为糖尿病。给予内服甲糖灵 1g,日 2 次,症状改善,但减量后症状复现而转我科治疗。

查:神情困倦,面色黯晦,语音低沉,口干渴,每日饮水约 3kg,尿频(白天 5～6 次,晚上 2～3 次),苔薄黄腻,脉弦虚,心肺正常,肝脾未触及,血压 148/98mmHg,有高血压、耳鸣、阳痿病史。查空腹血糖 142mg% 、尿糖定性(+)。根据病始于过量饮酒及嗜食肥腻,致胃肠蕴热化燥,加之肾阴亏损,阴不敛阳导致燥火消烁肺胃之津液则病烦渴、善饥,肾虚固摄无权故病多尿。此乃肾阴虚损为本,肺、胃燥热为标。

治以标本兼治法。平补肾经、督脉、任脉以滋阴与扶正,平泻肺、胃经以清燥而养阴,并随症配伍有关脏腑背俞,以调和气血。每日针灸1次,25次为1个疗程。在针治初期嘱仍服原量甲糖灵,待病缓解后减量或停药。

第1个疗程滋肾阴,养肺、胃之阴,并以清燥热为主。

一诊:取肾俞、胰点(6~8胸椎旁开过敏压痛点),以滋肾阴而固本,刺鱼际以清肺燥,配三阴交以调和脾胃气机。

二诊:神疲,口干渴改善,停服甲糖灵,苔薄黄腻,脉仍弦虚,治法同上,加合谷、肺俞、太溪。

三至四诊:神疲,口渴,尿频均改善,舌苔、脉象如前,治法同上。

五至七诊:喜诉"三多"症状继续改善,每日饮水量减半,尿频减(白天3~4次,晚上1次),腰酸、耳鸣改善,惟右头微眩痛,无发热,苔薄白微腻,脉浮缓,针取肾俞、太溪,泻刺风池以祛风邪。

八至十一诊:头痛缓解,除感口微干外,余症均好转,苔薄润,脉弦缓。此为真元得充,肾气蒸腾始复,热邪渐泄,交替选肾俞、志室、关元、命门、太溪以固肾调经气,取合谷、鱼际续清肺燥,刺足三里、三阴交以清胃热并益后天生化之源。

十二至十五诊:消渴症续减,偶患感冒,微热、咳嗽、咽痛,苔薄白,脉浮缓。此为外感风热,急则治标,泻刺合谷、肺俞、天突,以散风热而肃肺气。

十六诊:热退、咳嗽、咽痛缓解,苔薄润,脉缓,取肺俞、三阴交以调和肺气,益后天生化之源。

十七至二十诊:感冒愈后消渴症尚稳定,神疲不显,阳痿改善,夜尿消失,苔薄润,脉缓。此乃肾气蒸腾得复,肺、胃燥热将除,故诸症渐瘥,针取气海、中极、曲骨、肾俞、胰点、太溪、三阴交等,每次选2~3穴,并配伍艾条温灸命门、中极、关元与梅花针叩刺腰骶夹脊。

二十一至二十五诊:精神佳,多饮、善饥、尿频诸症若失,耳鸣、腰酸、阳痿继续改善,无夜尿,苔薄润,脉缓,血压138/76mmHg,空腹及餐后2小时尿糖定性转阴,体重增加1kg。取穴治法同上。

经1个疗程针灸后,"三多"症状消失,复查血、尿糖正常,阳痿改善,体重增加,血压降至正常,此为脏腑阴阳调和得复,肾阴得补,肺、胃燥热已除,但发病时间较长,正气尚未全复,仍需继续治疗观察。

第2个疗程取培补肾阴、振奋肾阳与兼益后天生化之源并进治法,以巩固疗效。取穴:以命门、中极、肾俞、胰点、太溪、脾俞、足三里、三阴交、阴陵泉为主,每次选2~3穴,针刺用补法,并交替用梅花针叩刺夹脊或温灸关元、气海、中极等穴,隔1~2日针灸1次。

至七月下旬,经针灸17次后,患者自感精力充沛,消渴病情稳定,腰酸、耳鸣、阳痿等肾虚症状基本消失,血压保持在130~138/76~82mmHg,体重比治前增加1.5kg,复查血、尿糖均正常,苔薄润,脉弦缓,停止治疗,追踪观察数月,"三多"症状未见。

按:本病常由阳明热盛,蕴结成燥火上灼肺、胃津液,或肺燥阴虚而致病。此例患者发病前已有耳鸣、腰酸、阳痿等肾阴亏损之象,由于平素嗜食肥腻,内热温积,日久伤阴,阴液亏损,复因过量饮酒,致脾运失常,加之肾阴亏损,阴不敛阳,其气上溢而成病。故三消皆现,而以下消为著。根据本病乃由燥火上扰而触发,但病之本为肾阴亏损,故采用标本兼施,着重治本的法则。第1个疗程以滋肾阴,养肺、胃之阴,并清燥热为主。待上、中消燥热症状缓解后,则用培补肾阴、振奋肾阳及兼益后天生化之源治法,以调理经气,使脏腑阴阳平衡,则津液生而不枯,气血利而不涩,"三消"可平。

167

〖低　热〗

刘冠军

邱某,男,46岁。于1974年9月初诊。

自诉:素往体弱,胃纳不佳,近日过劳,复感外邪,头痛发热,经治好转,唯午后低热不退,体温在 37～38℃ 之间,连续使用青、链、四环素等治疗热仍不退。某医见其午后发热,疑为阴虚,投给生地、黄芩、青蒿、地骨皮、龟甲等甘寒之品二十余剂,出现倦怠肢冷,纳少畏寒,自汗心悸,便溏腹鸣。

查:体弱神疲,面淡黄,唇淡白,苔薄白,脉来沉细无力,血压 130/90mmHg,白细胞总数为 5500,中性 76%。根据发热,兼见畏寒,便溏,脉来沉细无力,知系脾虚,元气不足所致阴火鸱张,形成低热不退。

治仿罗谦甫疗"虚中有热"案法,每日用麦粒大艾炷灸中脘 5 壮,三里、脾俞 7 壮,气海、大椎、阳池 5 壮,连灸 7 日,热退脉起,白细胞上升为 6800。唯恐复发,又连续灸治 7 日,巩固疗效乃愈。

按:本例低热,关键在于素往体弱,抵抗力低下,兼之连进甘寒之品,益虚其脾,造成元气不充,脾气先衰,则使卫气益虚,故见自汗畏寒,纳少便溏。治取灸中脘,意在升清气,肥腠理;脾俞、足三里均系健脾胃的要穴,灸之助胃气,益元气,撤虚热;更兼气海乃元气生发之所,灸之可以滋养百脉,长养肌肉,充沛元气;大椎为阳经会所,灸之可通阳以泻诸阳之热;阳池通畅三焦之气。诸穴合用,使脾健元气得充,腠理致密,阴火消散,诸症随之消失。此皆本"土厚则火气自敛","健脾则统摄有权"之意。

紫斑(过敏性紫癜)

中国人民解放军 61 野战医院针灸室　谭善凡

牟某,男,20 岁,于 1977 年 12 月 29 日入院。

自诉:因服新诺明 2 片,两天后双膝以下皮肤出现弥漫性出血性紫斑,对称分布,大小不一,稍隆起于皮肤表面,有的融合成片,两上肢皮肤有散在的红斑,伴有局限性血管神经性水肿。自觉头昏头痛,腹痛,食少,无力,四肢关节酸痛,有不规则低热。

查:血小板,出、凝血时间,尿常规均属正常范围。曾一度便潜血阳性。住院 93 天,采用止血剂、抗过敏药、大量维生素 C、各种激素及中药 40 剂,未见明显效果,最后针刺 12 次,症状减轻而出院。后继续门诊针灸治疗。

治取筑宾、飞扬,配曲池、足三里、血海。共针刺 20 次痊愈,随访未复发。

按: 此例是较顽固的过敏性紫癜。病因血热壅盛兼感风邪,脾虚统血失职,瘀斑出没无常,反复难愈。故取筑宾为主穴,此是阴维脉的郄穴,具有治疗本经所属脏腑的急重病及顽固性和出血性疾病;膀胱经飞扬穴有通经活络、清热消肿的作用,配曲池以清热泻火、凉血祛风,配足三里健脾和胃、调补气血,血海以调经清热养血,以达治本目的。

瘿气(甲状腺肿瘤)(一)

楼百层

丁某,女,45 岁,职员。

自诉:2 年前因丈夫病故,终日抑郁,情志不畅致右侧颈部有肿块 3cm×3cm 大,硬度中等,迄今年许,曾经某医院诊断为:甲状腺瘤,建议手术摘除。患者因惧怕开刀,且无其他自觉症状,故未同意,后经亲友介绍,前来针灸治疗。

查:脉弦滑,舌质薄净,症由情志不畅,气结不化,痰瘀互凝,结于颈部而成。

治取水突、天鼎、天突。上述穴位,仅针患侧,得气后,每穴施平补平泻手法 1～2 分钟后即出针。每日针治 1 次,连续针 10 次为 1 个疗程;针满 1 个疗程休息 1 星期;再行第 2 个疗程。本例第 1 个疗程结束时,肿块缩小至 2/3。至第 2 个疗程结束,肿块已完全消除。

按: 形成本病的主要原因是经络阻塞,气血瘀滞。故取用分布于颈间的水突、天鼎、天突等穴,以通调所属经脉之气,使其气血运行通畅,而冀奏化瘀散结之功。由于临床上无其他症状呈

169

现,虚实的辨证不甚明显,故用平补平泻手法治之。

瘿气(甲状腺囊肿合并甲状腺功能亢进)(二)

于书庄

马某,女,33岁,工人。于1979年5月14日初诊。

自诉:颈部肿物3月余,伴有心慌,胸闷,气短,失眠多梦,周身肿胀感,纳可,二便调,肿物于月经期增大明显,曾在某医院扫描,诊为"甲状腺瘤,冷结节",服中药治疗无显效。

查:颈部肿物为4cm×4cm大小,质硬,随吞咽上下移动。舌红,脉沉细。辨证为肝郁气滞。

治以疏肝理气,健脾化痰,清降邪火,散结消肿。取穴:肿瘤旁针刺,大椎、膻中、合谷、足三里,每周1、2次,每次行针30分钟。经治疗11次后,肿物缩小为3cm×4cm,26次时为2cm×2cm,33次时为1.5cm×1.5cm,35次时肿物消失,仅有甲状腺热感,共针38次诸症消失。于当年12月29日扫描复查,右叶下部结节处放射性缺损区消失。

按: 本例主要由肝郁犯脾,脾失健运则痰湿凝聚结于颈部发为瘿瘤。继而肝郁化火,火热伤阴耗气,故而心慌气短、失眠多梦。肝郁气滞故胸闷。治宜散结消肿,取肿瘤旁针刺为主,但用一般针刺得气后留针的方法效果甚微,必须采用慢提紧按的手法才能收到显著效果。此法即将肿瘤处皮肤消毒后,针从肿瘤旁刺入,深度为肿物的一半,稍停片刻然后施行慢提紧按法50次,手法毕即起针。针后肿物变软,如同消失一样,待2~3日后气痰又凝聚。但通过一而再的针刺,肿物逐渐缩小而消失。大椎为督脉、手足三阳之会,针之有清降邪火之效,火清则气阴自复,气短、心慌、失眠多梦自消;膻中为气之会穴,功能疏肝理气,针之以消除胸闷;足三里为胃之合穴属土,具有健脾化痰之效,针之以软坚散结;合谷为大肠经原穴,针刺得气后,运用"行气法",使针感到达颈部的肿瘤(气至病所),针刺深浅以患者循经感传显著程度而定,该患仅针入 2 分深,轻轻捻针,针感即沿大肠经到达大椎,再由大椎返回颈部肿物处,到达后自觉甲状腺内发热,此方法在治疗后期更为重要。因肿物逐渐缩小,尤其在摸不清时,针局部怕刺中肺而发生气胸,故在肿物消失时只针合谷,不针局部,既安全又有效,直至达到痊愈。

瘿气(三)

陆瘦燕

胡某,女,23 岁,医生。

自诉:患瘿气(甲状腺肿大)已七八年。1959 年在上海某医院治疗 2 个月未效。后来经常吃含碘的海带、紫菜等副食品,效果亦不显著。平素心情容易激动,烦躁不宁,多汗,胃纳亢进,易感疲劳,胸部不舒,时有心悸。

查:颈项漫肿,皮肤灼热,呼吸急促,脉细弦,苔薄滑。证系肝失疏泄,气血瘀滞,痰气相结,经络阻塞,搏于颈下。

治拟疏通经气,针取昆仑、人迎(点刺)。昆仑用双侧,捻转补泻。令患者仰卧,伸下足,医者立于患者对面,双侧同时捻转,得气后,大指向后搓几下,反复操作 8 次。第 1 次针刺时,即感颈项轻松,次日漫肿稍退。第 2 次再针昆仑,手法同前。翌日颈项已基本正常,虽工作紧张,亦不感觉劳累。

按:"甲状腺肿大"中医学称之为"瘿气",认为痰气相结而成。陆老用远道泻太阳之经穴昆仑,局部点刺阳明之人迎,都意在疏通经气,气血运行通畅,则痰气俱化。仅两次治疗,症状基本消除。

甲状腺功能亢进症

北京市西城区中医医院针灸医师　栗蕊

王某,男,44 岁,汽车司机。于 1978 年 8 月 9 日入院。

自诉:从 1976 年 10 月起,失眠,双眼发红胀痛,易饥饿,心慌心跳,曾去某医院检查:吸碘 131 率 2 小时 24.8%,6 小时 36.2%,24 小时 58.8%。诊断符合甲亢。后又去某医院检查:T 45.9mg%,诊断为甲亢。一直服中药、甲基硫氧嘧啶,效果不明显。

现在仍易饥饿,日食粮 1.3 斤,怕热多汗,心慌心跳,双眼突出胀痛,眼睑浮肿,失眠急躁,饥饿时四肢发颤。

查:发育营养中等,但形体较瘦,面色黄黑而少光泽,全身淋巴结不肿大,腹部触诊未发现异常,胸部听诊第一心音亢进。甲状腺体呈 Ⅱ°肿大,有结节,颈动脉有明显血管杂音,颈围 34.9mm,双眼突出,按之发硬,双眼睑浮肿。突眼计测量右眼 19mm,左眼 18.5mm,心电图窦性心律,不典型不完全性右束枝传导阻滞,心率 112 次/分,血压 102/58mmHg,基础代谢率 +55%。西医诊断甲状腺功能亢进(突眼性),中医诊断阴虚肝热,风阳内动。

治疗后检查:患者住院治疗 2 个月后,突眼性甲亢症状基本控制,临床症状消失。10 月 27 日检查基础代谢率 +12%,脉率 78 次/分,心肺(-),右侧颈动脉血管杂音消失,心电图呈窦性心律,不典型不完全性右束枝传导阻滞。颈围 33.9cm,突眼计测量右眼 17mm,左眼 15.5mm。

患者于同年 10 月 28 日出院。出院时诊断:突眼性甲状腺功能亢进临床控制。

按:取穴及手法:腺体穴,即在甲状腺腺体中心,或以肿大的结节为中心。针刺时用手将腺体捏起,另一手将针呈 35°角刺入。突眼配丝竹空、攒竹、风池、四眶(即眼眶和眼球之间上下左右的 4 周共 4 针。针刺时以食指压眼球,按向眼眶内,另手持针顺指甲边刺向眶内约 2cm)。心率快加内关、神门;易饥、消瘦、多汗加三阴交、足三里。

以上均采取轻刺、速刺,平补平泻手法,不留针,每日 1 次。

怔 忡

彭静山

任某,男,36岁,于1973年9月14日初诊。

自诉:睡眠不安,心慌悸动,精神恍惚,久治不愈,在家休息。

查:精神疲倦,面色微黄,舌赤无苔,六脉沉细,左寸尤虚。诊为心阳虚怔忡。

治以虚则补之,阳虚者宜补气回阳。循经取穴选用神堂穴,针感传导至臀部,行旋捻补法2分钟,又加督脉之大椎、陶道,针感均至尾部,行旋捻法2分钟,当即起针,针1次效果良好,睡眠稳熟,醒后周身舒畅,心悸减轻。隔日又如法针刺1次,恢复健康,上班工作。

按:督脉总督一身之阳,大椎、陶道所以能增加强壮,乃兴奋督脉并增进其功能,神堂为膀胱经腧穴,在背部第二行,横对心俞,心主血脉,又主神明,三穴合用,具有养心安神镇静之效,针刺以旋捻补法,以补其虚,故两次收功。

173

多 寐

王凤仪

秦某,女,17岁,病历41号。

自诉:发作性嗜睡一年余。从去年春天因精神受到刺激后发病。表现为嗜睡,每次发作需睡3～4天。已发作4次,近几天来又开始发作,经服药未效,故来治疗。

查:神志清楚,双上睑震颤,舌苔白薄,心肺无异常,肝脾不肿大,颅神经未见异常,生理反射存在,病理反射未引出。脉缓。诊为多寐证(发作性睡病)。

治以醒神志,补心脾。针取:①百会、内关、悬钟;②神门、太白;③灵道、三阴交;④心俞、脾俞;均用补法。经以上治疗1个疗程而治愈。半年后随访未发。

按：本例系由思虑过度，劳伤心脾所致。由于脾主运化，主中州，为气血生化之源，脾受伤则气血不足。血为阴，气为阳，血虚则夜不能寐，气虚则昼不能瞑，故发为睡病。治取百会调气醒神；补内关益心气；刺悬钟补髓以充脑；兼取灵道、神门、太白、三阴交调补心脾以益神志；最后补脾俞、心俞，补益心脾以治本，从而心脾健，神有所归故能收效。

发作性睡病

河北省石家庄市长安区卫生院副院长　许正

关某，男，37岁，已婚，工人。

自诉：于1963年开始出现阵发性嗜睡，以后逐年加重。每感睡意来临，周身无力，急不可待，常不择地点而坐卧入睡，甚至睡倒在车间或机旁。曾多处就诊，均未效，确诊为"发作性睡病"，建议调换工种。自调入食堂后，常在售饭时病发睡倒。甚则可连续睡眠三昼夜不能解除困倦，多方医治无效。1973年来我院就诊，针刺"心俞"等穴6次后发作停止，工作时精力充沛，后为巩固疗效再针13次而告愈，已返回原工作单位，随访两年未见复发。

按：针刺治疗"发作性睡病"，是本着中医学理论取"心俞"等背部穴位治疗本病，疗效满意。《素问·六节藏象论》曰："心者，生之本，神之变也……为阳中之太阳"。心阳宣发，气血通达，人则时而动，时而卧。反之则身困体倦，嗜卧多寐。配以"神堂"、"魄户"能起到辅佐心阳宣发作用。加刺"三阴交"，欲通过三阴之会收到健脾、益肾、疏肝之功，借此协助调整阴阳之动态平衡，则可纠正嗜睡之疾。

失眠（神经衰弱）（一）

楼百层

卞某,男,28 岁,干部。

自诉:平素情志欠畅,常抑郁寡欢,近受意外刺激而致烦躁失眠,心悸不宁,神疲胆怯,善惊易恐,头目眩晕,耳鸣颞胀,纳食不馨,记忆力减退。

查:舌苔薄白,脉象弦细。此系由心胆虚馁所致。

治取神门、风池,合谷。用捻转补法*。每穴行针 1～2 分钟,针风池穴时,针感宜沿两颞侧放射至前额。初诊 3 天,每日针 1 次,以后隔日针 1 次,15 次为 1 个疗程。

自第一次针后,头部顿觉轻松,3 次后夜间已能入睡,但易惊醒;第 5 次后睡眠时好时坏;10 次后只要不过度用脑,则诸恙不作。至 1 个疗程结束时,夜寐已达 6 小时以上,其余症状完全消失。即停针观察,未见复发。

按:《医宗金鉴》有:"惊悸、怔忡、健忘、恍惚、失志、伤神等病,皆因心虚胆弱,诸邪得以乘之也"的记载。心主血而藏神,心血虚则神不守舍,故烦躁失眠,是以取心经之原穴神门以安神;胆主决断,心血不足,胆失濡养,则相火翕然从之,故有夜不能寐,少卧则惊醒,惴惴恐怖,反侧不安者,治宜责诸少阳之说,是以佐风池穴以理胆经,且风池穴为手足少阳、阳维、阳跷之会,可兼治阳跷之病,"目气不营,则目不合"的失眠症,再配大肠之原穴合谷,清气分及头面诸穴之火,以改善睡眠及缓解头痛、眼花、耳鸣诸症。

关于捻转补泻法的运用,是以高武氏的"其泻者有凤凰展翅,用右手大指食指捻针头,如飞腾之象,一捻一放……其补者有饿马摇铃,用右手大指食指捻针头,如饿马无力之状,缓缓前进则长,后退则短"为立法依据。其具体操作手法是以针刺得气后,运用捻转较重,角度较大者为泻法;反之,捻转较轻,角度较小者为补法。以调和经脉气血上下往来为目的。

失眠(二)

陈作霖

姚某,女,48岁,门诊号:外79~90。于1979年5月18日初诊。

自诉:失眠已有七八年之久,每晚仅能睡2~3小时,伴心悸、口苦、四肢无力。

查:舌质淡,苔薄,脉细软无力。诊为心脾血虚。

针取神门、足三里、三阴交。针2次后已可睡5小时左右,针5次后已能睡6~7小时,余症均除。计针10次痊愈。

按:心脾血虚,心肾不交,湿痰内盛等均可导致失眠。本例属于心脾血虚。以心主血,脾统血,心血不足,无以滋养心神;脾气虚弱,不能运化水谷。气血化源不足,故针神门以养心安神,神安则思睡。三阴交为肝、脾、肾三经之交会穴,故能平肝、健脾、益肾。胃主受纳,有腐熟之功,故佐以足三里,以助脾运化。脾胃得健,气血生化有源;心神得养则睡眠自安。

癫 病

肖少卿

陈某,女,17岁,营业员。于1956年4月17日初诊。

自诉:本年3月下旬因工作繁重等因素引起精神沉闷不舒,致使轻度失眠,后神志失常,或哭或笑,不辨人事,经某县人民医院诊断为"癔症"。内服镇静药,效果不显而来诊治。

查:体格营养中等,面部表情痴呆,或哭或笑,神志昏沉,脉滑,舌苔黄腻,证属癫病。良由思虑太过,所求不遂,以致肝气郁结,脾气不运,津液凝聚成痰,痰邪上逆,神明失常使然,亦即《六科准绳》所谓:"癫病,俗谓之失心风,多因抑郁不遂"所致。

治以开郁化痰,宁心安神为主,乃宗《席弘赋》所谓:"人中治癫功最高,十三鬼穴不须饶"的明训,随取十三鬼穴,即人中、上星、承浆、颊车、风府、少商、大陵、劳宫、曲池、隐白、申脉、舌下中缝、会阴(女针玉门头);并加间使、后溪等穴,每次选用6穴,予以强刺激,留针30分钟,每日针刺1次。经针1次后,仍叫骂,不得眠。经针2次后,能睡眠2小时,醒后精神仍然失常,但笑泣比以前减少。经针4次后,神识较清,已不哭笑。经针5次后,睡眠可达7小时,神志清楚,饮食亦增。经针6次后,精神已正常,诸症消失,食欲佳,而告痊愈。

郁某,女,25岁,农民。于1956年8月16日初诊。

自诉:于14年前,因战乱惊吓,而致精神失常。起初如呆如痴,因高声喧哗,则仓惶失措,全身颤抖,惊恐骇叫,举发无度。近5年来更加不避亲疏,或哭或笑,蓬头垢面,秽洁不知,曾服中药并经西医治疗无效。

查:体格中等,营养不良,蓬头垢面,行动无常,疑神疑鬼,胡言乱语,不思饮食,脉象弦细,舌苔微腻,证属癫病。良由惊伤心,恐伤肾,心肾失主,则神志不清而成斯疾。

治以宁心安神,醒脑益志为主。方用扁鹊与孙真人所运用的十三鬼穴,分为两组处方:①人中、上星、承浆、大陵、曲池、申脉、后溪;②风府、颊车、舌下中缝、间使、少商、隐白、会阴(女针玉门头)。以上两组穴位,每日选用1组,交替使用,施强刺泻法,留针半小时。经针一次后,未见效果,或哭或笑依然,神志昏聩如故。第2次复诊施术留针时,患者即熟睡20分钟,但回家又发作两次。第3次复诊时,即按照孙真人十三鬼穴的操作程序进行施术,乃取人中、少商、隐白、大陵、申脉、风府、颊车、承浆、间使、上星、玉门头、曲池、舌下中缝针之,此次施术时患者又熟睡一时许,回家后仅于黄昏时有片刻的轻度笑骂,但已不需用绳捆绑。自随其母前来诊治,神志较清楚。第4次施术同上,针后神志清晰,精神静,自觉针后疲劳,时欲嗜睡,饮食益增,唯间有头晕现象。第

5次即改用上述第一方,针后头晕已觉轻松,饮食大增,经水亦通,谈笑自如,宛如常人。第6次选用第2方,针后精神恢复正常,全部症状消失,睡眠8小时,食欲佳,表情愉快而愈。

按:"十三鬼穴"是主治癫、狂病的重要穴位,为春秋战国时期的扁鹊所创。迨至唐·孙思邈(时人尊称为孙真人)又在此穴的基础上,"更加间使、后溪尤妙"。共计15穴,这些腧穴,已成为历代医家主治癫狂病的主要处方。其中取人中、风府、上星、后溪诸穴,以泻督脉之阳邪而醒脑清神;取手厥阴经之原穴大陵、经穴间使,以泻心包络之火邪而宁心益志;取手、足阳明经之曲池、颊车,以疏导阳明之经而通腑泄热;取手、足太阴经之井穴少商、隐白,以清肺健脾而化痰浊;更取任脉之承浆、会阴,以宣通阴脉之海而滋阴降火;独取舌下中缝(舌者心之苗),以泄心经之火邪而开窍清神。如此诸穴合用,共奏开窍化痰、醒脑清神、宁心益志之效。故癫、狂之病,取用"十三鬼穴",辄获良效。

狂症(一)

费久治

王某,女,39岁,厨师。于1969年7月20日初诊。

自诉:患狂症4年之久,时轻时重,几经入精神病院,归后不久即作,自1968年犯病严重,日益加重,拒绝医治,其夫求往诊。

查:狂妄不安,毁物自伤,唱骂不休,气力逾常,不避亲疏,两目怒视,3天来废食不寐。经再三劝导,后强迫诊脉望舌:脉弦有力,舌质红绛,苔黄厚腻。证属郁怒伤肝,致使心肝痰火上扰,心神失主。

治以清火涤痰镇心。针取:上脘、丰隆、滑肉门、太冲透涌泉、神门透大陵、风岩均施泻法。当针滑肉门施手法时,见患者长长呼气,手法停止后则消失,后隔2分钟施一次手法,均见长出气,共六十余次,留针80分钟,见患者神疲目微合而起针。

二诊:7月21日针后稍睡,狂躁略减,原方针之,因患者多日便结,用甘遂 2.0g 研细末冲服。

三诊:7月23日,近2日渐进饮食,夜睡4小时多,时而惊醒,通便2次,先燥后黏,躁动唱骂减,原方针之,加心俞、肝俞、身柱。

上方连针4次,共诊7次,诸症均减,状如常人,待人亲切而停治。观察至今已十余年,未见发作。

按:癫与狂均属精神病,癫多为痰气郁结,狂多属痰火。本例为狂症,宜涤痰清火法,火盛伤阴者,宜滋阴降火,安神定志。

风岩为奇穴,具有镇静、安眠、除躁之效;丰隆、上脘有祛痰之功;滑肉门、太冲有泻肝胃痰火之力;神门透大陵有安神镇静之效,太冲透涌泉可滋阴降火,诸穴配用治狂多验。

狂症(二)

肖少卿

王某,男,28岁,农民。于1969年5月16日初诊。

自诉:患者于2年前因受刺激后精神失常,曾经某医学院诊治未获显效,现仍不识亲人,少卧不饥,时或喜笑好乐,妄行不休,甚则登高而歌,弃衣而走。

查:脉象弦数,舌质偏红,苔黄而腻。证属狂证。由情志抑郁,肝胆火炽,痰浊交阻,扰乱神明所致。

治以清热化痰,醒脑安神。针取水沟、风府、大椎、太冲、间使、神门、中脘、丰隆。均用强刺泻法。

复诊:5月18日,前日针后,精神躁动渐见平静,惟夜间恼怒间作,不能入寐,仍宗原法治疗。前方加四神聪、心俞、太溪。

三诊:5月20日针治2次后,神识渐清,狂躁已定,夜寐较酣,今日能协作,唯觉头昏神疲,胃纳呆滞,治宜疏肝和胃,宁心安神,原方去丰隆,加印堂、肝俞、胃俞。

四诊:5月22日,针治3次后,神志清晰,睡眠甚佳,食欲亦振。上方既效,效不更方,再予进治,以巩固之。共针4次,而告痊愈。

按：《内经》云："重阳则狂"，本症由精神受刺激之后，郁而化火，兼挟痰浊，上扰神明所致，故取水沟、风府、大椎，以泻督脉之阳邪而醒脑，取太冲、中脘、丰隆，以疏肝和胃而化痰，配间使、神门、心俞、太溪诸穴，以交通心肾，而安神益志。上穴共用，以奏清热化痰、醒脑安神之功。

❀ 痫 症 ❀

费久治

马某，男，21岁，工人。于1972年7月8日初诊。

自诉：因过劳、生气而得痫症，平素头昏健忘，从1970年5月起，几日发作1次，昼夜不定，突然昏倒，口吐涎沫，抽搐数分钟，过后头痛，睡眠不佳，健忘。近月频作，经中西药物及针灸治疗，未见显效，来我院门诊治疗。

查：脉弦紧，舌苔微黄，症由肝郁化风，气逆痰浊，蒙蔽清窍而突发。

治以镇肝豁痰，清火息风，兼补心肾。针取太冲、丰隆、照海、神门、巨阙、腰奇。经针十余次，治疗中仅发作1次，且时间尚短，头痛消失，停治观察。

1年后，因打篮球过累，痫疾复发。病状如前，继治，针方如前，加灸中脘，针灸1个月停治，观察至今7年余，从未复发。

按：痫疾难医，不易根治，此例巩固至今实由中脘之灸，培本扶正，豁痰化浊，临证中屡试多验。但需重灸，少则无效。

❀ 梅核气（咽神经官能症）（一）❀

肖少卿

李某，女，47岁，农民。于1970年8月16日初诊。

自诉：咽喉部经常有梗阻感，已有16年之久，曾经喉科检查：咽部无异常，此后就诊于内科，并用钡餐X线透视检查：报告食管无异常。诊断为咽神经官能症。治疗未效。以后并服沉香顺气丸、开胸顺气丸以及半夏厚朴汤、旋覆代赭石汤、四磨饮等中药五十余剂,均未取效,刻诊患者胸闷气逆,喉间似有炙肉,咯之不出,咽之不下,然饮食吞咽如常。

查:脉来弦滑,舌苔薄白微腻。证属梅核气。良由心脾气结,郁而生痰,痰气郁结所致。

治以化痰、理气、解郁为主。针取:天突、丰隆、内关、膻中、脾俞、章门、中脘、足三里、太冲,施以疾徐补泻法,留针30分钟,隔日治疗1次。经针2次后,胸闷气逆大减,咽喉梗阻感宽舒;经针5次后,胸宇宽畅,咽喉梗阻感已除,继针2次以巩固之。共针7次而愈。

按:梅核气,西医学称之为"咽神经官能症",本病多由忧思过度,思虑伤脾,脾气郁结,郁而生痰,痰气交阻,结于咽喉或胸膈上部,经久不解,引起咽中似有炙肉之状,犹如梅核梗阻之感,故有"梅核气"之称。

本病治法,以化痰、理气、解郁为主。故取天突、丰隆以清利咽喉而化痰浊;取内关、膻中以宣通气机而畅胸膈,更取脾俞、章门、中脘、足三里、太冲诸穴以健脾和胃,疏肝解郁。如此相辅相成则病自愈。

梅核气(二)

冯润身

耿某,女,42岁,工人。

自诉:吞咽不利已两月余。患者于2个月前,因郁怒中进食,食后即觉咽喉如梗,探吐之不能出,大口吞咽也不能使之下,直至强吐血丝,咽喉梗塞愈加,并觉食物上蠕,甚为恐惧,延医祈治,医诊为食管发炎,予服消炎药数日,疗效不著。做食管及胃部钡餐造影,排除肿物,患者也不深信。近月来,日渐消瘦,更加疑虑,慕名而来,祈为诊治。

查:形体中等,神情忧虑,面色青黄不泽,目窠微青,唇干淡紫,舌质紫粉黯滞,舌边压痕明显,左边有如蚕豆大瘀斑一处,舌苔厚白乏津。眼眩头胀,胸胁满闷,渴不欲饮,喉间常觉有枣大黏丸阻塞,吐之不出,吞之不下,但无碍进食。如食物上蠕之感严重,必反吐二三口顽涎,吐后梗塞感可稍减。食欲尚佳,大便干燥,二三日一行。月经后期,色量正常。腹部平坦,未触及肿物,肝脾不大,脐左腹肌紧张,脉象弦长有力。始病郁怒不解,即行纳食,"怒则气上",食气欲下,两相逆于食管,故发喉间如梗。久之,气滞不行,遂生痰涎,气滞痰郁,故成梅核气证。

治以疏肝理气,化痰降逆为主。针取肝俞、章门、行间、支沟、丰隆、天突。诸穴皆行泻法。天突穴进针 5 分得气后,针锋沿气管向下再进针 2 寸。隔日针 1 次,8 次而愈。

按:此疾始因郁怒不解,即行进食,造成"怒则气上",食气欲下,两相互结,逆于食管,乃发喉间如梗,如物堵塞,久而气滞不行,遂生痰涎,气滞痰郁而成梅核气证。故取肝俞疏肝之瘀,章门开肝之结,兼取行间、支沟通畅三焦之气机,佐以丰隆除痰浊,天突攻瘀滞。诸穴合力,共收疏肝理气,化痰降逆之效,故可用于梅核气之疾。

脏　　躁

纪青山

王某,女,38 岁。于 1973 年 7 月 16 日初诊。

自诉:1 周前在本单位和同志发生争吵,即抽搐两个小时,神志清醒后,发现右侧上下肢瘫痪,去吉林医大一院神经科检查,诊断为癔症性瘫痪,在家服药治疗,效果不显,于 1973 年 7 月 16 日来我科就诊。

现感右上、下肢不能活动,发沉、发凉,抽搐,睡眠不好,有时入睡后就起来,当碰到壁或从床上坠落到地上才清醒,头和身上撞有外伤,胸闷、心慌、气短、长叹息,饮食不好,二便正常。

查:脉弦数,舌质绛苔黄,血压 120/80mmHg,肢体发凉,患肢不能活动,诊为脏躁。

治以镇静安神,疏肝理气为主,针取百会、曲池、内关、阳陵泉、行间,用泻法,留针 20～30 分钟,每日 1 次,针后加用 701 电麻仪通电治疗,经 5 次治愈。1975 年 8 月随访未复发。

按:该患者由于暴怒伤肝,木失调达,肝火上亢,鼓动阳明痰热,痰火上扰神明,故发生头昏、抽搐,又因肝为刚脏,主藏血,体阴而用阳,四肢为诸阳之本,神明无所主,故肢体不用,由于痰火壅盛,阳气独胜,故脉弦数,舌质绛苔黄。所以在治疗上取百会,因百会为诸阳之首,针之可清泄诸阳之火而醒脑;内关为心包经络穴,是八脉交会穴之一,具有宁心安神,镇静镇痛,理气和胃的作用,故两穴相配能治晕厥;曲池是大肠经的合穴,有调和气血的作用,能治疗半身不遂,手肘拘挛或筋缓不收,为强壮穴之一;阳陵泉为八会穴之一,是筋之会,有疏肝利胆,清泻湿热,强健腰腿作用,故用来治疗半身不遂,下肢冷痹不仁等症;行间是肝经的荥穴,有疏经活络,清热泄火,理气作用,故可疗脏躁症与狂症等。上述各穴相配,可收镇静安神,疏肝理气之效,因此治疗脏躁症有效。

183

《百 合 病》

李一清

王某,男,52 岁,汉族。于 1979 年 11 月 25 日初诊。

代诉:突然发病两天,不懂人事,左侧半身不遂。患者于昨晚饮酒时与人口角,在下楼时猝然昏倒,从楼梯滚下,不省人事,状若尸厥,二便正常,曾在某医院门诊观察治疗,因未见显效而离院。既往有失眠病史,7 年前丧偶,一子三女健康。

查:体格中等,呈昏厥苦闷状态,右面颊部有鸽卵大擦伤,面部两侧对称,未见鼻唇沟变浅,闭目齘声,偶有手足躁动,舌质红绛,舌苔黄。呼吸调匀,心肺未见异常。脉象虚数,扣腹坦软,肝脾不大,脊柱正直,左侧肢体不仁不用。体温 36℃,血压 130/90mmHg,白细胞 9200,中性 65%,血沉 8mm/第 1 小时,瞳孔等大,项强,但未引出病理反射。根据脉症,考虑为厥证。

治以开窍启闭,调气和营。针取少商、中冲出血,再针刺隐白、涌泉、厉兑、间使,针后患者发出鼾叫,须臾神志复苏。喃喃自语,语无伦次,且有恐惧感和感觉缺失。11 月 26 日二诊,患者处于朦胧状态,推呼可醒,但不能对答,自诉头痛,心难受。出现种种奇特幻觉,耳聋,频言重复,悲伤欲泣,龈肿口臭,大便 3 日不解。证属百合病(癔症),据辨证知系阳明热盛,取内庭、中脘、天枢、丰隆、合谷,连针两次。1979 年 11 月 28 日三诊,患者仍卧床不起,精神恍惚,有时说头痛,且以手护额,言语零碎,左侧身不仁不用,患者忧虑瘫痪而自悲。大便已解,胃热已平,舌质红,脉虚数。针取右侧合谷、太冲以通经止痛,取右侧阳陵泉、绝骨以平肝调气,配合电针,加强语言暗示。连针两次精神好转,幻觉消失,肢体运动改善。1979 年 11 月 30 日四诊,自诉头昏耳鸣,周身无力。望诊颧颊红赤,舌尖红,苔白,脉见虚数。针取鱼际、三阴交、太溪、绝骨,连续针 3 次而痊愈。

按:本案属百合病,据脉证辨之,乃系素体阴虚,虚火上扰,复因怒气而肝郁不达,致手足少阴太阴,足阳明五脉俱竭,心神失守,是本证之病因病机。考:猝仆尸厥之闭证,首以针刺开窍启闭为原则,次以调气和营为治法。本案继"厥证"之后,出现奇特幻觉,频言重复,耳聋,偏瘫,感觉缺失,思偶虑疾,诸证多端,乃诊断为百合病。在治疗时,选上述五脉之腧穴为主。当肝郁化热交炽于虚火内泛而现阳明腑实(此处为虚中夹实),选取天枢、丰隆降浊通便,刺中脘、内庭清胃宁神,以治标之急。

该案之本是虚火上炎,故有头昏头痛,耳聋耳鸣,颧红颊赤,舌质红绛,脉来虚数。又当取五脉中之鱼际、太溪、三阴交等穴滋阴和营。

百合病(本例为癔症性失语、瘫痪)针刺有效,对瘫痪之肌群宜配合暂短而强的电流,同时加强语言暗示,往往收到较好的效果。

浮肿（慢性肾盂肾炎）

佳木斯医学院针灸副教授　郑艺钟

任某,女,21 岁,学生。

自诉:半年前曾因肾盂肾炎入院治疗,好转后出院,但此后经常复发,受凉后尤甚,1960 年 2 月 9 日又因面浮足肿、腰痛、尿频、尿急来诊。

查:尿常规:蛋白(＋)、白细胞(＋)、扁平细胞(＋)、红细胞 1~4 个。舌苔薄白舌质淡红,脉象沉缓。

治取肾俞,艾条温和灸,每日 1 次,每次 30 分钟。灸一次后症状明显好转,10 次后临床症状消失,尿常规正常,嘱其注意卫生防护,1 年后随访未再复发。

按:该患病情迁延日久,导致肾气虚弱、命火不温、分利失司,变为虚寒之候。独灸肾俞温补命门以摄膀胱,因之而愈。

风水（慢性肾炎、尿毒症）

王凤仪

王某,男,13 岁,病历 49247 号。

自诉:全身性浮肿 4 个月,尿少气短,狂躁谵语 1 周。患者于 4 个月前开始咳嗽,眼睑浮肿,尿少,经儿童医院诊为慢性肾炎,经治疗后效果不显,后服中药数剂,症状不减,送来我院儿科住院。2 周来浮肿加剧,尿量减少,相继发生狂躁谵语,神志不清。

查:一般状态,呼吸较促,狂躁不安,意识不清。皮肤:高度水肿,干燥明亮,有皮下裂痕及毛细血管充血。循环系统:心音被水肿掩盖听不到,叩不出心界。末梢循环:四肢有显著压痕,头颈部水肿严重。呼吸系统:呼吸 24 次/分,肺呼吸音显著减弱。消化系统:口腔未见异常,舌红苔黄腻,腹部高度浮肿,有移动性浊音,肝脾不能触及。生殖系统：睾丸水肿严重。神经系统：颈强（－），克氏征（－），巴氏征（－），膝腱反射（－），脉沉数。

实验室检查：血常规，红细胞 396 万/立方毫米，白细胞 7550/mm³，分属杆状 3%，分叶 40%，淋巴 55%，大单核 2%。尿常规：蛋白（＋＋＋），糖（－），比重 1.05，红细胞 1～2，白细胞 5～6，上皮 3～4。血清非蛋白氮 33.3mg%。血浆蛋白 2.79%。

证属风水，痰热扰心所致病（慢性肾炎、尿毒症）。水分、内关用泻法，三阴交用补法。脾俞、肾俞用补法，以治本。针后患者神志已恢复正常，而尿量大增。

经上法治疗 1 个月，全身水肿消退，出院后，在门诊巩固治疗半个月，尿常规与肾功能检查，均恢复正常。7 年后随访身体健康，已正常学习。

按：患者年少体弱，感受风寒之邪，伤于肺卫，肺为水之上源，肃降失权，风水互结，久则累及脾肾，脾主运化，脾阳受困，水湿内停，以致全身水肿。肾为水脏，肾主开阖，肾阳虚则小便不利。肺、脾、肾三脏受累，三焦气化失权，以致湿邪内蕴，化热生痰，痰热互结，上扰清窍故狂躁谵语，昏不识人。

初诊患者呈现昏迷状态，故取人中、涌泉意在开窍醒神，次用水道、大陵、太溪补肾气，通水道以驱水邪，再以合谷宣肺清热，足三里健脾除湿。当热退，神志正常之后，为促进水湿排出，专取泻水之水分以利水液的排除，行水又需助气，故兼用内关宽胸理气，三阴交、脾俞、肾俞以助脾之运化，肾之开阖，肝之疏泄，从而脾健运则水湿不生，肾开阖则水湿可以排出，气化有权，水肿亦消矣。

颜面一侧汗出

辽宁中医学院附属医院主任医师　王乐善　治验　刘海起整理

戴某，女，25 岁，沈阳军区二所。于 76 年 7 月 15 日来诊。

自诉：右半侧头面汗出已 2 年。饮食、活动、精神紧张时加重。该侧偏头痛,恶风。

查:右头面及肩部自汗出,左侧不潮润,脉浮缓。

治取达治穴(在翳明、风池两穴连线上,近风池 1/3 处),针刺当时,汗出即减。

复诊:症状大为减轻,仅有少量汗出。治法同前。以后未再复诊,经询问已治愈,未复发。

王某,男,20 岁。于 1976 年 12 月 5 日初诊。

自诉:患右半头面汗出已 4 年。进食及活动时汗出增多。汗出之患侧上下肢无力,治疗无效。

查:右半头面部潮润,右手握力较差。

治取达治穴,每天针 1 次,3 次即愈。

傅某,男,46 岁。于 1977 年 3 月 20 日初诊。

自诉:左半侧头面汗出 5 年多。患侧半身恶风、恶寒。

查:左半头面微汗出,右头面无汗。脉浮缓。

治取达治穴,当即见效。

3 月 22 日复诊,症状减轻,治法同前。

3 月 24 日复诊,症状大减,治法同前。后经询问,已治愈,未复发。

曹某,男,48 岁。于 1977 年 6 月 5 日初诊。

自诉:患左半头面汗出已 15 年。左前臂发凉,疼痛,久治不愈。

查:左头面有汗,右无汗,脉弦缓。

治取达治穴进行针刺。

6 月 7 日复诊,症状减轻,治法同前。

6 月 9 日复诊,症状大减,治法同前。

6 月 11 日复诊,症状基本消失,治法同前。

6 月 13 日复诊,出汗症状全消,前臂偶痛,治法针刺曲池,转回当地。

按：半头面汗出，在西医学认为是自主神经紊乱内分泌失调所致。本病在《内经》中早有论述。如《素问·生气通天论》"汗出偏沮，使人偏枯"，明·张介宾注释："有病偏汗者，或左或右，浸润不止。气血有所偏沮，久之则卫气不固于外，营气失守于中，故当为半身不遂偏枯之患"。

在临床实践中，此证并不罕见。但由于历来对本病在治疗上少有论述。又兼患者不感觉有显著痛楚，因而常不为医者所重视。事实则不然，常见久病半身汗出者，多出现患侧半身无力、恶风、恶寒、肌肉萎缩等兼症。由此可见，本证得不到及时治疗，虽不一定发展为半身不遂偏枯之患，但确能导致患侧功能衰退。

通过针刺治疗半边头面汗出收到满意效果的四则案例，说明不仅防治了该患者可能导致的患侧肌肉萎缩乏力汗出恶风寒等症；同时，对于治疗与此病病机相同的疾患也提示了新途径。

雷 诺 氏 病

上海针灸研究所副主任医师　朱汝功

倪某，男，54岁，工人。于1962年3月4日初诊。

自诉：四肢末端皮肤出现苍白、发紫、麻木，已历时2年。自1960年冬天发现四肢末端皮肤苍白，继则青紫、麻木，大便稀薄，日行二三次，经治未见减轻。1961年冬天发展到两上肢前臂麻木，四肢末梢失去知觉。1962年经上海某医院诊为"雷诺氏病"，经针灸治疗数次后，转来本院针治。

查：患者四肢末端皮肤苍白、青紫，形体消瘦，面色萎黄，纳谷不馨，胃脘闷胀，大便溏薄，日行2～3次，舌质淡，苔薄白根腻，脉细缓。此乃脾肾阳虚，寒邪乘虚客于经络，气滞血涩所致。

治以温补脾肾，通阳行瘀法。

灸穴：①大椎，命门；②膈俞（双）；③脾俞（双）；④胃俞（双）；

⑤肾俞(双);⑥中脘、关元;⑦足三里(双)。每次灸一组穴,间日1次,每穴麦粒灸7~9壮,轮灸完7组穴为1个疗程。

针穴:合谷(双)、太冲(双)、手三里(双)、三阴交(双)。捻转提插得气后,留针,针尾烧艾3壮,间日1次,12次为1个疗程。

第1个疗程灸完,温针四肢穴位12次,然后再灸治,轮流做麦粒灸和温针各3个疗程。1962年冬天诸证有所改善,肢端青紫、麻木亦较减轻,又来做温针治疗1个疗程。1963年暑天复按上穴施灸,冬天指端青紫基本好转,麻木消失。1975年10月随访治愈。

按:西医学认为本病是由自主神经功能紊乱引起肢端小动脉痉挛所致。而本例见胃脘闷胀、纳谷不振、大便溏薄、两尺细弱等症状,此系脾肾阳虚,中焦气化不行,水谷之精微不能输布四末,兼以冬令寒邪客于经络,气滞血涩乃致本病。《灵枢·痈疽》说:"寒邪客于经络之中则血泣(涩),血泣则不通",故出现指端苍白、青紫、麻木等证。《灵枢·阴阳二十五人》说:"凝涩者,致气以温之",指明治疗本病必须用温通化瘀之法,以灸治为佳,并兼用温针助气以行血。气为血帅,气温则血滑,气行则血亦行,气血和通,肢端青紫之症自然消失。

考灸法有温经散寒、通行气血的作用,此病脾肾阳虚为本;且脾主散精,脾虚则精气施布无权,肾中阳气又是十二经之根本,肾虚则肢体无气以温。经曰:"寒者温之","陷下则灸之",故此症非用灸法不能宣散阴霾之邪,振奋元阳之气。灸治任、督二脉及膀胱经有关脾肾的穴位,乃治本穷源之意。

无 脉 症

周某,女,27岁,农民。于1973年6月24日初诊。

自诉:双目暗黑,四肢无力,时欲跌倒1年5个月。于1972年春天开始阵发性双目暗黑,曾于当地卫生院用维生素 B_{12} 及中药进行贫血治疗,半年后症状加重,脉搏血压均测不出。1973年

189

经闵行医院诊为"无脉症",用烟酸、谷维素、维生素 B_1、B_6、C,经治无效。1973 年 5 月到华山医院神经科门诊,脑血流图检查"两侧血管充盈力差,脑血量减少"。

查:面色苍白,形体消瘦,四肢软弱颤抖,两手不能持物,目眩昏仆,行走须人扶持,胃纳不佳,口颊不易张开,寸口脉无,舌质淡,苔薄白。

治本"损者益之,劳者温之",拟培补脾肾,温通经络法。

灸取:①大椎、身柱;②至阳、命门;③大杼(双);④膏肓(双);⑤膈俞(双);⑥脾俞(双);⑦胃俞(双);⑧中脘、气海;⑨足三里(双)。每天轮流灸治一组穴,每穴中艾炷灸 7 壮,间日 1 次,9 次为 1 个疗程,每穴灸后外贴淡水膏药化脓。化脓期间做温针治疗。

针取:风府、天柱(双)、风池(双)、百会、合谷(双)、太冲(双)。项部穴位用银温针,每穴燃小艾炷灸 7 壮。

1 个疗程后症状渐有改善,双目暗黑减轻,眩仆次数已少,四肢无力颤抖好转。又治疗 2 个疗程,四肢较为有力,眩仆也相继好转,双目暗黑未再发现。一直治疗到同年 11 月份,可参加家务轻劳动。1974 年伏天又按上穴中炷灸 3 个疗程,11 月随访,患者在田间参加劳动,按其腕部脉搏已有起伏,测左臂血压 85/65mmHg,右臂血压 90/75mmHg。

按:无脉症属虚劳范畴。从本例患者面色苍白,形体消瘦,四肢无力,目现暗黑,头眩跌仆,胃纳不佳,寸口脉无,舌质淡,一派虚象。考血为水谷之精气所化生,统于脾,藏于肝,主于心,行于脉,环周不息,营养全身。且脾居于中焦,主升降运化,为众体之母;脾虚则精微之气生化不力。肾居于下焦,为生化之源,肾阳不足则气血化生无权。脾肾两虚,诸恙乃变化而生。古人对虚劳一证,称"人之虚,不属于气,即属于血,五脏六腑莫能外焉,而独立脾肾焉。"

治疗此证非温灸不足以调补脾肾,温通经脉,故取督脉、膀胱经之大椎、命门、脾俞、胃俞、膈俞,任脉之中脘、气海等穴,施以中炷灸,以振奋阳气,温运脾肾;兼取风池、风府、天柱施以银温针通督扶阳,经治1个疗程后,症状渐有改善。3个疗程后,双目暗黑已无,四肢软弱颤抖停止,跌仆亦相继好转。到1974年伏天又按上穴中炷灸3个疗程后,至同年冬天随访,寸口脉已有起伏,血压已能测出,能参加田间劳动,而治愈。

《厥 逆》

彭静山

陶某,男,32岁,干部。于1972年11月28日初诊。

自诉:5年前忽然两手发凉,由腕至指尖,不论冬夏,其冷如冰。皮肤颜色苍白,大便之后,由小便有数滴白稠状物淋漓而出。久治不愈。

查:面色微白,舌润无苔,六脉沉迟。扪其两手,其寒彻骨,诊为厥逆。

治以温经散寒为主法。乃取3.5寸26号针,刺其合谷,运用"烧山火"手法1次,两手即有温暖感觉。5分钟以后,其手温暖,竟如常人,且皮肤润泽而微汗。患者高兴地说:我这两只手,5年来第一次温暖,且第一次出汗,真是5年以来空前未有的现象。

按:此症两手发凉,其寒凉彻骨,六脉沉迟,乃因脾主四肢,肾主骨;今便后白浊,证明肾气已虚,下元不固所致。十指如冰,证明脾阳已衰,不能达于四末所致。更兼"肾为先天之本,脾为后天之原",脾肾两虚,气血必然不能充盛,经络阻滞,难于达到四肢末端,故发手指凉甚,其寒彻骨。今取合谷一穴,乃本此穴为手阳明大肠经之原穴,具有宣通表里之力,以针深刺,又能下达心包、三焦、心、小肠各经,一穴通达手之六经,再施以烧山火祛除寒邪而治愈。

191

❀ 白细胞减少症 ❀

第四军医大学第一附属医院中医科　主治医师　姜德绪
医师　朱洪亮

宋某,女,44岁,工人。门诊号0004774。

自诉:因卵巢癌手术切除后转移直肠,经用长春新碱、5-Fu、环磷酰胺,化疗近1个月,又用噻嗒哌离子导入治疗,每次40mg,共治疗18次,患者感头晕欲倒,心慌易惊,手颤,纳差。1980年6月11日,血象:白细胞1500,血红蛋白8.5g,血小板3.9万,而被迫停止化疗。应用激光穴位照射治疗30次,于7月1日白细胞继续下降至1010,血红蛋白8g,血小板3.9万,当即输血200ml。于7月2日转中医科治疗。

查:头晕眼花,心惊,手颤,纳差,身乏无力,两腿酸软,语音低微,面色苍白,脉细数,舌质淡苔白。白细胞1250,血红蛋白9.8g,血小板2.9万。诊断:化疗后全血减少症。辨证:气血两虚。

针取足三里、三阴交、绝骨、血海,平补平泻,以补为主,隔天针刺1次,每次留针30分钟。针刺治疗3次,症状明显减轻,头晕大减,精神、睡眠、食欲均好转,血象明显上升;白细胞为3350,血红蛋白9.2g,血小板8.3万。共治疗9次,患者食欲增加,面色红润,体力增强,主要症状消失。多次化验血象,全血均保持在正常范围。8月18日,又化验检查:白细胞5800,血红蛋白12.8g,血小板17.5万。已痊愈上班。

白某,女,37岁,农民。门诊号391680。

自诉:因宫颈癌在放射治疗中。白细胞降至2600,并出现头昏,全身困乏无力,纳差,口干,恶心,失眠等症,被迫停止放疗。于1963年4月5日转来针刺治疗。

针取绝骨(双),用补法,每天针刺1次,每次留针30分钟,当针刺2次后,于4月6日复查,白细胞升至3500。针刺6次后,白细胞升至4950。此时将患者转回放射科继续放射治疗。但为了防止白细胞再度下降,仍继续针刺治疗。至5月13日患者放疗结束,复查血象,白细胞无明显下降,症状基本缓解而出院。

按:钴^{60}放射治疗,在杀伤癌细胞的同时,还可损伤癌肿周围正常组织及功能,尤其对骨髓的造血抑制更为明显,化疗药物亦是如此。久病必虚,肿瘤患者正气本已损伤,在放射治疗达一定剂量时,热邪乘虚而入,进一步损伤人体正气,致脏腑功能失调,而出现各种反应,如白细胞减少,甚或全血减少等伴随症状。临床辨证多属阴虚阳亢,肝胃不和,气血两虚,脾肾阳虚等。

针刺配穴是取得疗效的关键,足三里是胃经要穴,三阴交和血海是脾经要穴,三穴合用,具有健脾补气,滋阴潜阳,调整胃肠道功能,扶助正气而生血的作用。绝骨为骨髓之会穴,故针刺可能兴奋骨髓造血功能。膈俞为血之会穴,治疗血证可取此穴。当放疗到一定剂量,热邪入里伤阴,患者头昏、头痛、恶心呕吐,呈阴虚阳亢,肝胃不和时,可配用肾经太溪穴,以滋阴潜阳;配肝经太冲穴,以疏肝和胃。运用上述穴位针刺治疗,不但能使症状迅速缓解,而且增加白细胞效果明显,同时还可使全血增加。因此,亦可用于治疗血小板减少症及再生障碍性贫血。

垂体前叶功能减退症危象

浙江省镇海县中草药研究推广小组

冯某,女,54岁。

自诉:过去有产后大出血史。近十多年来,差不多隔年及近3年来,每年因饮食不当或腹泻而诱发垂体危象一次。临床表现:低血压,低血糖,呕吐,精神失常,谵妄,有几次昏迷长达3~4天。某医院每次诊断为垂体前叶功能减退症危象,自发病至恢复,时间一次比一次延长,最近2次需两个月左右,药物治疗效果亦一次比一次减低。

1976年2月26日,第7次因腹泻而诱发垂体危象,精神失常而不知自己起床排尿粪,家属于3月11日代诉了病历、病状,要求针刺治疗。

查:面色萎黄,早衰,毛发枯槁,消瘦,虚弱,表情淡漠,缺乏生气,畏寒,精神失常,谵妄,唇干燥裂。家属代诉:"食欲减退,纳不佳,失眠,大小便不知起床自排,答非所问,乱说乱讲"。脉细数,舌红绛。症属肾阴虚,水不涵木,肝火上炎,扰乱心包神明;病累及肾、肝、心包三脏。

治宜滋肾阴,泻肝火,清心安神。根据《灵枢·九针十二原》曰:"五脏有疾,当取之十二原"(五脏有病,治疗应取刺原穴)的治疗取穴原则。针刺取:太冲透涌泉,太溪、大陵、神门。催眠法:神门透灵道。耳针:神门。针刺时,不合作,大叫:"救救我呐!"针刺治疗一次后,即见效,睡眠开始好转,能自己下床排大小便。隔天针1次,病情一天比一天好转,针治第4次的最后一针时,开始合作,神志逐渐清醒,知针刺在为她治病,共针治8次,神志完全清醒,精神正常,能接待医生,谈自己疾病痛苦。精神失常、谵妄的病程,比去年缩短30天左右,经调养体力逐渐恢复。

1977年4月12日,因吃糯米食品后,腹泻,即入某医院,并发麻痹性肠梗阻,治愈后,垂体危象又发,16日开始针刺配合治疗,见患者唇干燥裂,语无伦次,话不对题,乱说乱讲,精神失常,谵妄,舌红绛,脉细数,病症与去年一样,即针刺:太冲透涌泉,太溪、神门、大陵。耳针:神门。腕踝针:上1。下午、晚上各针1次,针后,睡眠开始好转,第2天去针治第3次时能合作,针第4次后精神完全恢复正常。能与医生谈自己这次疾病的痛苦,对医生表示感谢,这次只针3天4次。再经疗养体力逐渐恢复。

按:

1. 体针 太冲:是足厥阴肝经原穴,能平息肝火、肝阳。涌泉:是足少阴肾经井穴,能滋肾水,开窍,安神。太溪:是足少阴肾经原穴,能调补肾阴而安神。神门:是手少阴心经原穴,能安神宁心,清心热除烦。大陵:是手厥阴心包经原穴,能清心宁神。

2. 耳针　神门:能镇静,催眠。

以上各穴用平补平泻,中等程度刺激,留针 10 分钟左右。

3. 催眠法　用 2 寸毫针,刺神门得气后,出针至皮下,把针放平,针尖向上,透刺阴郄、通里、灵道。中等程度刺激留针 30 分钟。能安神催眠。

4. 腕踝针　上 1,能安神催眠,留针 1～2 小时。

这样选穴,使肾水得滋,肾阴得补,肝火得泻,肾水能制肝火,使上炎的肝火得息,则心包神明不受侵扰而安静,心神安则睡眠正常,精神失常就得以恢复正常。收到针到病减,针到病除的满意疗效。

头摇、歪头(颈肌与项肌痉挛)

郭明义

范某,女,28 岁,教员。于 1973 年 11 月 26 日初诊。

自诉:于半月前因写材料夜间受风和劳累后,感到颈肌板硬不灵活,逐渐头转动偏于左侧,去当地医院诊治无效,介绍到医大一院神经科确诊为"神经官能症",用电兴奋及内服镇静药,症状没有好转,逐渐加重,来我科诊治。现头胀,颈项板硬,自己控制不住头歪,时有头摇,歪向左侧,纳呆,二便和。

查:心情苦闷,颜面黄,舌苔薄白,脉沉细弦,头摇动,转向左侧,颈部不红肿,无压痛。诊为:头摇(颈肌痉挛)。

治以祛风舒筋活络法。针取天柱、风池、大椎、后溪。手法以阴中隐阳法治之,留针 20 分钟。针刺 10 次,每日 1 次,针 3 次后症状减轻,5 次头摇动已止。

按:因过劳卫阳虚,复感风邪。风主动,头为诸阳之首,邪气上扰巅顶而出现头摇动,颈肌硬。取天柱、风池祛风疏通太阳、少阳之经脉;大椎有扶阳祛邪之功,配后溪以驱风邪疏通经络而治愈。

石某,女,25岁,工人。于1974年10月20日初诊。

自诉:因3个月前上夜班,劳累过度而出汗后,逐渐感到颈项不适,经服药不愈,症状逐渐加重,出现头摇,头歪于右侧,自己控制不住。曾于医大一院神经科确诊为"功能性失调",做电兴奋及服镇静药而症状加剧,来我科就诊。现仍头昏痛,头部左右摇动,自己控制不住,而逐渐歪于右侧。坐时、走路须用手扶住头,吃食物感到困难,颈项抽痛,感到筋紧,寐而多梦、纳呆,二便尚可。

查:体弱,精神忧郁,颜面黯黄无泽,舌苔薄白,脉沉细。右颈及右胛缝压痛,不红肿,头部歪于健侧,痛苦难忍。诊为歪头(颈肌痉挛)。

治以扶正祛邪,疏通经络。采用综合疗法,以针刺为主,结合维生素 B_1、B_{12} 穴位封闭治疗。乃取大椎、右肩中俞、天柱、风池、百会、新设、肝俞、后溪。手法以阳中隐阴法,留针20分钟。针刺10次为1个疗程,每个疗程中间休息5天。针过2个疗程后症状减轻,连续针刺6个疗程,约3个月病痊愈。

按:体弱素虚、过劳出汗营卫失调,复感风邪致阴血虚,风邪上冲于巅顶,足太阳之所过,督脉与厥阴之所会,故三经居于头,"头为诸阳之会"。阴血虚不荣于筋,筋急而抽则头歪。故取大椎扶正祛邪;百会能清脑安神以祛风邪;天柱、风池疏通太阳、少阳经脉;肝俞有疏肝泻火息风之功。

井某,男,22岁,传报员。于1975年10月5日初诊。

自诉:于1个月前因侧身看小说一昼夜,过分疲劳后感到颈紧不适,头往左侧转动,去本单位职工医院诊为神经疲劳,投以镇静药与维生素 B_1,症状不减轻而逐渐加剧。经我院骨科就诊,初步诊为"神经炎",或神经官能症,介绍来我科诊治。现仍头晕、头胀、头摇动,头歪于左侧,自己控制不住,说话、走路、抬臂头歪较剧,纳佳,二便正常。

查:精神苦闷,颜面微赤,舌质红苔薄白,脉沉缓,颈项压痛。诊为歪头(颈肌痉挛)。

治以疏通经络、活血止痛为主,配合维生素 B_1、B_{12} 穴位封闭。针取天柱、风池、天髎(右)、大杼(右)、列缺(右)、外关(右)。手法以泻为主,留针 15 分钟。每 10 次为 1 个疗程,每日 1 次。第 1 个疗程后症状缓解,头歪可以自己控制,连续针 3 个疗程而治愈。现已恢复工作。

按: 因过分疲劳伤及太阳、少阳经脉,使气血瘀滞阻塞经络,筋脉失于濡养而筋急挛于头歪。正符合胸锁乳突肌痉挛,发于一侧,头面歪斜,项部偏于健侧,头向后方牵引而不安,发作性痉挛。故取天柱、风池通其经脉;用手三焦天髎、外关通经活络止痛;肩井为手足少阳经、阳维脉之交会穴;列缺通其颈项,祛风和血通络而治愈。

摆 头

关吉多

胡某,女,10 岁,于 1978 年 12 月 11 日初诊。

自诉:背冷,头阵发性摆动 3 年。患者于 3 年前因被同学追打惊吓后,即出现背心冷,自觉有一冷气上冲,随即引起摆头,日发数次,夏天稍好,冬季加重,今年冬天更甚,每日发作数十次,经中药治疗无效。证属肾阳虚所致之摆头症。

治以温经扶阳。针取督脉胸椎 1～5 夹脊穴,大椎(针刺加灸),肺俞(灸)双侧,每日 1 次。

12 月 13 日二诊:治疗两次后,摆头明显减轻,1 日发生 2～3 次。取穴同上。

12 月 15 日三诊:经以上治疗后,患儿感觉背心冷明显减轻,仅时有轻微的恶寒,头稍摆一下即停,仍本上方治疗。

12 月 20 日四诊:背心冷及摆头明显减轻,只有一点冷感。

12 月 24 日五诊:经以上半月的治疗,背心冷及摆头均完全消失,恢复正常。

按: 此症在临床中少见,基本为素体阳虚,又遭惊恐后而发病。考恐伤肾,肾伤则阳越不足,督脉督统一身之阳,其脉循脊上巅,故阳虚则现背心冷,督脉与肝经交于巅顶,肝经受扰则见摆头之风象,故用温经活络,针灸大椎以强壮扶阳。灸肺俞温肌肤而回阳,诸穴合用同收温阳散寒之功,故使诸症消失。

陈某,女,65岁,于1978年11月3日初诊。

自诉:摆头一年余。患者于一年前无明显原因,出现头部震颤,头向左侧摆动,呈阵发性,间歇时间很短,约1分钟左右,坐在床上时亦感在抖动,睡眠时摆动停止,醒后又摆动。

查:舌淡红,苔少,舌体胖,脉沉细而弱,无高血压史。证属血虚风动。

治以养血息风。针取风池、大椎、四神聪,留针20分钟,隔日1次。

11月6日二诊:经上穴治疗2次后,自觉头摆动减轻,仍本上方治疗。

11月10日三诊:经治4次后,摆动明显减轻,间歇时间增长,坐在床上时已不感抖动,仍本上方治疗。

11月18日四诊:经以上穴位治疗8次后,摆头完全停止,精神好,自行停止治疗。

按:摆头一症,属于中医学肝风的范畴。《内经》:"诸风掉眩,皆属于肝"。患者年高,气血虚不能上奉于头,经脉失养则摆头,舌质淡,舌体胖,脉沉细弱均为气血虚的表现,故治用养血息风之法,肝经之脉上于巅顶,故用四神聪、风池息风镇静,大椎为全身强壮穴,能调督任之经气,用以补气养血以治其本,诸穴配合,使气血调和,筋脉得养而风自平,摆头一症自停。

振　掉

七台河市人民医院针灸科主任　韩金奎

关某,男,43岁,火车站工人。

自诉：患肺气肿多年，入冬重，劳则喘。性情易躁。1977 年 1 月 16 日晚怒后入眠，即日起床发现两手颤。站内卫生所投豨桐丸，药后不效。病势渐重，全身抖动不止，入眠不安。1 月 20 日去某中医院，投以利眠宁，仍不验。21 日由家人护送，来我科求治。

查：全身振掉，语言受振掉影响而不能发连音，嘴振掉饮食受限，生活不能自理，无法切脉与验舌。

针取左内关、中脘、右太冲透涌泉，10 分钟捻转 1 次，均用补法。留针 30 分钟，振掉渐缓，留针 1 小时，振掉已止。起针后，自能扣衣扣，手指微颤，说话正常。22 日复诊，自诉：饮食、生活皆能自理，但指微颤。其他如常，针法同前日。23 日三诊，自己来院，诸症皆愈。又针 1 次，同前，以巩固疗效而获得痊愈。随访，至今未复发。

按：经曰："诸风掉眩，皆属于肝"。振掉为筋失养，筋为肝所主。怒则伤肝，肝风动，风为阳邪，主动，动则振掉；脾主四肢，为诸阳之本。素体元气不足，今脾土受克，津液不能营运四肢，则四肢振掉；肾水为肝木之母，肾水不足，肝木失养，则筋颤；心为五脏六腑之大主，心主神明，肝气郁逆，上扰神明，心气虚则颤。综合此症，虚风，虚则补之。内关，为心包经之络穴，别走少阳，通达三焦，用此穴补心气，以通达三焦，养心安神；中脘，"六腑、任脉之会穴"，胃之募穴，用此穴补中州脾土，统帅阴气，滋阴以潜阳之虚风；太冲，有镇肝阳，敛肝阴，疏肝气之用，太冲透涌泉，有育阴潜阳，滋水涵木之功。选用三穴，调补相济。手法得当，轻取候气，以补为宜，而呈速效。

199

淋证（膀胱炎）（一）

纪青山

李某，女，31 岁，干部。初诊于 1980 年 9 月 10 日。

自诉：尿频、尿痛、腰痛已 6 天。6 天前外出，劳累受凉后即感腰痛、尿频、尿痛。现每隔半小时至1小时左右即解小便1次，排尿时感到尿道痛，腹部有凉感，手足不温，在某医院服药2剂未见好转，故来我科诊治。

查：发育正常，营养尚可，面色㿠白，四肢清冷。脉象沉细，舌质淡，苔薄白。尿常规：蛋白阴性，红细胞5～8，白细胞20。

治以益肾温阳之法。取肾俞、中极、三阴交，用温补手法，然后针上加灸，每穴灸3壮，每天1次，第1次治疗后，解小便间隔时间延长，经10次治疗，病已痊愈。

按：本例属于"五淋"之中的"劳淋"。该患2年前曾患有此病，经治疗而愈。此次发病因外出劳累受凉，致使肾阳虚弱，肾气不固，脾虚则运化无力，清阳之气不能施化，膀胱虚寒失约，而出现尿频、尿痛、腰痛等症。采用益肾温阳健脾之法。肾俞是肾在背部的俞穴，针上加艾灸有补肾温肾阳之功；中极是膀胱募穴，又是任脉和足三阴经之会穴，有培补肾气利膀胱的作用；三阴交是足三阴经之会穴，统治三阴经病，是治疗泌尿系统疾病的主穴，采用温针，有温补肝脾肾之效。三穴相配可补益脾肾而利膀胱，故治本病。

200

<h2 style="text-align:center">淋证（前列腺肥大并发前列腺炎）（二）</h2>

上海第二医学院瑞金医院针灸主任医师　陈大中

王某，男，57岁，干部，门诊号：36912。于1975年5月12日初诊。

自诉：2年多来，腰骶部经常酸痛，尿后淋漓不净，夜尿达七八次之多，近两个月来，因出现尿频、尿急、尿道刺痛等现象，而来院进一步检查。

查：尿检：红细胞（＋）、白细胞（＋＋）；肛检：前列腺肥大。脉濡细，舌质胖淡，舌苔薄黄滑腻。

诊断：淋症（前列腺肥大并发前列腺炎）。此系肾气不足，湿热蕴于下焦,膀胱气化失常。

治取内、外至阴,三棱针点刺放血 20 滴左右,每天左右交替取治,当天尿道刺痛即见缓解,3 天后尿频好转,10 天后症情基本消失。

按:前列腺病属肾与膀胱两经病变。外至阴为足太阳膀胱经井穴,内至阴为足少阴肾经之井穴,内外至阴交替刺血治疗有通调下焦,清热利湿之效,有"脏之病,取之井"之意。

注:内至阴即足小趾甲内侧后角去甲一分许,涌泉穴的伸支。

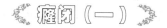

癃闭(一)

武汉军区门诊部主治军医　曹怀仁

章某,男,28 岁,门诊号 5446。

自诉:感冒十余天,经治未愈,又续发小便困难,8 小时仅排尿约 40ml,嗣后 24 小时小便点滴不下,少腹胀痛难忍,头汗大出,四肢发凉,专车送我部治疗。

针取:列缺、太渊各留针 10 分钟。关元、照海强刺激不留针。针毕约 10 分钟,小便随之排出,诸证若失,欣然归队。

按:尿液点滴不通,中医概称癃闭,患者极为痛苦。尿液的排泄要靠肺的肃降、肾的开阖以及三焦和膀胱的气化共同完成,其中任何一脏发生病变均可造成尿液排泄障碍。癃闭是水液排泄障碍的危重病症。本例由于感冒不愈而续发为癃闭,是外邪郁闭肺卫,致使肺气宣降不利,上焦不得宣发,水道通调受阻,而造成小便点滴不下。治当宣发肺气,调理下焦,取肺经原穴太渊,八脉交会穴之列缺和照海,以宣发肺气。关元穴位居下焦,又是任脉与足三阴之交会穴,是治疗癃闭的要穴之一,《针灸资生经》有言:"关元主三十六疾病不得小便",配合肾经照海穴,有调理下焦气化作用。四穴合用,具有上病下取,下病上取之妙,自可针到病除。

201

瘾闭（尿潴留）（二）

北京儿童医院主任中医师　任守中

宋某，3岁，女孩。于1973年12月21日初诊。

代诉：不能排尿已18小时。患儿于1973年12月20日下午碰伤会阴部后，即不能自行排尿。

经外科门诊检查，腹部膀胱充盈，会阴前方有擦伤，尿道口右侧有一小伤口，局部肿胀。诊断为：会阴部外伤，尿潴留。转来针灸治疗。针关元、气海、三阴交后，立即解出大量小便。

吴某，3岁，女孩。于1976年10月21日初诊。

代诉：摔伤后解不出小便。

查：膀胱明显膨隆，膨胀至与脐平。诊为：尿潴留。

针灸关元、气海；灸中极；针三阴交后，患儿未能解出小便，欲尿时，因尿痛而哭闹不安，甚为痛苦。由于针灸常用穴未能见效，乃根据中医学基础理论、经络学说，取足厥阴肝经足五里，针刺后立即排出大量小便。

按： 排尿困难，尿不能由膀胱排出而潴留于膀胱，叫做尿潴留，中医学称为"瘾闭"。溺瘾者小便不利，点滴而下；尿闭者排尿极度困难，小便点滴难下，闭塞不通。上述2例，均属尿闭。病例一应用治疗尿潴留常用穴治疗后效果很好，立即解出大量小便。但病例二应用同样腧穴则未能解除患儿之苦，后依足厥阴肝经"循股，入阴中，环阴器，抵少腹"，针刺足五里后，立即解除了患儿尿闭之苦。由此说明，辨证运用经络指导医疗实践的重要意义。

前列腺肥大

辽宁中医学院附属医院中医师　杨元德

侯某，男，59岁，职员。于1980年5月10日来诊。

自诉:夜间尿频、小便不利半年余,近日小便不通,西医建议导尿,不同意,要求针灸治疗。

查:神志清,面色淡黄,舌苔薄白,脉沉细无力。肛诊:前列腺明显增大,光滑,中间沟消失。诊为前列腺肥大症。

针取中极、大赫、足三里、三阴交。用平补平泻法,留针20分钟。经针刺2次后明显好转,小便基本恢复正常。因腰痛加肾俞,针12次痊愈。

按:中极属任脉,又为膀胱募穴,大赫为肾经之腹部穴位,此二穴能调理下焦气机,直达膀胱腑;"肚腹三里留",足三里为胃经合穴,再配用三阴交疏通脾胃二经之气机,清下焦湿热。脾胃强健,膀胱气利则热清湿去,结散而尿自通矣。上述穴位不仅可治前列腺肥大,对热病后、产后之癃闭症,亦均有疗效。

《小便失禁》

福建省医院中医科 翁充辉 陈金品

郑某,女,20岁,农民,门诊号8440。1963年6月26日,在本院妇产科检查。

自诉:小便失禁已5个月。因阴道囊肿有半年,于1962年7月在省某医院动手术。术后数个月,一般情况尚好,小便正常。1963年2月开始小便失禁,不能控制,特别在劳动后加重。过去史:胃痛。月经史 $16^{1\sim2}/_{35\sim40}$,量少,黯红色,无血块,白带多。结婚史:14岁,爱人干部,健康。生育史:未妊娠过。盆检:外阴未产式,阴道中1/3处有一黄豆大的疤痕组织,子宫颈细小,子宫体后倾,大小便正常,附件(一)。西医诊断:"术后尿道口松弛",转中医科治疗。

患者除小便失禁外,伴见头晕,腰背酸痹,四肢软弱无力,小便清,大便正常。

查:面色㿠白,愁苦颜容,舌质淡红,苔薄白滑,脉滑细。认为任、督二经经气失调,膀胱失约,日久致虚。采取针刺补法,通调

203

经络。

取穴:关元、气海为主穴,归来、阴廉、五里、曲骨为辅穴。

操作手法:采取毫针以"烧山火"方法,5分钟后出针。6月26日针刺关元、气海、归来(左),当天小便基本得到控制。6月27日针刺阴廉(左)、五里(左),针后小便调节基本正常。6月28日针刺阴廉(右)、五里(右),小便调节正常。6月29日针刺曲骨、归来(左)。第5天告愈出院。1964年12月遇访,自述恢复正常,未见复发。

按:本例取关元、气海为主穴。因关元乃任脉的会穴,为人身元气之根,而且是督脉交合之穴,为营气卫气流通枢纽。气海为人体生气之海,与关元配合,关元是膀胱募穴,本症导致膀胱失约,故取募穴是所必要,取其相互为用,增强益气,固本扶元之功,促使气化功能归为正常。阴廉、五里、归来、曲骨,乃为辅佐关元、气海二穴加强营卫流行,促进气化上升,水道通调,从而达到小便正常的目的。

204

❀ 遗尿(一) ❀

天津中医学院附属医院针灸科

高某,女,22岁,未婚,蒙族。病历号:10156,于1965年1月5日初诊。

自诉:从小至今,每夜尿床,白天劳累或多饮则夜间尿床往往增至2次,尿时毫无知觉。白天尿频,色澄清,淋沥不尽,稍有尿意则急而难禁,久经中西医治疗,未有效。经常头晕肢冷,腰膝酸痛。月经4/28天左右,血色淡红,白带量多,色黄白,质黏稠。

查:发育营养中等,心肺(-),肝、脾未触及。两膝压痛(-),尿常规(-),舌淡红,中后略黄而腻,脉沉细。

诊为遗尿(肾阳不足,膀胱失约)。

治以益气固肾,采用芒针。针取气海、归来、中极。缓慢捻转进针,气海进针3寸,归来、中极进针4寸。使感应放散至尿道。

经 3 次针后,夜里尿床似有知觉,此后每周治疗 2 次。又针 4 次,夜间已不再尿床。

按: 肾与膀胱相表里。肾主里,开窍于二阴,职司二便,肾气不足则膀胱虚冷而不能贮存津液,故尿频不禁;命门火衰,失却温化,故体寒肢冷,尿液澄清。芒针体长深刺,选用上述诸穴,直达病所,能鼓舞下元以助膀胱制约之功。故 20 余年之痼疾,仅针 7 次而获愈。半年后,患者来信称,尿床一直未发。

遗尿(二)

曲祖贻

李某,女,19 岁,学生。初诊于 1960 年 1 月 24 日。

其母代诉:患者幼儿时即患尿床。由于睡觉深沉,每夜要唤醒多次,否则即尿床。6 岁患麻疹高热后遗尿尤为严重,每夜约遗尿 2~3 次。迄今 12 年来,几乎每夜尿床,为此晚间不敢喝粥、水,只吃干食,仍未改善症状。经多方针灸、理疗,疗效不显。

查:发育一般,身体稍弱,神智正常,营养中等,无颅脑外伤史。脉来两寸沉弱,两尺沉弦,苔薄白。诊为重症遗尿症。

治取兑端、肾俞、膀胱俞。均用指针。重刺激膀胱俞,先泻膀胱郁久之热;轻刺激兑端、肾俞,补肾气,加强督脉管理之能。经指针治疗 5 次,治疗期间收效显著,遗尿未犯。后因患者课程繁重,用功心切,常攻读到深夜而发作 3 次。当即嘱其要作息有时,劳逸适度,再配合锻炼,则膀胱功能自会逐渐坚强。2 个月后做近期随访,患者基本痊愈,在作息正常情况下,遗尿未再犯。

按: 虽两寸主心肺,但与心肾关系密切。实践证明,肾气虚则经气远端循行无力,有时可见寸弱脉象。今患者虽寸脉沉弱,但无气短、心悸、中气下陷情况,却遗尿频频,应为肾气虚。因其肾气虚故督脉失职,膀胱不约而为遗尿。其两尺沉弦而苔薄白者,既显示肾气虚弱,又反映膀胱郁久之热象。根据"虚则补之,实则泻之",拟先泻膀胱之郁热,再补肾以健督;用指针治疗 2 次后,再改为补肾健督为主,泻膀胱为辅。

指针手法,两手拇指轻点曰补,重刺前后移动曰泻。前者先泻而后补,所谓祛邪以扶正;后者先补而后泻,可谓扶正以祛邪。病情虽长达 12 年之久,但选穴严密,指针又无不良刺激,加上患者毅力坚强,生活环境较好,家长护理得当等,都给治疗本病创造了有利条件,故这例严重遗尿症,仅用指针,经 5 次治疗后,不药而愈。

阳　痿

肖少卿

唐某,男,40 岁,会计,于 1967 年 4 月 28 日初诊。

自诉:阴茎痿软,不能勃起,已历 2 年余。曾服桂附八味丸、龟鹿丸、全鹿丸等均未获显效。

查:头晕耳鸣,面色㿠白,精神不振,腰腿酸软,形寒肢冷,小便清长,脉细弱,舌淡白。证属阳痿。良由命门火衰,阳事不举。

治以温补肾阳。针取关元、气海、命门、肾俞,轻刺重灸,留针 30 分钟,10 次为 1 个疗程。经针灸 8 次后,始感腰间温暖,阴茎虽能勃起,但举而不坚,为时短暂;轻针灸 15 次后,渐觉精神振奋,头晕耳鸣大减,阴茎已能健举,为时较长;经针 20 次后,诸症尽退,乃告痊愈。

钱某,男,29 岁,营业员,于 1970 年 5 月 4 日初诊。

自诉:婚后月余,始觉阴茎不能勃起,已有半年之久,曾经某市人民医院诊治,口服甲基睾丸素,注射丙酸睾丸酮等,经治两个半月其效不著。

查:头晕目眩,夜寐梦多,心悸健忘,腰痛腿酸,面色萎黄,食欲不振,舌质淡红,尺脉细数。并询悉其婚前有手淫史。按脉察证,此乃心脾两虚,肾阳虚衰。

治以益脾益心,补肾壮阳。针取:神门、太溪、心俞、肾俞、三

206

阴交、足三里、关元、命门。施以提插补法,留针30分钟,并重灸关元、肾俞、命门,每日针灸1次。经针3次后,即能举阳,但为时不长,经治8次后,便能随意勃起,但举而不坚。经治12次后,已健举如常,其性生活已基本正常。

按:阳痿是指阴茎不能勃起或举而不坚,以致影响正常的性生活而言。其主要表现为阴茎痿软,故又称"阴痿"。《中医内科全书》说:"阴痿,后世每多称为阳痿者,盖谓阳物痿缩而不举,不能性交也。"

唐某证属命门火衰,阳事不举,治宜温补肾阳。故取关元,气海灸之,以温补下元;取肾俞、命门补之或灸之,以补肾而壮阳,肾气盛则举阳有权。

钱某证属心脾两虚,肾阳衰竭。良由宿犯手淫,肾气早伤;新婚房劳,肾气衰竭,且伴有心脾两虚之象。治当益脾宁心,补肾壮阳。盖脾胃为后天之本,气血生化之源,故取治于三阴交、足三里,以健脾和胃,促进消化和健运;心藏神,肾藏志,心肾不交则神志不宁,故取手少阴之原穴神门配足少阴之原穴太溪,兼取心俞配肾俞,旨在补北泻南,交通心肾,水火既济则神志自宁。更取关元以温补元阳而疗诸虚百损。独取命门轻刺重灸,以鼓舞命门之火,温肾而壮阳,则阳痿之疾自可愈矣。

遗　　精

楼百层

王某,男,26岁,职员。

自诉:夜梦遗精每周2~3次,至今已半年余。自觉精神不振,倦怠乏力,头昏耳鸣,记忆力减退,腰背酸楚,饮食无味,每于就寝前思想负担很重。

查:苔薄舌红,脉象细数。病由心血不足,肾阴亏损,相火内炽,扰乱精室所致。

治取关元、肾俞、三阴交、心俞、神门。各穴均用平补平泻手法。每穴行针 1~2 分钟,初每日针治 1 次,3 日后隔日针 1 次,共针 10 次为 1 个疗程。患者自针后夜寐好转,奇梦未作,遗精也未出现,1 个疗程结束,诸恙悉平而愈。

按:本例系心血不足,心阳偏亢,肾阴亏损,相火内炽所致。故取关元扶下元之虚,肾俞、三阴交补肾阴之亏,心俞、神门降心火以安神,诸穴合用,共奏交通心肾之功。由于在治疗中,既要补心血之虚,又要平心阳之亢,同时还要滋肾水之亏,也要泻相火之炽,因此在操作上就得采用平补平泻手法而使虚实兼顾,才能收效。

无精虫症(一)

福建中医学院针灸教研室主任　黄宗勋

陈某,男,36 岁,干部。

自诉:结婚已 6 年,未曾生育,1974 年经省公费医疗门诊部检查为"无精虫症"。屡服中西药及注射丙酸睾丸素均无效。于 1976 年 2 月经友人介绍前来治疗。个人既往史及家庭史均无重要病史。

查:体格发育正常,营养中等,全身未发现其他阳性体征或畸形。

治以补肾益精。取任脉、督脉、足少阴、足太阳经穴为主。①用隔姜灸关元、气穴,针三阴交;②用隔姜灸命门、肾俞,针太溪。

以上第一组处方灸治 5 天后换第二组,每穴灸大艾炷 5 壮,每天 1 次,10 次为 1 个疗程,休息 5 天。1976 年 2 月 25 日经福州市第一医院精液常规检查报告:精液量 3ml,仅见极个别精虫,活动力(-),脓球(++)。

第 2 个疗程,仍依前法灸治。1976 年 3 月 15 日精液常规报告:乳白色黏液,脓球(++),红细胞(+),形态正常,活动力极差,计数 9 800 000/ml,死精虫占多数。因出差停治 3 个月。

第3个疗程,仍照前法治疗。1976年7月2日精液常规检查报告:脓球少许;颜色:乳白色;量:3ml;稠度:中度;活动力:30%左右;形态:正常;90%精虫;计数:23 600,000/ml。共治8个疗程。同年9月欣喜来告,其爱人已怀孕,1977年5月9日生一男婴。

按:无精虫症,是男子不育之因,与肾、冲、任、督四脉关系最为密切,因肾主生殖,为藏精之脏;冲、任、督三脉皆起于胞中,与生殖(不孕)、泌尿系统及肾气的盛衰有关。故选取该四经的命门、肾俞、关元、气穴、太溪、三阴交为治本病之主要穴。

命门属督脉,为命门之火寄附之处,在十四椎之下陷中,有生命之门的含义,是两肾之间所产生的一种热能和动力,也可以说是人体热能的源泉,亦称命门之火。而肾所藏之精(包括先天和后天之精),均需命门之火的温养,才能发挥滋养体内各部组织器官和繁殖后代的作用。故灸命门以壮阳,亦系补肾中之真阳,对人体的性功能和生殖系统起了重要作用,也就是促进男性生产精虫的主要因素。

肾俞为肾之背俞穴,"肾为先天之本",是藏精之脏,肾所藏的精,不仅藏本脏之精(即男女媾化之精,为"先天之精"),还藏五脏六腑水谷所化生的精气(为"后天之精"),能滋养脏腑和肢体各部组织,是维持人体生命和生长发育的基本物质。如果人体平时脏腑的精气充盈,则归藏于肾,当生殖功能发育成熟时,它又可以变为生殖之精。故肾为藏精之脏,对于人体的生长发育,以及繁衍后代起了重要作用,男女生殖器官的发育成熟及其生殖能力,均赖于肾气的充实。故灸肾俞以振奋肾气,肾气足则精血充,可促进人体产生精虫及增强精虫的活动力。太溪为足少阴肾经的原穴,可补肾脏之气,取内脏有疾,当取之原之意。

关元为足三阴、任脉之会穴,为人身元气之本。任脉为"诸阴之海",它所经过的气海、关元二穴,别名叫"丹田",前人认为是"生气之源"。故灸关元以壮真气,使真元得充,肾气作强。临床效果则见精虫形态恢复正常,活动力亦得到增强。

209

气穴是肾、冲两经的经穴，因冲脉在腹部与足少阴肾经相并而行，"冲为血海"，亦是"十二经之海"，说明冲脉关系到生殖的功能。肾藏精，肾精足则人体精力充沛。因此灸肾经气穴可调补冲脉和肾经之气，有益肾壮阳之功，使肾精（包括精虫的生成、储藏和排泄）恢复正常。三阴交是足三阴会穴，均循行于少腹部，针三阴交可培补肾气及调理三阴经气，为主治生殖、泌尿系统疾病的主要穴之一。隔姜灸以上诸穴，治疗本病确有一定疗效。

无精虫症（二）

肖少卿

徐某，男，39 岁，于 1961 年 3 月 14 日初诊。

自诉：婚后 14 年，由于工作紧张，用脑过度导致神经衰弱，并常伴有阳痿（性功能衰退）。迭经医院检查，谓：发育良好，无性病史，但精液化验未找到精虫，确诊为"无精虫症"。

查：患者面色㿠白，头晕目眩，心悸失眠，神疲腰酸，睾丸常感胀痛，辄易阳痿，食欲不振，记忆力减退，脉象沉细无力，舌质淡红。证属精竭症。良由思虑过度，心脾损抑，加因房劳过度，肾阳衰微，精液耗竭所致。

治以宁心益志，补肾壮阳为法。乃取：①神门、太溪、肾俞、精宫、石关、肝俞、太冲、蠡沟；②足三里、三阴交、血海、气海、关元、中极、命门。以上两个处方，隔日选用一方，交替使用，10 次为 1 个疗程，采用徐疾补泻法，以深刺久留，轻刺重灸为原则。经针灸 3 个疗程后，不仅诸恙消退，身体健康，而且以后生一男孩。

按：心藏神，肾藏志，心肾不交则水火不济，是以神志不宁、健忘、梦纭，故取手少阴肾经之原穴太溪，以补北泻南，俾水升火下，水火既济，则天地始可交泰；肝肾是人身阴精生化之源泉，肝属木而藏血，肾属水而藏精，水能生木，乙癸同源，故取肾俞、精宫配肝俞、太冲、蠡沟，以使曲直调畅，阴阳和谐，则精血自生；脾胃为后天之本，均属坤土，胃主腐熟水谷；脾主运化精液，乃为气血生化之源,故取胃经之合穴足三里,脾经之交会穴三阴交,以健脾悦胃,补气益血,而愈诸虚百损;血海穴又为百虫窠,血海调畅则精子必然兴旺;督脉行于背脊,总督一身之阳经,为阳脉之海,任脉循于腹里,主任一身之阴经,为阴脉之海,两者均起于胞中,一源二歧,分循身之前后,阳根于阴,阴根于阳,如天地有子午阴阳坎离水火交媾之乡,故取任脉气海、关元、中极配督脉之命门,以补气而壮阳,济阴而生精,俾阴阳运行达于太和,气充精盛则种子有望。石关为足少阴经与冲脉之交会穴,本穴乃系生精种子的经验要穴,正如《百症赋》所说:"无子搜阴交,石关之乡。"

性交不能射精

温州市气功疗养院中医师　季信灵

某某,32 岁,采购员。1965 年 7 月初诊。

自诉:生理原为正常,23 岁结婚,婚后生一女。此后性交时,即无精液排出,但有腹胀。其间曾在本市诸医院就诊,服中西药,均未好转。

查:脉弦,并有头晕失眠。观其面容无病象,断为"性交不能射精症"。

针取神门(双),太冲(双,泻法),关元,中极,气海,水道,三阴交(双,平补平泻法),日针 1 次,针至 4 次,并无好转;续针至 7 次,性交中觉有精液排出;续针至 10 次后治愈,停针。经随访,知其治愈后恢复生育能力。

按:"性交不能射精症",与阳痿、早泄等症不同。行房时,一切如常人,就是不排出精液,患此病必不能生育。历来治此病,辄取补肾阴或补肾阳。我则不然,着眼点在肝肾,是从肾水、肝木相生之理推得。此病乃相生关系之逆行,所谓子病累母者便是。推其病理,系肝郁化火,上犯肾水,以致肾不能行其输精、射精之职。因此治疗大法,取"泻子"之原则,以泻肝心二经之火为主。用泻法取穴太冲、神门;而用平补平泻法取穴中极、关元、水道、气海、

211

三阴交,旨在兼补肾经,使肾水恢复,行射精之职。此外,还注重辨证论治。"性交不能射精症"患者的体质、见症各异,断不可执而不变。须按各人具体情况酌加穴位,如胃弱加刺中脘,肾虚加刺太溪,腰痛加刺肾俞等。

男性不育症

湖北中医学院针灸讲师　钱志云

某某,男,30岁,阿尔及利亚阿里斯总务。

自诉:患者结婚多年不育,女方做过多方面检查均正常。患者曾在巴特那省医院经苏联医生治疗一年余无效,后经中国医生治疗,曾服"参桂鹿茸丸"、"金匮肾气丸"等补肾壮阳药物,仍无好转,1977年元月,由内科转来针灸科治疗。

查:身体虚弱,神疲乏力,形寒肢冷,腰际酸痛,胃纳欠佳,大便尚调,小便清长,舌淡苔薄白。查其精液,精虫计数为2800万,活动力差,有少数死精虫。分析上述诸证,实属肾阳虚损所致。

治以培补元气,温肾壮阳。

针取:关元、大赫、三阴交、肾俞。针关元、大赫,针感要求直达阴茎,以平补平泻为主。针灸并施,使局部皮肤发红,针下有热感。留针30分钟,隔日1次,15次为1个疗程。经1个疗程治疗,查精液,精虫计数达5800万,活动力增强,无死精虫。继后又治疗1个疗程,其爱人停经,尿妊娠试验阳性。复查精液,精虫计数达1亿以上,活动力正常。1978年5月其妻顺产一男婴。

按:男性不育症,在中医学中多属肾元亏虚。患者精疲乏力,形寒肢冷,腰部酸痛,结合化验检查属肾精亏损,命门火衰,火不化精。根据"虚则补之"、"寒多用灸"的原则,拟用培补元气、温肾壮阳之法。取关元、大赫、三阴交以调下元之气,再取肾俞益肾,针刺加灸,温通冲任,故能得子。

212

强　　中

杨介宾

德某,蒙某,男,25 岁,未婚青年。

自诉:无原因阴茎异常勃起 1 周。患者 1979 年 11 月 12 日曲太特省医院门诊部收入外科病房 16 床住院治疗,曾用安定片、肌注冬眠灵、腰骶椎封闭麻醉等法,经治 10 余日毫无寸功。于 11 月 23 日转来针灸科。

查:体质壮实,曾有过性行为。两旬以来,阳物挺长 16cm,茎中刺痛,坚举不收,有碍衣裤,行走不便,久久不痿,睡中亦如然,并无流精,惟神态紧张,郁闷烦躁,惶恐不安,小便微黄,舌尖稍红,苔薄白少津,脉弦微数。诊为强中症。

治以滋养肾阴,清泻肝胆。针取:①太冲透涌泉、太溪、次髎;②三阴交、照海、神门、会阴。

以上两组处方,每日 1 次,每次 1 组,交换轮用,双侧重泻手法,通以电流,经治 6 次,疼痛大减,旬余不倒之阳物,显著好转,由 16cm 减缩至 8cm,不再挺长坚举,计针 12 次,12 月 10 日恢复正常,观察半月未再复发,12 月 21 日痊愈出院。

按:强中一证,又名妬精,亦称阳强不倒。本病主要表现为阴茎异常勃起。如《灵枢·经筋》:"足厥阴之筋……伤于热则纵挺不收",隋·巢元方所著《诸病源候论·强中候》:"强中病者,茎长兴盛不萎",清·林珮琴所著《类证治裁·阳痿论》:"强中症,茎举不衰"等历代医籍均有记载,中医方药对本病论治古亦有之,而针刺临床则属少见。作者在援莫桑比克医疗队工作期间,该地区缺医少药,遇见此病手无对策,仿"壮水之主、以制阳光"之意,姑拟针刺试治,确获良效。

考前阴诸疾,系肝、任、督之为病也。前阴为宗筋之所聚,足厥阴之经脉、经别、经筋、别络均循行于此。厥阴属肝木,内藏相火,患者青年,形实热盛,兼之有冶游史,一般即欲念萌动,心火偏盛,引动相火内炽,火性上炎,故阴器挺长而坚举不缩,下焦实热伤阴,筋失濡润,筋脉燥急,亦可出现玉茎强硬不痿。肝与胆相表里,胆别贯心,故见神态紧张,郁闷烦躁,惶恐不安。茎中痛,小溲黄,舌尖红,津少,脉弦数,均属心肝二经热盛之征。其主要病机为肾阴亏虚、心肝火盛,治当滋肾阴而清泄肝火为法。取太溪、照海,太冲透涌泉,清下焦热邪,滋水涵木以泻肝火。三阴交调理肝肾,清泄下焦湿热而泻相火。神门泻心火以安神,次髎泻膀胱热邪通经活络,会阴通任督而调气机,数穴合用,有滋阴泻火之功,使水足而火自制,肝木自宁,其病向愈。

214

外科疾病

疔毒

彭静山

田某,女,22岁,职员。门诊号25262,1961年1月20日初诊。

自诉:昨夜右中指端靠指甲处红肿,今早加重,局部由赤红转呈青紫色,顶端发白,并向前臂内侧及肘窝尺侧方向蔓延。局部痛不可忍,周身发冷,恶心。

查:神志清楚,面色发黄,形态中等,舌苔薄白,声音、呼吸无异常,脉来细数。诊为疔毒。

治本疔毒发于中指之端,属心包经。采用首尾循经取穴法,针右天池。由于脉来细数,属于虚热,运用补法。效果:针天池穴运用旋捻补法,疼痛立止;遂沿红线由中指向上,以圆利针点刺出血,其红线部疼痛立刻减轻,恶心畏寒俱消失。1月26日复诊,已痊愈。

李某,女,40岁,家庭妇女。于1972年10月9日初诊。

自诉:今晨忽于左手出现一块麻木,逐渐身冷,心烦,恶心,现局部疼痛。

查:面色㿠白,形体略瘦,舌质赤有黄苔,脉来细数。左手当少府穴处漫肿无头,皮肤颜色未改变,知觉不敏,诊为疔毒。

治本病变部位当少府穴,据脉症属心经虚热。在极泉穴针刺,得气后使用补法,留针2分钟,得气出针。其疼痛、身冷、恶心即消失,自诉已无所苦,心中畅快异常。

按：疗毒的特点,都生于穴位上,而面部、口唇、手指、足趾皆为经络穴位首尾之所在处。如迎香穴生疗,是属大肠经的止穴,针其起穴商阳,则其发热恶寒、恶心疼痛、心烦等症状,均可在针刺后迅速消失。如有淋巴管炎(俗称起红线),可用圆利针点刺出血,每隔 1 寸点刺 1 针,挤出黑血,点刺到看不见红线处为止。

应用首尾穴时,也不必过于拘泥,同经穴位距离首尾两穴较近的亦可使用,如各经的原穴、俞穴之类。

黑龙江中医学院针灸副教授　于致顺

陈某,男,42 岁,社员。

自诉:项及枕部发生疖肿,时好时犯已 2 月余,此愈彼发,痒痛不止,影响睡眠及劳动,最多者数十个,最少者十余个,曾多方治疗无效。

查:发育营养一般,神志清,精神不振,于项、枕部有二十余个小疖肿,尖有的有脓点,有的已形成结痂,脉弦细,舌质淡红,无苔。

治用粗针(0.6mm 粗,3 寸长)从神道穴,通过灵台透至阳(沿皮刺)用纱布、胶布固定,留针 20 小时。次日来起针时再没有新的疖肿发生,旧的已开始发干。第 3 天又在原穴刺入,第 4 天起针时,疖肿已大部分消失,共针 3 次完全治愈。4 个月后随访未再复发。

按：多发性疖肿或称石疖,或称疖病,好发于炎热季节,或因外感六淫之邪,或因饮食不节等久蕴成热(火)而致火毒之邪侵袭皮肤,热盛成肿,毒盛成脓,体虚毒盛者则屡愈屡发。项枕为督脉,足太阳经之部位,属阳,易从火化,是疖肿的好发部位。神道、灵台二穴属督脉,能清热而泄气血之热毒,为治痈疽疔毒之要穴。粗针为一工人祖传之针法,专治疔疮,用此穴、此针曾治多例疔疮疖肿,效果都较满意。

❀痈　肿❀

浙江中医药研究所针灸主治医师　杨楣良

张某,男,57岁,已婚,社员。于1973年4月5日初诊。

自诉:颈部痈肿及右肩胛部痈疽起已10天。病势日见加重,恶寒发热,周身不适,咽干口渴,喜冷饮,局部胀痛难忍,夜不成眠。曾服中西药物,不能控制,肿块逐渐增大,疼痛加剧。

查:体温38.5℃,面赤,呈痛苦面容,颈部不能转侧,右肩臂抬举困难,活动障碍,右颈天柱穴处痈肿焮热,大如核桃,压痛,基底坚硬,但尚无波动感;天柱穴与大椎穴之间略偏右侧有一2cm×5cm之疖肿基底坚硬,右肩胛部天宗穴稍内方有大如鸭卵之肿物,脓色潮红。基底硬,其顶端已有0.5cm之溃疡面,可见点点脓栓。脉弦滑而数,苔黄厚、根腻。此系风热相搏,郁阻少阳、太阳之脉,发为痈疽、发背。

治以清热解毒、疏风散邪、活血通络,针罐兼施。乃取曲池、委中(均双)、大椎、身柱及痈疽未溃处以三棱针点刺后加拔火罐,约10分钟去罐。肩胛部"发背"溃破处清洁后,敷磺胺油纱条,覆盖消毒纱布。经1次治疗后体温降至37.7℃3次治疗后体温降至37℃,天柱穴附近之痈肿已缩小至蚕豆样大小,基底转软,其下部疖肿已基本消退,右肩胛之痈疽已缩小至粟大,质软,压痛减轻,已不影响睡眠。六诊时痈疽创面已完全愈合,无压痛,一切体征消失。再针足三里、曲池(均双),用平补平泻法调和阴阳而善其后。

按:痈的发生在颈后者,中医谓之"脑疽";发在背部者则称"发背"。痈是多个毛囊和皮脂腺的急性化脓性感染,其病因病机中医学认为由脏腑湿热内蕴兼夹外感风湿,湿热之邪凝结于肌腠之间,致使经络阻滞,营卫不和,甚则肉腐成脓。本例按《内经》"菀陈则除之"之意,主取督脉,用三棱针点刺大椎、身柱穴,加拔火罐,以达到退其邪热、去其毒血的目的;加刺手阳明之合穴曲池更增强了清热解毒、散风活络的功效;委中为血郄,是治疗疮疡疖肿的要穴,上方合拍,故奏良效。

❁《疖 病》❁

杨楣良

柴某,男,27 岁,已婚,工人。于 1973 年 4 月 5 日初诊。

自诉:颈部发际疖肿,反复发作 5 年余。颈部出现粟状疖肿,反复发作,局部痒痛难忍,影响颈部活动。多年来虽屡经口服磺胺类药物,抗生素、中药及外敷药膏仍未能控制。

查:整个后发际附近,散在如粟状之颗粒,间有如绿豆大的疖肿多处,高出皮肤,周围红晕,顶端潮红,有的伴有脓头。脉弦滑,舌质淡,苔薄白中腻。证属湿热之邪客于肌肤而发为"发际疮"。

治以清热利湿,疏风散结。主取督脉、太阳之经,用刺络、拔罐法为治。初诊时将颈部头发剃光,局部常规消毒,取三棱针做豹纹状散刺,随即用闪火罐法连续吸拔 3～4 下后,再将火罐静置扣拔于患处,留罐 10 分钟。去罐后擦尽血液,覆盖消毒纱布,5 天后复诊。

二诊:自觉颈部轻快,粟状大的颗粒渐见消退,局部已无红晕,稍大之颗粒疖肿顶端脓点已去,仍按上法施治。

三诊:经 2 次刺络拔罐后,颈部炎症已完全消退,外观肤色正常,触之不痛,诸症基本已除。为了巩固疗效,以三棱针做"梅花状"点刺,用火罐吸拔 10 分钟。

随访 3 年半,未见复发。

按:本病系由单个毛囊及其所属皮脂腺发生的急性化脓性炎症,好发于夏秋季节,为多发性疖肿,比较顽固,而缠绵不愈。颈后毛囊炎属于中医"发际疮"的范畴,由于湿热蕴结,内郁火毒炽燔,湿热之邪遏阻肌肤,或因恣食肥甘辛辣,使气血壅滞,经络之气运行不畅所致。采用三棱针点刺以清湿热,宣通气血;用火罐吸拔瘀血,使毒邪外出,达到"通则不痛"的目的。

酒　渣　鼻

开封市中医院针灸主治医师　韩明

鲁某,男,43岁,开封钢厂工人。

自诉:患酒渣鼻已3年,时轻时重,久治无效,平素喜食辛辣,无烟酒嗜好。现鼻尖及鼻翼两旁呈弥漫性充血而红赤,皮肤光亮,有散在小结节存在,局部红赤发痒。

治取于素髎穴及鼻翼部小结节处点刺出血数珠后,针刺迎香、合谷、少商(放血)、曲池、足三里。

治疗经过:经数次针刺及点刺放血后,鼻赤范围缩小,局部小结节消失,又按上穴针刺2个疗程后(每个疗程为10次),症状全部消失,鼻部色泽亦已恢复正常。患者于数年后又因其他病来院就诊,谈及该病至今未见复发,观其鼻部与正常人无异。

按:酒渣鼻系肺胃积热,郁热熏蒸于鼻部所致者多见,并非绝对与饮酒有关,不饮酒而得此症者亦不少见。肺开窍于鼻,鼻为肺之上窍。足阳明胃经、手阳明大肠经,皆循行于鼻旁,故针泻曲池、少商、迎香、合谷、足三里等穴,能疏泄此三经之郁热,以收清热、祛风、开窍、通络之效。鼻尖及鼻翼附近之络脉点刺出血,更有活血化瘀、泄热祛风之功。

219

发际疮(一)

辽宁中医学院针灸教研室主任　马瑞麟　陈怀恕

刘某,男,34岁,职工,门诊号26605。于1962年6月11日初诊。

自诉:1961年12月5日发病,迄今已历时6个月。初期项部生小疖一二个,逐渐增多,起伏较快,痒甚于痛,破溃则疮口流脓水,顾盼困难,全身不适,口不渴不欲饮,大便正常,小便微黄。以往曾内服外敷中西药和肌注青霉素等不效。

查:精神苦闷,面黄少泽,项部发际上缘至枕骨粗隆下缘间,两侧延及胆经,生疮 7 处,嫩红肿硬,小者如粟粒,大者如杏核。脉浮略数,舌质红,苔薄白。

辨证:脉浮为风,数为热,湿盛则肿,热盛则痛,依脉象及痒甚于痛的症状特征,是为风湿化热,郁于督脉及少阳二经。

治以疏风清热。

针取:①主穴:大椎、曲池、合谷。配穴:风池、丘墟。手法:提插捻转泻法,留针 20 分钟。②局部周围单刺,提插捻转泻法,术毕出针。

针治 1 次痒止而痛减,2 次疮口愈合,连针 5 次而痊愈。

阎某,男,36 岁,工人。门诊号 25521,于 1962 年 6 月 16 日初诊。

自诉:于 1962 年 1 月 10 日发病,迄今已 5 个月。初期项后发际部生小疖瘙痒疼痛,继则增剧,局部红肿疼痛,痛甚于痒,破溃处流脓水,此伏彼起,口渴喜凉饮,大便秘结,小便黄赤,脉浮洪而数,曾用药物治疗 4 个多月未效。

查:精神烦躁,面色微赤,项后发际上入发 1 寸部分有疮疖 13 处,小者如粟粒,大者如杏核,顶白根赤而硬,疮疖遍及督脉的脑户穴下(枕骨粗隆下)、哑门穴之上,两侧延及足太阳膀胱经和足少阳胆经循行所及,不能扭项侧顾。

辨证:脉浮主表,洪数为热,证为热邪炽盛。督脉为诸阳之会,太阳主表,循行于头背。此为风挟热邪,郁于督脉及太阳、少阳三经。

治以清热疏风之法,循经取穴和局部周围单刺。①主穴:大椎、曲池、合谷。配穴:风池、外关、昆仑。手法:提插捻转泻法,留针 20 分钟。②局部周围单刺,提插捻转泻法,术毕出针。第 1 次针刺后显效,连续针治 11 次痊愈。

杨某,男,32 岁,工人。门诊号 97509,于 1964 年 1 月 25 日初诊。

自诉:自 1963 年 11 月 5 日发病,初期项部发际上起小疖如杏核大,局部弥漫肿胀,基底部坚硬,破溃后流黄色脓液,反复发作已两个多月,饮食正常,口不渴,大便时溏,小便黄赤。

查:精神正常,面色黄而润泽,项部发际上有疖 9 处,小如黄豆,大如梅核,基底较硬,弥漫肿胀延及足太阳膀胱经和足少阳胆经循行部位,项部活动困难不能侧顾。脉濡数,舌苔白腻。

辨证:脉濡为湿,数为热,舌苔白腻,便溏均为湿盛之征,湿盛则肿。证为素蕴湿热而挟风邪上壅所致。

治以利湿清热为主,佐以疏风,依证循经取穴配合局部点刺。①主穴:大椎、曲池。配穴:阴陵泉、丘墟、风池。手法:提插捻转泻法,留针 30 分钟。②局部周围单刺,提插捻转泻法,术毕出针。针刺两次后肿胀渐消,痒感减轻,连针 14 次而愈。

按:疮疖生于后头及项部发际以上者称发际疮。发病原因主要由于外受风邪,内郁湿热,风热湿邪上壅督脉、足太阳及足少阳三经而致。其临床症状特点是疮疖顶白根赤,疮浮而浅。按其病变性质有偏于风盛、湿盛和热盛三个类型。风盛者疮部痒甚于痛,疮疖起伏较快,脉浮,舌苔白薄;热甚者痛甚于痒,焮红肿胀,脉洪数,舌质赤,苔燥;湿盛者肿胀较甚,脉洪数或滑数,舌苔白腻。

221

由于本病为风热湿邪上壅,多属于阳证实证,故治法以泻热为主,采用穴位以大椎、曲池、合谷等为主穴,并按疮所在部位及风盛、热盛、湿盛的不同,结合腧穴特性,酌情加减。如风盛加风池、风府以疏风;热盛加外关以加强清热;湿盛加阴陵泉以利湿。疮在督脉加针陶道、百会;疮在太阳经加针委中、昆仑;疮在少阳经加针足临泣、丘墟。

根据“虚则补之,实则泻之,热则疾之,寒则留之”的原则,用提插捻转泻法,即慢进针,得气后急提针,同时并用食指向前拇指向后的旋捻手法。在施行手术过程中针大椎用直刺,深 0.5～1 寸,使感传上达头顶,下及肩胛;针曲池深 1～1.5 寸,使感传达于肩部附近。其余各穴亦须于针刺后使感传向患部传导。一般留针时间 20～30 分钟,每 5～10 分钟行手法 1 次。此外,为达到使局部活其气血,决其壅滞的目的,于病灶周围进行单刺,针与皮肤面呈直角刺入,慢按紧提,轻度旋捻不留针。所用为24~28号不锈钢毫针。局部周围点刺用30号不锈钢毫针。初期每日针1次,7次为1个疗程,1个疗程终了后,如果症状减轻而未完全恢复者,改为隔日1次。

发际疮（二）

于书庄

于某,男,50岁,干部,病历号:876223。

自诉:近三个月来左侧项后发际生疮,此愈彼起反复发作。疮形如蚕豆,顶部有脓头,外周红晕坚硬,痛如锥刺而痒,破头后流脓血。曾服中药及注射青霉素治疗无效。于1974年9月14日来我科门诊。

查:舌质微红,苔薄白,脉微弦。证属湿热内蕴,外感毒邪。

治以清热解毒,祛湿止痒。针取委中、大椎、合谷。其中委中、大椎均放血,合谷进针得气后用泻法(大指向后捻转6次),留针20分钟。3日后复诊痛痒大为减轻,基底部变软。取委中灵台放血,合谷手法同上。共针2次,疮退痊愈。

按:发际疮为一种易于复发的多发性疖病。其特点:此愈彼起日久不瘥,治疗较难。本病多因内郁湿热,外感毒邪,湿热毒邪蕴于皮肤所致。治宜清热解毒祛湿。方中委中为足太阳之会,血之郄,大椎、灵台为督脉穴,督脉总督一身之阳,故在此三穴放血既有循经取穴之意,又有清泄毒热之功。合谷为大肠之原,可清热、化湿、止痛。故针治两次,热清毒解而愈。

瘰疬（颈淋巴结核）（一）

新疆维吾尔自治区人民医院主治医师　洪圣达

马某,女,16岁,病历号37280,于1959年4月8日初诊。

自诉:右颈前肿块已 2 年,近 1 个月来日渐增大并疼痛,曾服用异菸肼等药未见好转。患者去年患浸润型肺结核,做过气腹治疗。

查:右颈锁骨上窝部有一肿块,体积为 6cm×4cm×1.2cm,中心部呈黯红色,有波动感,周围较硬,不活动,抽脓 2ml。X 光胸部透视发现第一肋骨下有片状阴影,印象为左上肺结核。血象检查:血红蛋白 70%,红细胞 346 万,白细胞 4300(中性 72%,淋巴 25%,嗜酸性 3%),血沉 14mm/h。诊断为颈淋巴结核。

采用火针治疗。自 4 月 8 日开始火针治疗,第 1 次计 90 针,至 4 月 15 日肿块范围缩小为 5.5cm×3.3cm×1cm,波动及皮肤变色范围均缩小。每周针治 1 次。经 5 次火针治疗,病变部位已显著缩小,疼痛也随之消失。此后火针针数逐次减少,最少为 50 针。1959 年 7 月 2 日以后又在其他医院换药 5 次,即痊愈。1964 年 4 月 7 日来信,据云 5 年来未曾复发,目前身体健康并能参加重体力劳动。

按:火针疗法历代针灸书籍中都有记载,其中以明·杨继洲《针灸大成》一书记载最详,他写道:"……九曰火针取法于锋针,尖如挺,其锋微圆,长 4 寸。"对其用法又写道:"火针即焠针,频以麻油蘸其针,灯上烧令通红,用方有功。若不红不能去病,反损于人。烧时令针头低下,恐油热伤手。先令他人烧针,医者临时用之,以免手热。先以墨点记穴道,使针时无差。"

1. 刺火针时所需器材　①28 号钢针数枚,长度 1 寸最宜。②酒精灯 1 盏。③10ml 与 2ml 注射器若干,16～20 号注射针头数个。④肾形盘 2 个。⑤1% 普鲁卡因用做病灶周围浸润麻醉。0.02% 盐酸副肾素,如果颈前区病灶范围较大,且有红肿波动者,其主要作用在于止血。⑥消炎软膏,火针后外涂包扎。

2. 刺火针的手术操作　①先用卷尺量一下病灶的直径与横径,然后向患者进行解释,消除恐惧。一般采取卧位,局部进行皮肤消毒。②病灶如已呈黯红色,波动面大,有脓,可先用空针将脓抽尽,再刺火针。③病灶周围注射普鲁卡因浸润麻醉。④用左手托住酒精灯，火焰不宜太大，右手持针，似握钢笔状，先在火上烧红，然后迅速刺入病灶，先在周围刺一圈，后刺中央。每次刺入后，立即迅速去针，深度为3～5分。直进直出，迅速进退。注意避开患部血管，如刺破血管，可用消毒棉球按住。⑤每个病灶针刺数量视其大小而定，若有3cm×3cm，每次可刺15针左右。⑥术毕用消毒棉球拭去随针眼而出的液体，然后用消炎膏外敷包扎。⑦每隔十天或半月做1次，如针眼组织恢复差，可延长至每月1次，5次为1个疗程。

3. 火针针刺不宜太深　《针灸大成》内有“切忌太深，恐伤经络”的记载，我们在实践中也有同样的体会。当我们试行深刺数例，患者均反映感到颈部不适。其中有一患者深刺后发现颈部和两手均现肿胀，后改用针灸治疗始消肿。

4. 妥善掌握两次火针治疗间隔时间　每做完一次火针，要视其针眼恢复情况再做第2次，疗效就好。不少患者于火针后20天复诊时针眼始见恢复，病情多半见轻。

5. 火针治疗必须和适当调养相结合　发现火针开始治疗的数次疗效很好，但日子久了也有此愈彼发的现象，恐与劳累有关。

6. 火针治疗不是直接杀死结核菌，可能是通过火针的高热及密集的烧灼刺激，改变了病灶环境。首先是患部毛细血管及毛细淋巴管的收缩，发生局部营养障碍，使结核菌处于不利于生长繁殖的环境。其次是病灶周围毛细血管扩张，由于火针之刺激，增加了机体全身尤其是局部的抵抗能力。此外，颈项部是全身十二经脉必经之处，手足各阳经在颈项部有明显的循行路线，通过火针治疗，达到祛邪扶正、疏通经气、调整气血的目的。

瘰疬（二）

杨楣良

张某，女，25岁，已婚，社员。于1975年4月15日初诊。

自诉：两侧颈部淋巴结肿胀，左侧已3年余，右侧4月余。颈部淋巴结肿胀以左侧为甚,始为黄豆大小,逐渐增大增多,时有低热,并伴有神疲盗汗,曾先后服用中西药物及肌注链霉素达 3 个月未效,乃来我院治疗。

查:慢性病容,形瘦,两侧颈部自锁骨以上、乳突以下可触及小如黄豆、大如栗状的结核,以左颈为多,并高出皮肤,颈部转动感到不适。脉弦滑,舌质淡,尖赤,苔薄白根腻。证属"瘰疬"。系少阳痰火凝聚,气郁不解,湿邪留于颈下所致。

治宗《内经》"结者散之"的原则,治拟消散软坚,疏调少阳经气,主取火针治之。

令患者侧卧,局部常规消毒后,术者持特制的圆利针在酒精灯上烧红,拭去烟煤,一手固定淋巴结,一手施以轻捷手法,迅速将针刺入淋巴结之基底部,呈"梅花"状刺 3~5 下,刺后随即将针拔出,涂磺胺软膏,上以消毒纱布覆盖固定,每隔 7~10 天治疗 1 次,本例共治疗 5 次,盗汗、神疲等症均消失。除有散在如绿豆大的淋巴结数个外,其余之肿大的淋巴结亦皆消失。并追踪观察 3 年余,未见增大和新的发现。

按:颈淋巴结结核一病中医学称之为"瘰疬",俗称"鼠疮"。往往成串丛生,甚则溃破,经久难愈。本例尚未溃破,为火针之适应证,火针具有温阳通络、活血化滞、软坚散结的作用,故仅治疗 5 次即愈。

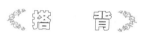

搭 背

邯郸市城建局医院主治医师　郭嘉熙

芦某,女,41 岁,农民。

自诉:于 1965 年 3 月 2 日开始胸痛,2 天后疼痛转至左侧背部,伴有周身发冷发热,倦怠无力,精神不振,食欲减退,无恶心呕吐,大便 2 日一行,小便短赤,即请本村保健站大夫治疗,注射青霉素 2 日,共 40 万单位,链霉素 1g,继之破溃成疮。停止注射 9 日后来我院门诊进行针灸。

225

查：体温38℃，营养欠佳，口唇干燥，胸部右侧稍隆凸，心尖区可闻一、二级收缩期杂音，心律规整，两肺清晰，腹部平坦柔软，肝脾均未能触及，背部左侧肩胛内下部可见10cm×12cm的脓肿，边缘较硬，中间有较大之脓孔，4周环布小脓孔，有黄色脓液渗出，无血染。舌苔黄腻，脉数，初步诊断为左下背搭背疮（蜂窝组织炎及脓毒症）。

针取：灵台、委中（左）、昆仑（左）。以上三穴均采用一进三退之透天凉手法，待针下有凉感发生，立即起针。若无凉感，必反复操作数次，不留针，隔日针刺1次。针刺3次后，恶寒发热消失，疮变红活而软，脓孔缩小，脓液减少，疼痛及肿胀减轻，食欲增加，精神喜悦。又针4次，疮面愈合，舌苔已退，脉转和缓，饮食二便正常，全身无任何不适。针治期间，病灶局部并未外敷药膏，观察3月，已能到田间劳动。

按：灵台穴为督脉脉气所发，督脉统属诸阳，此穴古代属禁针穴，然据个人临床体验，刺之并无不良反应，且确有疏泄阳经邪火郁热之功。疮肿位于背部膀胱经循行区，病乃阳经蕴毒郁久而发，针泻委中、昆仑，以疏背部气血之凝滞，清泻血中之蕴毒。

缠腰火丹（一）

王凤仪

李某，男，24岁，病历2455号。

自诉：左季胁剧烈疼痛已5天。于5天前开始左侧胸部疼痛，逐渐窜痛到背部，为针刺样剧烈疼痛，影响睡眠，经服药不效，故来就诊。

查：神志清楚，舌淡苔黄，心肺无著变，肝脾未触及，第5、6胸椎旁有压痛，左侧第5肋间有散在性红色丘疹4处，脉缓。诊为缠腰火丹（带状疱疹）。

治以疏肝泄热、活络止痛。乃取：①大椎、肝俞（右）、肺俞（右），均用泻法；②身柱、肺俞（右）、肝俞（左），用泻法；③支沟、阳陵泉;④阿是穴,用泻法。经上法治疗 4 次而愈。

按: 此例内素有肝火妄动,兼因卫外不固,复感湿热之邪,侵袭胁肋,流窜皮间经隧,阻滞气血的运行,乃发簇集水疱,痛痒灼热之疾。由于肺主皮毛,胁肋为肝经之分野,故取大椎、身柱、肺俞以清阳经之邪热而清肺气之壅滞,兼取肝俞、支沟通调三焦之气机,佐用阳陵泉清泄肝胆之湿热,加以点刺局部活络止痛,共奏疏肝泄热,活络止痛之效。

缠腰火丹(二)

李鹭

张某,女,40 岁,教师。于 1982 年 5 月 25 日初诊。病历号 30536。

自诉: 左侧腰髋部刺痛 20 天。于 1982 年 5 月 4 日突发左侧腰胁及少腹部皮肤焮热刺痛,继起疱疹如珠串,皮肤科诊为带状疱疹,历 10 日消退,仍遗灼痛刺痛感不减,触之刺痛尤甚。常服索米痛等止痛药,外敷黄连膏等多种止痛膏以及自行局部热敷均不见效,刺痛连绵,无休止时,转求针治。

查: 面黄微赤,表情苦闷焦躁,撑臂护腰胁。左胁下、腰部及少腹部有落痂痕,皮肤潮红,局部拒按摸,触痛若针刺,痛无休止,坐立不安,夜卧难寐,烦渴不欲饮,食欲不振,小便色黄,舌边潮红,苔薄微黄,脉象弦细而数。诊为:缠腰火丹后遗痛(带状疱疹后遗神经痛)。

针取左侧足临泣、带脉,配五枢、维道。针刺足临泣,得气后施捻转泻法,感传至阳陵下;刺带脉沿皮下透针向五枢、维道,平补平泻捻转,使麻胀感扩散至病变的皮部。

首诊: 留针 20 分钟,出针后,麻胀感仍存留,刺痛感减轻。

二诊: 第一次针后,止痛半日,后复发如初。仍照原方法施针,当即刺痛缓解。

三诊: 少腹部已敢触摸,仍腰胁刺痛。继按原方法针之后,左侧胁腰刺痛亦止,已不拒触按。

末诊:自觉症状消失,触摸无刺痛,两昼夜未复发,能左侧卧入睡。共治疗3次,临床治愈。

按:缠腰火丹,俗名蛇串疮。多由肝胆经火盛,内蕴湿热,外感毒邪而发。缘肌表脉络空虚,毒热壅滞,而成皮部之证。皮部者,经脉之气反映于体表的部位,亦是络脉之气敷布于皮表之处。疱疹脱落,病势虽衰,然毒热之邪未尽,毒邪阻遏,络脉不通,毒气滞而焮痛,血壅瘀而刺痛,皮部邪实,故拒触摸,难于侧卧。缘本病位于足少阳之皮部及带脉所循之域,故当循经取穴治之,法宜泻火解毒、疏经止痛。盖足临泣为足少阳通带脉之穴,且能泻肝胆经之邪热;带脉穴位于足少阳经上,疏带脉之气血;五枢、维道是足少阳与带脉之会,属循经局部取穴。因治在皮部,故浅刺透针。

考此证之痛,幼童患者往往痂落则痛止。中年老年患者,病程则长,刺痛绵绵不休,或有数日乃至数月不止者。本例刺痛虽剧,仅治3次而获痊愈,足见针刺止痛之良效。

228

缠腰火丹(三)

天津中医学院附属医院针灸科

李某,女,48岁,工人。

自诉:右侧胸痛3天。现痛如锥刺样,呈烧灼感,由右背至右胸起小丘疹,衣服摩擦则痛,影响饮食及睡眠,曾在某医院做胸透,心肺未见异常,并给镇静止痛药物,疼痛不见缓解而来我科门诊。

查:痛苦病容,右背沿第4肋间至右侧乳头内侧可见散在的成堆的红色疱疹,疱疹周围皮肤红润,有压痛,其他未见异常。诊为蛇丹(带状疱疹)。

治取肺俞、厥阴俞、曲池、支沟,疱疹周围排刺。肺俞、厥阴俞针灸向下斜刺8分,曲池、支沟直刺1.5寸,疱疹区由前胸向后背针尖沿肋骨下缘横刺5分,均用捻转泻法,每日针1次,留针20分钟。经针1次疼痛大减,夜间可入睡,针2次痛减大半,共针6次基本痊愈。

按:"蛇丹"好发部位是胸胁腰部,疱疹水泡常簇集一群,成为带状疱疹。此病常由肝火湿热,蕴结肌肤所致病,治以疏肝泄热、理气止痛为主法,今取肝俞、厥阴俞、支沟以清泄肝胆三焦之瘀热,曲池散走肌表以止痒,局部叩刺,可以消散其瘀滞,故能收效。

缠腰火丹(四)

天津中医学院附属医院针灸科

赵某,男,42岁,工人。

自诉:左小腿疼痛5天。现左小腿前内侧发红,发热,疼痛,症状逐日发展,行路困难,发热,食欲不振,曾注射青霉素3次,服止痛药片未见明显效果。

查:体温37℃,左小腿下1/3内侧,约有7cm×12cm皮肤红润区,边界清楚,红润区之皮表面可见散在的小水泡,有明显压痛,局部触之发热,可缓慢步行。舌红,脉数。诊为流火(丹毒)。

治取灵台、委中,局部点刺放血。灵台针尖向下斜刺1寸,委中直刺1寸,出针时点刺局部静脉放血一两滴,局部皮损用三棱针点刺出血后,用干棉球擦净血迹。每日针1次。针后立即疼痛减轻,共计5次,症状基本消失。

按:流火多起病突然,属好发于下肢腿胫部的丹毒,主症有局部焮红肿痛,其猩红皮损,境界明显,常并有恶寒发热、腹股沟淋巴结肿大等症,此疾多因湿热侵犯营血,郁于肌表所致症,治以清热解毒、凉血化瘀为主。针取灵台属督脉,位近心脏,刺之可达清热凉血之效;委中为血郄,刺之出血以泻血分之邪热;兼取局部,点刺出血,以消散局部之瘀滞,热去血活则流火可除。

非化脓性肋软骨炎

辽宁中医学院附属医院主治医师　刘一文

胡某,男,37岁,会计师,门诊号46567。于1963年10月3日来我院初诊,先后经内外科治疗无效,12月31日转针灸科治疗。

自诉:1963年2月因患肺结核在沈阳某结核病院疗养。因闻其父患"中风"病,乃请假回家,用手推车送其父去某医院急诊。返院后3天,自觉左胸第5肋软骨时绵绵作痛,闷热。服索米痛无效。经该院摄片结核病无变化。数天后于局部隆起一小肿物如杏核大,压痛明显。同年6月结核病好转出院,去沈阳某医学院检查,确诊为泰齐病。曾用考的松口服与普鲁卡因局部封闭,亦无进步,而来我院求治。

查:除发现左侧第5肋软骨时有一隆起如杏核大外,局部皮肤色泽正常,扪之无波动感,压痛明显。左上肢上举与向后旋转时有牵扯痛外,左锁骨下呼吸音粗糙。其他均无异常。血沉2mm/h。X光摄片:浸润型肺结核。临床诊断:①泰齐病。②浸润型肺结核。

中医辨证根据上述病史及患者面色少华,舌苔薄白,舌质黯红,脉象右缓而左弦。认为此症乃肺肾俱虚,气血乖违,筋骨失荣,壅肿成疾。故治宜壮水生金,行气活血散结之法。

针补膻中加艾条灸。神封、中府、列缺,均为平补平泻。上方治疗一次后诸症均减,至第5次隆起消失。7次所有症状消失。

按:膻中为气之会,灸可补气,针则行气,针灸并施,以培补宗气,通达胸阳;中府为肺之募,刺其募而令其气行,气行则血行,气血畅行则结易散,神封属肾经又位局部,故既有助肾以扶正祛邪之功,又对局部有散结止痛之力;取肺经络穴列缺,以顾其表里通经活络。

《乳痈（一）》

杨元德

董某,女,30 岁,本院护士。1979 年 2 月 27 日初诊。

自诉:因受精神刺激后渐觉右乳房肿痛,乳汁减少已 3 天。用中药外敷及内服土霉素均无效。既往健康,现产后 3 个月。

查:营养良,脉浮微数,舌苔薄黄,右乳房 12 点至 3 点处有 2cm×2.5cm 及 1cm×2cm 肿块两个,无波动感。诊为急性乳腺炎。

针取肩井、膺窗、内关均右侧,用捻转泻法,留针 30 分钟。针 2 次后明显好转,疼痛减轻,乳汁增多,右乳房仅剩 1 个 0.3cm×0.3cm 肿块。又针 1 次即痊愈。

按:乳痈早期采用针灸治疗效果良好。肩井为胆经之穴,可泻肝胆之火邪,是古人治本症的经验穴,可化瘀消肿;膺窗是胃经穴,为局部取穴,可消胃经之结滞,通调局部气血;配内关可疏肝解郁、宽胸利气,故上穴合用而取效。

231

《乳痈（二）》

杨楣良

周某,女,30 岁,已婚。于 1962 年 12 月 12 日初诊。

主诉:右侧乳房肿胀疼痛已 1 周。患者于本年 11 月 10 日产后第 7 天时,恶寒发热,周身不适,即觉右乳房发胀,乳汁不畅,继之渐趋红赤焮热。曾去某医院外科治疗,诊为"急性乳腺炎"。曾用抗生素及中药治疗,因未能控制而病情发展,遂来门诊治疗。

查:畏寒发热,体温 38.9℃,面赤,右乳房肿胀,焮热红赤,右 3～4 肋乳中线处有 3cm×5cm 之硬结,乳头之前下方有 2.5cm×5cm 之硬块,压痛,脉弦数,舌淡红,苔黄腻。症由阳明湿热内蕴,少阳郁热化火,而热毒自成。

治以清热解毒,化瘀散结。主取阳明、少阳之经,用毫针法,配三棱针以泻其热。采用少泽、商阳(三棱针点刺出血)、曲池、足三里(均双)、肩井、极泉(均右)、膻中。施透天凉手法,留针 40 分钟,中间重复手法两次。

当天下午二诊:体温降至 38℃,已不恶寒,肿胀消减,再按上方去足三里加刺期门为治。

12 月 13 日三诊:体温 37.6℃,偶有乳汁溢出,乳房胀感大减,局部红肿基本消退,乳上之硬结缩小为 2cm×4cm,质稍软,乳下之肿块缩小为 2.5cm×3.5cm,惟大便已数日未解。脉弦滑,舌淡,苔薄白中黄。再拟清解兼通腑为治。取肩井、期门(均右)、少泽、曲池、上巨虚、支沟(均双),透天凉手法,留针 35 分钟。下午四诊:体温 37.3℃,症状如上,自觉精神好转,大便已解。针:曲池、足三里(均双),肩井(右)、膻中。

12 月 15 日五诊:体温 37℃,乳房已无痛感,乳上之硬结已缩小为 1.5cm×2cm,乳下之肿块也缩小为 2cm×2cm,且按之质软。脉弦,舌苔薄黄。取曲池、上巨虚(均双)、膻中、肩井(右)。

12 月 16 日六诊:体温正常,乳上之硬结已基本消失,乳下之肿块缩小为 0.5cm×1cm,压之基本不痛,乳房肤色正常,脉转平和,苔薄白,治宜和营通络,巩固疗效,并嘱其隔日复诊。取足三里、曲池(均双),膻中、肩井(右)。

12 月 18 日七诊:肿块已消失,一切正常,临床治愈。

按:急性乳腺炎,为乳房部的急性化脓性病患,中医学称"乳痈"。本病常罹患于哺乳期,初产妇尤多见,其病因病机多由于情志失调,肝郁不畅,乳汁壅滞,致使热毒内蕴而发为"乳痈"。查乳房为足阳明经所过,乳头属足厥阴经。治疗时采用手阳明大肠经的合穴曲池,可疏导阳明的积热,为清热解毒之要穴。三棱针点刺少泽、商阳以增强泄热的效应。肩井为手少阳、足少阳、足阳明与阳维脉之会,加刺期门、极泉理气疏肝,清阳明、少阳、少阴的郁热;取足三里以健胃醒脾利湿;支沟、上巨虚以导滞通便;膻中为"气会",治以宽胸理气,疏通乳络,消肿散结。

本法只适用于急性乳腺炎之早期,若脓成已溃者,必须采用其他方法治疗。

膁 疮

韩明

刘某,男,32岁,钟表厂修理工人。

自诉:3年前,右小腿外侧起一粟状小疖,因痒甚而抓破流水,夜不成眠,逐渐溃烂成疮,蔓延小腿外侧,经中西医治疗无效。

查:右侧小腿外侧,形成广泛性溃疡,皮肤黑紫,渗液秽臭,局部皮肤发硬,疮面较浅,但高低不平,黄水浸淫。此属湿热下注,经络阻滞,气血壅塞不通,肌肤失于濡养溃破成疮。

治以祛风利湿,活血化瘀,补气养血。针取:根据膁疮所生部位系胫骨外侧,为足阳明、足少阳经脉所过,故取足三里、阳陵泉、绝骨为主,辅以阴陵泉、血海、三阴交、委中、曲池。主穴针后用艾条灸至局部皮肤发红,由痒变痛为止,配穴只针不灸。

治疗经过:针灸第一次后,患者腿部瘙痒及黄水外渗均感减轻,夜晚已能安静入睡,增强了患者治愈信心。采用上述穴位治疗1周后,症状均大为好转,局部已基本不痒,黄水浸淫也大为减少。又继续治疗月余,亦嘱患者自己用艾条灸治疮面,每次灸治由痒变为稍感疼痛为度。长达3年而屡治不效之膁疮,竟不药而愈。

按:膁疮一症,多为感受风邪湿毒,瘀阻经络,气血壅塞不通,肌肤失于濡养所致。由于久病气血必虚,疮面瘀腐内陷,黄水浸淫,故治当活血化瘀,祛寒散结,兼补气养血。

根据《灵枢·禁服》"陷下则徒灸之,陷下者,脉血结于中,中有著血,血寒,故宜灸之"的治疗原则,以灸为主,以针为辅,从而收到了温经通络、祛瘀生新的显著效果。

233

皮癣（神经性皮炎）（一）

王世云

罗某,男,38岁,干部。于1960年10月9日初诊。

自诉:两侧肘窝至前臂内侧皮肤增厚,瘙痒显著,夜间尤甚。有时用指甲搔破出血结痂,已有十五六年了。西医诊断为神经性皮炎,曾经外用各种洗剂、擦剂、涂剂以及内服维生素、镇静、止痒等多种药物均无效。并用过梅花针治疗亦无明显效果。

查:身体一般状态较好,全身检查无异常改变。局部所见:两侧肘窝至前臂内侧皮肤增厚,表面呈银白色硬痂,其边缘有散在小结痂。

治以斑蝥灸,其方法如下:取已制好的斑蝥剂(斑蝥12g,雄黄4g共捣成细末,以蜜调糊状)如小豆粒大,放在已剪好的粘膏中央,贴在患处中间。约32小时揭除粘膏即见:如黄豆粒大的微黄色灸泡,令患者勿擦破。约1周后灸泡自行吸收。然后再以上述方法在患处结痂的地方施灸3～4处。这样大约经过40天左右,患处结痂脱落,皮肤变软,皮色逐渐接近正常,自觉症状消失而治愈。

按:斑蝥灸是属于药物发泡灸的一种。早见于《针灸大成》卷九有"贴灸疮"的记载。我们在1959年将斑蝥灸运用于临床,不但对10多种常见病、共181例收到良好效果,而且对"神经性皮炎"这样疑难症亦收到满意效果。斑蝥灸是一种无痛、无瘢痕的安全有效的方法,而且取材经济、制作容易、操作简便、易于推广与应用。

皮癣（神经性皮炎）（二）

四川省中江县人民医院针灸科医师 刘华

段某,男,32岁,干部。

自诉:患者颈后局限型神经性皮炎 4 年余,自觉瘙痒难忍,曾多方治疗而无效。

查:皮损约 4cm×6cm 和 5.5cm×8cm 各一块,局部呈苔藓样变。

1970 年 6 月 15 日采用艾炷灸治疗 3 次而愈,随访 8 年,未见复发。

按:神经性皮炎是常见的顽固性皮肤病。作者用小艾炷灸治 120 例,近期痊愈率达 89%。

治疗方法:将艾绒捏成火柴头大小的炷形若干粒,皮损局部涂以大蒜汁,置艾炷于蒜汁皮肤上,每炷间距 1.5cm,随后点燃让其烧净后,扫去艾灰,覆盖消毒敷料即可。每 10 天 1 次,至皮损正常后停止。一般灸 1~3 次即收明显效果。疗效以局限型较好,泛发型较差。

注意事项:灸后不可用酒精、肥皂等刺激物搽洗患处,同时忌食刺激性食物。为减轻灸时的疼痛,可在患处两侧用毫针沿皮平刺(一针向上,一针向下)进针,然后接针麻仪镇痛协助治疗。也可拍击皮损周围皮肤以减轻疼痛。

瘙 痒 症

天津中医院针灸科

刘某,女,42 岁。

自诉:因换水土,周身瘙痒,夜间尤甚,影响睡眠,用手挠后起针尖大的丘疹,胃肠消化不好,有时腹泻,小便正常。

查:周身皮肤可见挠痒指痕,皮肤略粗糙,有针尖大小的隐疹和丘疹。

治以调健脾胃、疏风凉血为主法。乃取曲池、足三里。曲池进针 2~2.5 寸,足三里进针 2~3 寸,均用提插捻转泻法,留针 20~30 分钟,每 10 分钟捻针 1 次。

针一次夜间瘙痒减轻能入睡,针 3 次后瘙痒消失,大便正常。

痊愈。半年后又复发一次,用上方针两次即愈。

按:此系不服水土,致使肠胃不和而伤脾气,脾失运化之能,湿邪客于肌表,治取大肠合穴曲池,散湿、清解肌表之客邪以止痒,佐以足三里培土调胃,扶正祛邪,故可止痒。

风疹瘙痒(一)

李振凛

王某,男,成年,于 1979 年 10 月 12 日初诊。

自诉:风疹瘙痒已 3 个多月,时隐时现,遇风则重,曾去北京、上海等地治疗未愈。刻诊红疹遍布周身,肱股内侧尤甚,成片成块,奇痒难忍,舌尖红,苔薄。

针取列缺(手太阴肺经)、曲池(手阳明大肠经)、血海(足太阴脾经)。行平补平泻法(中等刺激),留针 20 分钟,每日治疗 1 次。经针治 2 次,瘙痒大减。5 次后疹退痒止。至今一年未发。

按:本例属风热与气血相搏于肌表之症。因"肺主皮毛",故首取手太阴肺经络穴列缺以疏风解表,况列缺在八脉交会中通于阴脉之海——任脉,还可通调一身之阴气以泻血中之邪热;曲池为手阳明大肠经合穴,功能通腑泄热;血海为足太阴脾经穴位,为治疗血分疾病之常用穴。三穴相配能起疏风解肌,清泻血热的作用,故针刺后风疹消退,瘙痒自止。

风疹瘙痒(二)

陈全新

黄某,男,34 岁,技术员,门诊号 5912。

自诉:遍体皮肤瘙痒发病 1 天。病始于山野测量作业期间,先感项区瘙痒,经山风吹袭后肤痒增剧,痒疹随手搔抓而起,始为散在性小粒,继而扩散溶合成块状,局部微热痛,晚上因痒甚而致彻夜难入寐,曾用药物外擦多次未效。

236

既往无同样病史,亦无特殊嗜异史可查,但连日来自感腹部隐痛,食欲不振,口干苦。

查:形体壮实,神情焦躁,颈项、胸、腋及上肢皮肤潮红,丘疹密集于项、腋、肘区,疹块微隆起,界限分明,形状不整,皮肤划痕试验强阳性,全身淋巴结无肿大,心肺正常,腹软,肝脾未触及,下腹及脐旁轻度压痛,大便结,小便短赤,舌质红,苔黄腻,脉浮数。

根据痒疹骤起,受风吹袭后瘙痒增剧,迅速蔓延,皮肤微烘热潮红,并据舌诊、脉象,均为风热之征,病由内有胃肠蕴热,外感风邪而触发。

治以疏通经络,祛风清热为主。取穴以手足阳明经穴为重点,配伍耳穴荨麻疹点及有关背俞,针刺用泻法,进针得气后耳穴埋针,体针均接电针仪(密波),通电 30 分钟。

一诊:取耳荨麻疹点、曲池、足三里、膈俞。当针刺得气后,向不同方向捻针,使针感向远端放散后通电。当针刺得气后,患者自感皮肤瘙痒减退。

二诊:自诉经昨日针刺后肤痒明显减退,退针后 1 小时许复感痒,但可忍受,经自行按压耳穴埋针后则渐缓解,夜睡较宁。项、肘原隆起疹块已平复,尚留淡红色疹晕,新疹块未见出现,大便常,小便淡黄,舌质较淡,苔薄黄腻,脉浮缓。刺后经络气血稍疏通,风热邪渐泄,但未尽除,仍本前意,取血海、合谷泄余热。

三诊:喜诉经 2 日针刺后肤痒明显减退,夜能宁睡,胃纳增进,二便常,疹块大部分已平复,胸、腋部尚有小量微隆淡红色晕,苔薄黄,脉沉缓。经气和利,风热邪得泄,再刺曲池、膈俞续清余热。

四诊:肤痒消失,除胸腋部尚残存陈旧疹晕外,其余皮肤色泽复常,划痕试验弱阳性,苔薄润,脉缓。病势已平,停止体针,退出耳穴埋针,再在原耳穴荨麻疹点上方压痛点埋针,以进一步疏通经气,巩固疗效。

三天后复诊:痒疹消失,胸、腋残存疹斑消退,皮肤划痕试验阴性,耳荨麻疹点压痛消失,病已愈。乃除去耳穴埋针,终止治疗,观察年余症未现。

　　按：荨麻疹是一种过敏性病变,多发生于过敏性体质,每因接触过敏原(花粉、油漆、尘埃等),或食虾、蟹等异性蛋白及肠寄生虫病等诱因而引起发病。荨麻疹起病迅速,以皮肤剧痒、呈块状隆起为主证。此例形体壮实,病前先有胃肠蕴热,复受风邪侵袭,致风热邪相搏,郁于肌表而发病。

　　治宜标本并取,泻刺曲池、足三里、合谷,能疏通经络郁结之风热;刺膈俞、血海,可清泻血热;耳穴荨麻疹点埋针,有持续通调脏腑经络气血功能,刺后脏腑经络气机和利,风邪得散,郁热得泄,故病可平。

　　耳穴荨麻疹点分布于耳舟区肩、肘点之间,是一个不固定的点,选穴时取双侧较明显过敏压痛点,经局部皮肤消毒后,用镊子夹取皮内针从点上沿皮平刺(以不穿入软骨为度),当出现较明显胀热痛后,则可通电(首次通电,再诊时如症状缓解可不用通电。)术毕再经碘酒消毒后,用小块胶布覆盖针端即可。

　　为加强针感,嘱病者每日自行用指揉压埋针数次(痒疹发作时均可揉压),每次持续 15～90 分钟,按压强度以局部出现胀痛感为佳。

　　耳穴埋针每次可保留 3～5 天,第 2 次埋针应选另一阳性点。

斑秃（一）

广州中医学院针灸教研室副主任　张家维　医师　陆明珍

杜某,女,52 岁,会计。于 1978 年 3 月 12 日初诊。

　　自诉:不知如何,头发突然呈椭圆形数片脱落;曾服中西药及搽生发水、白兰地酒等均未能控制。两个月后,头顶及两鬓头发几乎脱光。

　　依据上诉症状,经用电梅花针治疗 1 个月,开始长出新发,继续巩固治疗 3 个月,长出比原来更加乌亮的黑发,原有白发减少,宿患高血压病亦得到控制。2 年后随访,病情没有反复;仍见满头黑发。

黎某,女,28岁,教师。于1978年11月8日初诊。

自诉:因准备考试,过度疲劳,出现头痛、头晕、失眠、记忆力减退、月经紊乱等症状。继而鬓角出现两块铜钱大小斑秃。1个月后,头发全部脱光,眉毛、腋毛、阴毛等也相继脱落。

依据症状经用电梅花针治疗一个半月,开始长出新发和眉毛、腋毛、阴毛等。继续治疗4个月,头部黑发布满。头痛、失眠等症也相继痊愈,月经恢复正常,体质比原来增强。

马某,男,47岁,干部。于1979年5月3日初诊。

自诉:15年前曾突然昏迷倒地致头部撞伤,继而出现头痛、失眠、心烦、记忆力锐减、噩梦缠绵等症;两个月后,发现头部有4块如鸭蛋大小的秃斑,皮肤光亮;3个月后,头发全部脱光。

依据症状,经用电梅花针叩刺和穴位注射药物3个月后,病情显著好转,已长出较为乌黑的头发。一年后随访,头发再未反复脱落,且多年失眠之症也得到治愈。

按:斑秃致病原因较多,有因血虚生风,风盛血燥,发失濡养,故重叩风池穴以祛风养血;有因肾气虚不能荣养毛发,亦有因血瘀阻碍生新者,故用药液注射肾俞、心俞、膈俞、三阴交等穴以益肾、养血、化瘀。叩刺头部、督脉、夹脊、背俞穴者,因经脉和脏腑有密切关系,经络是人体气血运行的通道,脊柱两侧为足太阳膀胱经所过,五脏六腑俞穴也都分布在背部,故叩刺之,能宣导阳气,疏通经络,养血安神,补肾益精,而促进新发再生。

用电梅花针的手法对疗效具有重要关系。治疗时,要求用腕力弹刺。弹刺是利用手腕部灵巧的弹力,当针尖与皮肤表面呈垂直接触后立即弹起。叩打时落针要稳准。要用弹刺、平刺,不要用慢刺、压刺。弹刺时,要做到网状均匀密刺,不要过强或过弱;一定要以患者能耐受的刺激强度为宜。

由于本病与神经、精神因素有关,故来求诊患者,大多数均伴有失眠、梦多、心悸、健忘等症状,而神经营养障碍、内分泌功能失调、脂肪代谢障碍、病灶感染等亦不能排除。通过电梅花针刺激,可能调节了机体的内分泌和神经系统,也提高了机体的免疫功能,尤其是细胞免疫功能,从而达到了治病目的。另外,通过电梅花针刺激,可引起局部头皮充血,用以促进毛囊细胞生长,使头发再生。

斑秃(二)

钟梅泉

路某,男,32岁,于1971年7月6日初诊。门诊号:253757。

自诉:3年前患神经衰弱,1年后头顶部头发脱落一小块,随后脱发区逐渐扩大、增多,满布整个头部,又4个月后胡须、眉毛几乎脱光。曾采用中西药多法治疗均未收效。现饮食尚可,夜尿1～2次,大便干。

查:脸色泛白欠华,整个头部满布圆形或不规则形斑秃,脱发区仅可见稀疏余发,胡须和眉毛稀落,仅剩少许。脊柱两侧检查:胸椎8～11两侧有条索状物,有压痛,腰部有泡状软性物。脉细弱,苔薄。证属气血两虚,肾气不足,心失内守,拟养血补肾润肤,益智安神为治。

治用梅花针叩刺颈、腰、骶部,脱发区,胸椎8～11两侧条索状物处,腰部泡状软性物处和神门穴经治3次开始长出新发,8次后头皮普遍长出黑色头发,27次后仅剩几处脱发区未长全,胡须眉毛相继长出。共治45次,脱发全部长出,色黑如常,神经衰弱症状消失,体重由治前116市斤增加到131市斤。随访观察6年3个月疗效巩固,外观头发如常人。

梁某,女,20岁,护士。于1977年9月15日初诊。门诊号:261182。

自诉:2个月前头部右侧突然发现一小块脱发,随后逐渐扩大,曾以生姜涂擦局部未见收效。平时夜寐不安,多梦,月经后期,量少,饮食佳,二便如常。

查:右头部可见一处 4.5cm×4cm 脱发区,边界清楚。脊柱两侧检查:胸椎 5 两侧有压痛,腰、骶部有条索及泡状软性物,脉细弱,苔薄中有裂纹。此为营阴亏损,血不荣肤,发失濡养而脱落,拟养血润肤,益志宁神为治。

治用梅花针叩刺颈部,脱发区,胸椎 5 两侧压痛区,腰、骶部条索,泡状软性物处及太渊、神门等穴位。经治 4 次后开始长出不少质软新发。9 次后脱发区全部长出正常黑色头发,随后巩固调治。共治 14 次,脱发生长恢复,夜寐安,精神愉快。随访观察 2 年 10 个月疗效巩固。

按:梅花针疗法的诊断是以叩、摸、推、压、捏诊为特点,在脊柱两侧检查有无条索状物、结节状物、泡状软性物等阳性反应物,或具有酸、痛、麻木感觉的阳性反应区。根据阳性反应物或阳性反应区出现的不同部位,可了解相应脏腑的病变,据此决定治疗部位。例如,在腰、骶部触摸到阳性反应物或阳性反应点,按梅花针检查诊断方法,反映病变可能与生殖泌尿系统有关;在胸椎9~11 触摸到阳性反应物或阳性反应点,则反映病变可能与内分泌有关。

治疗部位选用:人体十二皮部同十二经脉和脏腑有密切关系。经络是人体气血运行的通道,如果经脉闭阻,人体就会发生疾病。脊柱两侧为足太阳膀胱经所过,五脏六腑俞穴也都在背部。采用梅花针叩刺脊背有关的皮部,对相应脏腑能起到宣导阳气、疏通经络和调理治病作用。

临床实践证明,颈、腰、骶部,脱发区,太渊、内关等穴,以及脊柱两侧发现的阳性物和阳性反应区,为梅花针叩刺的主要部位。如兼见有头晕、头痛,口干或苦,多梦,便干,溲黄,心烦,脉细弦,舌苔薄的肝经症候者,加刺胸椎 8~10 两侧和风池穴;如见心悸,多梦,失眠,神倦,健忘,脉细,舌苔薄,尖红的心经症候者,加刺胸椎 5~7 两侧、神门和大椎穴;如见胃脘不适,大便次多且溏,饮食量少,嗳气,脉细弱,舌苔薄、质淡的脾经症候者,加胸椎5～12两侧、中脘和足三里穴。巩固调理阶段,可取脊柱两侧,重点是腰部,太渊或肺俞穴。对脱发时间短,兼症少者,取手太阴肺经自肘下循行线(以太渊为主)、肺俞、颈部、脱发区,收效甚佳。

手法应用和注意事项:梅花针治疗斑秃,应根据叩刺部位以及患者体质强弱的不同,采取不同的叩刺手法。

关于脱发区叩刺手法,要求做到均匀密刺,手法适中,不能忽轻忽重。刺激先从脱发区边缘开始,做圆形呈螺旋状向中心区绕刺,然后在不脱发皮区向脱发区中心做向心状刺激。

关于穴位表皮叩刺方法,一般在穴位表面的0.5～1.5cm直径范围内,进行均匀密刺。叩刺次数,开始20次左右,随后增至40～50次。至于按经脉循行路线进行叩刺,每条经脉叩刺1～2行。对体虚者开始采用较轻刺激,然后改为中等度或重刺激,一般以中等度刺激为宜。手法要求用腕力弹刺。隔日治疗1次,15次为1个疗程,休息半月,随后根据病情继续治疗。

有时可将梅花针配合电刺激治疗,其收效较好、较快些,在有条件的地方可以采用。将一般用的晶体管医疗仪的两根输出线,一根接在梅花针组上,另一根接在铜棒上,医疗仪输出峰值电压为100～120V,输出锯齿波频率为16～300次/分,电源电压为9V(直流电),电流小于5mA,刺激强度以患者能耐受为宜。治疗时让患者一手握住连接导线的铜棒,叩刺方法及要求和不通电梅花针者相同。

斑秃(三)

江西省新余县中医院主治医师　张有芬

张某,男,18岁,于1979年3月18日初诊。

自诉:块状脱发已1年。患者于1978年4月理发时发现掉了一块约铜钱大的头发。随即到本单位卫生所治疗月余,未效。继转赴某总医院及某皮肤病医院多次治疗,不但未控制病情发展,脱发反日渐增多,面积不断扩大。后经友人介绍,始来本院就诊。

查:患者头部脱发 5 块。①左侧从前颞部至枕骨部,面积 19cm×3cm;②枕骨下缘至项部发际 3cm×5cm;③右侧前额颞部 6.5cm×5cm;④右侧额颞至枕骨 15cm×1.5cm;⑤枕部右侧 4cm×3.5cm。总计脱发面积 141cm²。听诊:心肺(-)。肝脾未扪及。诊断:斑秃。

经治疗 5 日,各病灶边缘即冒出毳毛样灰白色的嫩发。续治则逐渐增多、增粗、变黑。治疗一个半月,斑秃处的头发即生长过半。后改为每日涂药 2 次,叩打 1 次。前后共治疗 89 天,脱发全部长满。色泽、粗细、密度与正常头发一样。皮肤颜色恢复正常。追访半年余未复发。

按: 关于斑秃的成因,中医根据《素问·五脏生成》:"肾之合骨也,其荣发也",以及后世"发乃血之余"的论述,认为与"肾衰"、"血虚"有关。近有作者试图从中西医结合的角度阐述斑秃的发病机制。认为中医的"肾衰相当于现在所称的神经衰弱"。因而"神经精神因素引起功能失调是发生本病的主要原因"。并与"神经营养障碍,内分泌功能失调,病灶感染等因素,也有密切关系"(《皮肤病知识》)。作者认为上述见解是有一定的实践依据的。临床常见脱发部位的皮肤苍白而光滑,与正常皮肤边界非常清楚,病灶边缘的毛发根部松脆,容易拔出而无痛感。明显与局部神经营养障碍,浅表神经处于麻痹状态,病灶血行不畅而致贫血,毛发吸收不到充分的营养等有着密切关系。因而中医的治法,常从"补肾"、"养血"着手。

旱莲草性味甘酸平无毒,"入肾补阴而生长毛发"《(本草正义)》。酒"性味甘辛",能"通和经络,行血脉,泽皮肤,助药力,杀恶毒"(《中国医学大辞典》),针前可起消毒作用。七星针具有激发、调整浅表神经功能,疏通经脉,旺盛局部血液循环的功效。但各人的体质等具体情况不同,某些肾衰、血虚等全身症状突出的患者,内服药物当然也是不能偏废的。

旱莲酊的制用法:①制法:取旱莲草(全草)20g(鲜品加倍)用清水洗净泥沙,加热蒸 20 分钟,取出俟冷,放在 75% 酒精 200ml 内浸泡(冬春浸 3 日,夏秋浸 2 日),然后用布滤去渣、取汁,即成咖啡样的酊剂,用瓶收贮备用。②用法:先用棉签蘸"旱莲酊"涂搽患处待干。术者手持针柄,将针尖(约提起距皮肤 1.5cm)如"鸡啄米"样在脱发的皮肤上连续轻轻叩打。手法宜均匀,不宜忽快忽慢,忽轻忽重,针尖要平起平落,不能歪斜,以免划破皮肤。每次叩打至皮肤潮红为度。开始宜每天搽"旱莲酊"3 次(早、中、晚),叩打七星针 2 次,不宜间断。待新生的头发日渐增加时,可改为每日搽药 2 次,叩打 1 次。至痊愈时为止。

本文作者自 1973 年以来,将旱莲草(别名:莲子草)制成酊剂,配合七星针治疗斑秃共 11 例,获得了较满意的效果,痊愈 10 例,有效 1 例。治疗 4～7 天即开始生长嫩发,约 1～3 个月痊愈,愈后不复发。鉴于本疗法取材容易,操作简便,用费低廉,故特作介绍。

毒蛇咬伤

武汉市第一医院针灸科中医师　王永生

甘某,女,10 岁。汉阳县侏儒公社百赛大队三小队。

自诉:晚间在草丛中玩耍,突被蛇咬伤左足内踝下方。即来诊。

查:见伤处有 4 个明显的粗而深的毒蛇齿痕,局部青紫肿痛。为了进一步判断是否为毒蛇咬伤,即叫患儿口嚼烟丝,患儿口中毫无辣味,诊断为毒蛇咬伤。

治疗:我和大队赤脚医生用带子将伤口上方扎紧,并用三棱针刺其伤口和周围,再用小口火罐拔出恶血,然后用枣大艾炷直接灸伤口 5 壮,继之又切 5 分硬币大小蒜片贴伤口处,灸了 7 壮,疼痛即止。继续留在医务室观察半小时,病情稳定,嘱其回家休息。次日家访,患儿已玩耍自若。

按：在很多针灸文献中,有不少灸治毒蛇咬伤的记载。如《针灸资生经》中记载:山居人,或被蛇所伤,即以溺溺之,拭干,以艾灸之效。又说:艾炷当毒蛇啮处灸,引出毒气差,薄切独头蒜贴蛇咬处灸,热彻即止。灸蛇毒上三七壮,无艾以火头称疮孔大小热之。《针灸聚英》中记载:凡人若是蛇伤者,亦把咬处灸三壮,仍以蒜片贴咬处,灸在蒜上即安康。《类经图翼》中记载:凡蛇伤中毒者,灸毒上三七壮。若一时无艾,以火炭头称疮孔大小热之。又说:凡蛇蝎蜈蚣咬伤,痛极势危者,急用艾火于伤处灸之,拔散毒气即安。或用独头蒜片隔蒜灸之,二三壮换一片,毒甚者,灸五十壮,或内服紫金丹亦妙。《针灸集成》中记载:凡蛇虺蜈蚣毒虫咬伤,于伤处灸五壮或七壮即愈。又说:被恶蛇螫即贴蛇皮于螫处,艾火灸其上,引出毒气即止。《针灸传真》中记载:蛇咬伤人,灸伤处二三壮,仍以蒜片贴咬处灸蒜上。

近阅上海中医学院编写的《赤脚医生手册》中介绍,在毒蛇咬伤治疗中采用火柴烧灼伤口,能使毒素部分分解。舒普荣同志在《赤脚医生杂志》1977年第5期"毒蛇咬伤的防治"一文中也介绍火灼法,灸灼伤口,使蛇毒中的蛋白质经高温而变性,失去其扩散的作用。但此法须在十几分钟内完成,越快越好。时间稍久,蛇毒已扩散,此法即无效。

纤 维 瘤

天津中医学院附属医院针灸科

张某,女,35岁,工人。

自诉：右前臂桡侧发现肿物一年余,逐渐增长,不疼,曾去市医院外科检查,诊断为纤维瘤,并建议做手术切除,患者拒绝手术而来本院针灸科治疗。

查：右前臂桡侧距桡骨茎突上15cm处有3cm×3cm大之肿物,质硬,微可活动,无压痛,皮肤颜色不变,肢体其他部位未见肿物。

诊为右前臂纤维瘤。乃在局部围刺。

针刺方法：在肿物局部中央直刺 1 针，周围斜刺 4 针，针尖穿入瘤体基底部。用平补平泻法，留针 20 分钟。每隔 1～2 日针 1 次。针后肿物逐渐缩小，共计针 12 次，肿物完全消失。12 年后追访，局部肿物未见复发。

按：针刺局部治疗纤维瘤，意在促进局部血运，通畅经脉，消除肿物，此法安全，易用，可试用之。

血　管　瘤

四川省自贡市自流井中医院副院长　赖道堪

王某，女，50 天，于 1967 年 6 月 21 日初诊。

代诉：出生后，发现右腋前线 9、10 肋间，有直径约 1cm 大小鲜红色、突出皮面、界限清楚的赘生物。40 天左右，鲜红处迅速扩大至 3cm×4cm，即来我院针灸科治疗。诊为毛细血管瘤。

针取：天应（即患处）、血海。配穴足三里、太冲。按常规消毒进针，不留针。天应穴出针后，有少许鲜红血液渗出，用消毒棉球轻轻拭去，不加压迫，片刻即止。每周针刺 2 次，治愈为度。共针刺 11 次，毛细血管瘤完全消失，局部皮肤略呈浅棕色。1979 年 2 月随访，未见复发。

靳某，男，4 个月，于 1962 年 1 月 10 日初诊。

代诉：出生 3 月后，因吮乳困难，呛吐乳汁才发现舌中有一蚕豆大小、色鲜红、高出平面的赘生物，随即到某医院口腔科就诊。诊为毛细血管瘤。后来我针灸科治疗。

针取：天应。配穴：合谷（双）。常规消毒进针，选细毫针斜刺毛细血管瘤正中一针，不留针。每周针刺 1 次，共针刺 7 次，毛细血管瘤完全消失，无任何痕迹遗留。开始 4 次从针孔处渗出少许鲜红血液，用棉球拭去即止。后 3 次无渗出物，此后吮乳顺畅。1979 年 2 月随访，未见复发。

246

　　按：毛细血管瘤与中医外科疾病中血瘤相似，为心火妄动，血瘀积于局部，属实热证。由于病儿幼小不合作，针刺时一般选用细毫针，疾进疾出不留针，以泻其实、退其热，达到气血调和，经脉疏通的目的。根据血管瘤面积的大小，确定天应穴针刺的针数，小者只针刺一针即可，大者可针刺两针。

　　针刺治愈毛细血管瘤的原理尚待进一步探讨，可能与针刺能收缩血管，增加血中纤维蛋白原，使血管栓塞而自行退化有关。至于海绵状血管瘤、多枝状血管瘤，针刺能否治疗尚待临床探讨。

　　注：本例系总结自贡市老中医王云清经验。

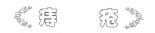

勃利县人民医院针灸科医师　李毅文

　　薛某，男，48 岁，病案号 86 号，某粮库搬运工人。于 1979 年 1 月 14 日初诊。

　　自诉：痔疮六七年，经常便血，时愈时发，近来受凉而发作，曾用西药消炎（药名不详），热敷无效，经我院外科以血栓性外痔合并肛裂转我科治疗。

　　查：蹲位于 7 点处有约 20cm×1.5cm 青紫色呈半圆环形皮赘，周围伴有不同程度的肛裂出血。

　　用针挑治疗 4 次，肛裂愈合，痔核消失，基本治愈。

　　潘某，男，29 岁，病案号 128，某一林场工人。于 1979 年 1 月 16 日初诊。

　　自诉：患痔疮 3 年，每遇寒冷刺激则复发，曾用磺胺、四环素消炎、内服中药、验方熏洗无效。

　　查：截石位于 8 点处约有 1.5cm 长的椭圆形的鲜红色的内赘。

　　用针挑治疗 1 次，5 个月后本人来院自述治后四五天症状消失，气候变化也无不适，查痔核消失，基本治愈。

　　按：中医学对痔疮早在《内经》中就有描述："因而饱食，筋脉横解，肠澼为痔。"随着人类的发展，经过实践认识，在《外科正宗》一书中，对痔的病因病机已有较完整的论述："夫痔者，乃素积湿热，过食炙煿，或因久坐而血脉不行，又因七情而过伤生冷，以及担轻负重，竭力远行，气血纵横，经络交错；又或酒色过度，肠胃受伤，以致浊气淤血流注肛门，俱能发痔"。《医宗金鉴》说"痔疮形名亦多般，不外风湿燥热源……"总之，历代医家对其痔疮病因病机论述较多，给我们提供了宝贵的辨证依据。笔者认为，痔有外因"四邪"，内因饮食失节，或不内外因有久坐久立、负重远行、房事过度、妊娠生产以及腹部肿瘤等，都使人体气血运行失调，经络阻滞，瘀血浊气下注肛门形成本病。《灵枢·官针》说："病在经络痼痹者，取以锋针"，痔即为邪气留于经络，取以锋针最为合宜。

　　挑治乃是民间流行的方法之一，笔者认为多属针灸中的泻法。通过对经络穴位的挑刺，可以达到疏通经络、调整气血和脏腑功能的目的。其操作方法：嘱患者反坐在靠椅上，选好穴位，一般首选一侧的下髎穴，次选中髎穴，按常规消毒、局麻（2%普鲁卡因 0.2～0.5ml），医者用左手食、拇两指捏起皮肤，右手持特制锋针（两面锐一面钝）与经络循行呈横行挑破皮肤 0.5cm，需用其锋针的平钝面沿口向下挑治 0.5～1cm 的深度将皮下脂肪挑断，挑出乳白色纤维样物，医者以挑口下面基本无阻碍为止，后用 2%碘酒棉球压迫消毒，放无菌干燥棉球用胶布固定即可。同时长强穴用 1.5 寸巨针快刺不留针，7 天后进行第 2 个疗程。

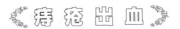

　　痔　疮　出　血

西安红安中医门诊部主治医师　崔景胜

　　顾某，男，38 岁，技术员。

　　自诉：患痔疮出血 11 个月，曾多方诊治未效。近日来病情加重，于 1976 年 5 月 28 日来诊。既往做过胃切除术。现每大便时出血,呈一线如箭或点滴不已,便后脱肛,不能自行回缩,须用手指上托方可纳入;头昏心悸,失眠多梦,胸闷不适,时有大便干燥。

查:脉虚数无力,舌胖大,质淡,苔薄白。诊为痔疮出血。

治以补阴清热,佐升提中气。针取:主穴:百会、兑端、燕口;配穴:三阴交、血海、腰俞、会阳、秩边、承浆、足三里。针灸手法:百会、三阴交用补法,余用泻法。每次主穴必用,选用配穴3个。百会针后用艾条直接灸15～20分钟,腰俞针后拔火罐15分钟,秩边穴以70°向肛门方向斜刺4寸深,使感应直达肛内。燕口穴向地仓方向刺入1寸深,余穴均用一般针刺深度。采用捻转进针,15分钟行针1次,留针30分钟。

初诊在留针期间,患者自诉肛门内自觉向上抽动,灸百会后头昏减轻,心情舒畅;翌日复诊,便后出血甚少,脱肛程度亦轻;继针3次后便血停止,脱肛已收。患者因工作忙未再来诊。6月22日随访,诉说针灸后效果良好,20余天来只出血2次,且血量极少,精神好转。嘱患者坚持治疗,隔日1次,先后共针10次,追访4个月病未复发。

按: 本例患者由于术后失于调养,使气血纵横,经络交错,致使瘀血浊气下注于肛门而成痔疾。复因气滞血瘀,腑气不通,大便干结擦破痔核引起出血;久则气血亏损,中气下陷,致肛门失约,引起脱肛。所取主穴百会、兑端均属督脉,因督脉系于肛门络长强,走入任脉,统率一身之阳,灸百会可升提下陷之阳气,刺兑端可调达督脉之气机;"燕口"为经外奇穴,位于任脉别络及足阳明经脉所过之处,功专清理肛门之热。配三阴交有健脾滋阴、摄血止血之功,血海可清血分之邪热;腰俞属督脉,能疏导肛门部瘀滞的气血;刺会阳、秩边可疏调足太阳经气,从而达到凉血止血之目的;承浆为任脉与足阳明经交会穴,足三里为胃经之合,阳明为多气多血之腑,二穴相配治疗痔疾疗效甚佳。上述穴位同用,滋阴清热,升提中气,调达气机。中气升则脱肛自收,热尽则血不妄行,而便血自止。

249

脱肛（一）

陈全新

何某，男，8岁，门诊号：4234。

代诉：脱肛2周，始于间歇性腹泻1月后。早期于大便时下脱，可自行回复，但以后需手托方能纳回，近周发展至下蹲、奔跑亦脱出，经治疗效果不显。

查：面色萎黄，轻度消瘦，神疲，食欲不振，心、肺正常，腹微胀，下蹲时直肠下脱约1.5cm，轻触痛，外托可纳回，脉细弱，舌淡苔白腻。根据脱肛始自久泻后，乃脾阳失运所致中气下陷，大肠腑气收摄无力而成病。

治以调补胃肠气机与升阳并进，取足阳明及督脉经穴为主，刺用补法，针灸并施。

一诊：经针足三里、大肠俞，隔姜灸5壮，刺大肠俞针尖斜向内下，针感向骶及肛门扩散为佳。针后肛门垫一小纱布块，外用丁字绷带固定。

二诊：经针灸后食欲较前改进，神疲减，大便时脱肛改善，奔跑无明显不适，脉细，舌苔薄白。针后胃肠气机稍复，仍按前法取长强、上巨虚以旺盛大肠腑气，灸百会5壮以升阳。

三诊：神情较活泼，思食，除大便后肛门微下脱外（可自行回复），余无不适，脉细，舌苔薄润。脾胃受纳与运化功能渐复，阳气得补，大肠腑气得以调益，故脱肛能收复。由于病孩脱肛虽愈，但体质尚虚弱，按上法针灸1次后嘱其家属每日用艾卷温灸脾俞、胃俞、足三里，以补益后天生化之源而终止针刺。

2周后复诊，神情活泼，面色泛红，体力增进，食欲佳，脱肛未现，病已愈。

按： 脱肛的病因、病机多为病后体质虚弱，气虚下陷而成病。此例病发于久泻后，脾阳失运，气机亏损，故见面色萎黄，神疲消瘦，纳食不思，脉细弱，舌淡等症。由于阳气衰疲，故大肠腑气收摄无力而致脱肛。补针足三里可调益阳明气机,上巨虚为大肠下合穴,大肠俞为大肠背俞穴,长强为督脉、足少阴经交会穴,4穴均能直接旺盛大肠经气;隔姜灸百会、大椎能升提阳气标本并治,故脱肛能迅速解除。病愈后温灸脾俞、胃俞、足三里以增强脾胃受纳与运化功能,对改善体质,巩固疗效有助益。

脱肛(二)

肖少卿

赵某,男,39岁,工人。1956年5月8日初诊。

自诉:脱肛已16年,因患痢疾所致。嗣后,痢疾经治虽愈,但每次大便时肛门随即脱出,须用草纸包裹以手抵托才能复位。近几年来,症情加剧,稍有劳累肛即滑脱,痛苦异常。曾服补中益气汤30多剂,亦未见效。

查:面色萎黄,形体消瘦,精神委颓,头晕眼花,心悸不宁,脉象细弱,舌质淡,苔薄白。察其肛门脱垂不收,由于暴露及衣服摩擦,局部略呈轻度红肿。据此证情,良由患痢体弱,虚坐努责太过,大肠筋脉弛缓而致脱肛之候。

治以补中益气,提气升陷。乃取支沟以疏调三焦之气,继取气海、关元、足三里以益中气;更取百会以提气举陷;独取长强以敛肛门而收脱。诸穴合用,以奏提肛固脱之效。隔日施术1次,每次留针20分钟,同时加灸。经针灸4次后,临厕大便甚为通畅,已不脱肛。继针5次后,即使挑担负重亦不滑脱。再针3次以巩固之。共针灸12次而获痊愈。

朱某,男,12岁,于1956年5月12日初诊。

代诉:患儿脱肛已3年之久,因患慢性腹泻(肠炎)所致。以后腹泻虽愈,但脱肛依然,久治无效。

查:患者面色萎黄,形体较瘦,胃纳差,头昏,脉细弱,苔薄白,证属脱肛。良由久泻体弱,中气下陷,收摄无权所致。

治以补中益气,提气举陷。处方:气海、天枢、大肠俞、百会、长强,用疾徐补泻法,针后加灸,留针 20 分钟,隔日施术 1 次。经针 2 次后,肛门已能收缩,但登厕努力又脱出;经针 6 次后,临厕努责已不脱出,甚至负重远行也不复脱。再针 3 次以巩固之,共针 9 次而愈。

按: 脱肛指肛肠下脱,轻则仅在大便时见之,重则稍加劳累即发,且不能自行收缩而言。本病多见久泻久痢,或大病后体力亏损,调摄失宜,及努责太过,或劳倦内伤等因素,致下元虚弱,中气下陷,收摄无力而成。

本案赵、朱二例,均属久病腹泻,气虚下陷而致肛肠滑脱。治宜补中益气,提气举陷。取气海、关元以补中而益气;灸百会以激发阳气而举陷;取长强针之以加强肛门约束能力。三穴合用,则陷者能举,脱肛自收。其用支沟者以宣通三焦气机而通便;取天枢配大肠俞,藉以调益大肠腑气,促其功能恢复正常。

❀ 脱肛(三) ❀

邵经明

赵某,女,56 岁,于 1977 年 8 月 18 日初诊。

自诉:直肠脱垂已 3 年。在 3 年前初病时,仅大便后感觉肛门胀坠,如有物脱出,但站起能自行上去。病久,日渐加重,便后脱出长达 4cm 以上,不能自行收纳,需用手助其回纳。甚至咳嗽或走路时即脱出,经治服药无效,前来要求针灸治疗。

查:脉濡无力,舌淡苔白,面黄神疲,大便次数增多,但量少,便后直肠脱出,必须用手托回。此乃脾胃功能衰弱,中气下陷,升举无力,形成肛门松弛,失去收摄能力所致。

治以刺百会、长强、环肛穴(相当于时钟 3 点 9 点两处)。针灸操作:百会采用针灸并用,长强、环肛两穴在针刺时,令患者侧卧,屈膝,便于长强、环肛穴的取穴和进针。此二穴三针均采用 3 寸长的毫针,顺势刺入 2.5 寸左右,留针 20~30 分钟,中间行针两次,以加强针感,患者即感肛门有收缩感。在第一次针刺后,大便时就没有再脱出,仅在行路和劳累时,仍有下坠感。1周后(8月25日),又按前法针灸1次,行路、劳累下坠感已消失。前后共针3次,现已观察近3年,直肠脱垂未见反复,疗效得到巩固,体质康复。

按: 直肠脱垂,即肛管、直肠和乙状结肠下段黏膜层或全层肠壁脱出肛门之外的总称。俗称"脱肛"。此病多发于体弱多病的老年、小儿和妇女。多为禀赋不足,脾胃虚弱,中气下陷。所以该病多伴有食欲不振,劳动易于疲惫,肢体无力,头晕心悸等一系列虚弱表现。

治疗选用督脉与阳经交会的百会穴,采用针灸并用,促使阳气旺盛,以加强升举中气,收缩肛门之力。长强与环肛穴,位于肛门局部,深刺二穴(3针),即可加强肛门约束肌收纳能力,又可通调督脉升举下陷之气。三穴并用据临床观察对本病有较好效果。

脱疽(血栓闭塞性脉管炎)(一)

253

李志明

王某,男,35岁,职工,病历号:66188。于1963年12月12日初诊。

自诉: 右手指和足趾痛已三五个月。右手指于1963年7月开始发凉而痛,两个月后右足踇趾亦发凉而痛,呈刺痛,有间歇性跛行,走十余步就痛,晚间痛甚,常影响睡眠,不能久站,站立时更痛,左手第4指亦痛。曾用中西药治疗无效。在某医院外科诊断为"脱骨疽",用中药治疗,手足疼减轻。既往患睾丸结核而切除,患过痢疾。有涉水史和吸烟嗜好。

查: 发育及营养中等,舌黄苔薄,脉细数微弦。右手拇、食二指脱皮发干,右足踇趾微红而发紫,甲已黑。手足均发凉,趺阳脉触不到。心肺(-),肝脾(-),腹部无压痛,皮温右足低于左足2℃。化验:血象、血红蛋白、血沉均在正常范围内,白细胞

10 300/mm³。诊为脱疽(血栓闭塞性脉管炎中期)。此系寒湿热型;乃气血不畅,经络受阻所致脱骨疽,证属虚,病在心、肾、肝、脾4经。

治以温经通络,调理气血,活血化瘀,补肾养肝,健脾利湿为主。用针上加灸治疗。取穴:足三里、三阴交、照海、太冲。第2诊手足疼痛减轻,仍发凉,足皮色同前,舌黄薄苔,脉沉细。补内关、外关、三阴交、解溪、照海、太冲,同时给四妙勇安汤加减:当归60g、双花12g、黄芪120g、元参120g、芍药9g、杜仲9g、附片120g、甘草9g,15剂,每日1剂,煎2次,早晚分服。第3诊,手足痛减轻,舌苔薄黄,脉沉细。补足三里、三阴交、合谷、太渊、足临泣、太冲。第4至6诊,手足痛虽减轻,但晚上痛重,走路无力,因路远来往门诊针灸不便,共针6次,症状减轻,暂停针,在家服中药治疗。于1964年2月14日服完19剂,手足疼痛消失,皮肤红紫色逐渐转为正常,手足不发凉,走路如常。于1964年8月15日来门诊复查,停药6个月手足未痛,经常外出工作行走亦不痛,皮肤色正常,舌白薄苔,脉沉细,右足跗阳脉可触到,皮肤温度测定右足比左足低2℃。化验:白细胞6800/mm³。于1980年3月25日复查16年来手足未痛,皮肤色正常,两足跗阳均能触到。

按:

1. 应用针灸治疗,能起到通经止痛、活血化瘀、健脾利湿之功。血栓闭塞性脉管炎到目前为止还没有理想方药,一般治疗采用保守疗法为主。如硫酸镁治疗、交感神经切除术、肾上腺次全切除术和中药治疗等。目前单用针灸和针灸中药并用治疗,是一个很好的途径。从我学习中医学文献看到应用针灸配合中药治疗,验案颇多。举例如下:

①宋·陈自明《外科宝鉴》记载:操江都张衡山,左足次趾患之痛不可忍,急隔蒜灸三十余壮,即能举步,彼欲速愈。

②明·陈实功《外科正宗》记载:治疗脱骨疽验案6例,其中有4例针灸中药合并治疗。如:一男子近五旬,右小指初生如粟米,渐成白泡,三日始痛,请治。头已腐烂,一指红肿,此脱疽也。

254

随用艾火明灸十三壮,如火痛乃止。又用针刺灸顶……后用十全大补汤加山萸、五味、麦冬等药调理月余而愈。此疽若不针灸发泄毒气……再加峻药攻利,必致伤其正气。

③明·汪机《外科理例》记载:针灸合并中药治疗脱骨疽15例。如一人足趾患之大痛,色赤而肿。隔蒜灸之痛止。以人参败毒散去桔梗,加金银花、白芷、大黄而溃,更以仙方活命饮而愈。

从以上治疗分析,每例都用隔蒜灸,灸后痛止,合并中药调理,可见针灸疗法治疗脱骨疽确有一定作用。因血栓闭塞性脉管炎主要症状是疼痛,如间歇性跛行,静止痛,以及局部发凉怕冷,感觉异常,皮色变红,或紫或蓝黑,营养障碍,局部干燥光薄,足背动脉消失,甚至变成坏疽或破溃等。因为针灸能疏通经络,活血化瘀,温经散寒,健脾利湿,活血止痛;特别是灸法有补元气壮阳之功。如《内经》云:陷下者灸之。《外科宝鉴》记载:治疽之法,灼艾之功,胜于用药。因而以灸治为主,能使气行和脉生,如骑竹马灸治疗脱骨疽,灸后有的立即触到跌阳脉。我也有实际体会。血栓闭塞性脉管炎应把针灸疗法作为防治此病的综合方法之一,以达到提高疗效,早日解除患者痛苦的目的。

2. 对穴性和药理的体会　中医对脱骨疽的认识,不外寒凝阻塞经络;心肾不足,元气大虚,致使肝木失养,脾湿下注和情志关系等所致。其病主要与心、肾、肝、脾四经和本经的脏腑有关。故治疗以疏通经络,活血化瘀,温散寒邪,养心血,补肝肾和健脾利湿为主。合谷、足三里为手足阳明经穴,二经多气多血,用热补法再加温针能通经气,活血脉;内关为心包络穴,补能养心血;三阴交为三阴经之会穴,补能健脾养肝补肾,用平补平泻手法有利湿之功;太冲、行间为肝经穴能舒筋而养肝木,配胆经足临泣效果更佳;太渊为肺经之原穴,因肺朝百脉,故补太渊再加三焦经外关穴,能通经气养血脉,以达气行血行之力;补肾经照海,有补肾壮阳之效。取以上穴针灸6次,手足疼痛明显减轻,后加中药调养血脉,用四妙勇安汤加味(当归、红花、黄芪、玄参、双花、芍药、杜仲、附片、甘草等)以达调气养血,补肾壮阳之功。服上药19剂治

255

愈。随访复查 16 年未犯病。

⟨ 脱疽（二）⟩

李志明

魏某,男,27 岁,农民,门诊号 245146,于 1975 年 1 月 6 日
初诊。

自诉:右足第 3、5 趾痛一个半月,于 1974 年 11 月 6 日步行
60 里路后,感到右足麻木,小趾起了 3 个小水泡,用剪子剪破后
足趾疼痛难忍,第 2 天发现第 3、5 趾呈黑色,晚上痛重,影响睡
眠,行走困难,有下水受寒及吸烟史。经某医院诊为脉管炎。

查:发育及营养中等,间歇性跛行,舌质淡无苔,右手脉触不
到,左脉沉细。右足冲阳脉、太冲脉、太溪脉触不到,左足三脉能
触到,右足发凉。第 3、5 趾末端发紫呈干性坏死。血压 130/
80mmHg,心肺(-),肝脾未触及。尿常规正常。化验:白细胞
12 700/mm^3,血红蛋白 144g。双腿抬高下垂试验阳性。根据上
述症情诊为脱骨疽,证属气血瘀滞型。

治以活血祛瘀,温经止痛为主法。用骑竹马灸 3 壮,隔蒜灸
右太渊 3 壮,冲阳 3 壮;针上加灸足三里、太溪、京骨,每次 1 壮;
针秩边;用三棱针挑刺关元俞、膀胱俞右侧。外用洗药(透骨草
30g、追地风 30g、当归 15g、艾叶 15g),每日洗足两次,隔日换药
(玉红膏)。治疗 2 次后足趾痛减轻,治疗 7 次右足基本不痛,足
小趾末端脱落,治疗到 11 次 3 趾末端脱落,继续治疗到 3 月 24
日历时两月余,针灸 31 次,右足疼痛基本消失,不扶拐能走 6 里
路,创面愈合,右足色基本正常。舌白薄苔,两手脉沉细,右足背
动脉未触到,左足脉沉细。化验:白细胞 9800/mm^3。

按:“脱骨疽”是一种难治的病症。常由肾虚为内因,外受寒
冷侵袭,使气血凝滞,经络瘀阻,闭塞不通,不通则痛。初期有郁
热蕴结,后期有肢端坏疽。血管腔闭塞是主要矛盾,因此针灸治
疗以温通经络、活血祛瘀为主,以达通则不痛之目的。古今应用

针灸、耳针治疗脱骨疽的医案颇多,特别提到隔蒜灸和骑竹马灸的经验。我结合古今临床医生的经验,应用辨证施治,选用针灸治疗,以隔蒜灸、针上加灸、骑竹马灸等方法进行治疗。选用肾经原穴太溪以达补肾壮阳之功。肺经原穴太渊,因肺朝百脉,以达补气行血之功;三阴交可调理肝、脾、肾三经之气,能健脾利湿;足三里、冲阳为阳明胃经穴,本经多气多血,以达通经气、活血脉之功。骑竹马灸穴(约当10胸椎两旁各5分),专治脱骨疽,有回阳散寒、温通血脉之效。

脱疽(三)

朱汝功

纪某,男,40岁,干部。于1969年11月5日初诊。

自诉:左下肢疼痛,行路不便已4月余。病因野外劳动半年后自感左下肢怕冷、麻木、疼痛,行走不利,入夜痛更剧,筋脉抽挛,难以入睡。回沪经某医院诊为"血栓闭塞性脉管炎",曾用强的松、烟酸等药未效。来我科针治,查:左下肢跛足,左足趾、足背皮肤紫色,小腿肌肉萎缩,皮肤冰凉,干燥无汗,胫内静脉怒张,足背冲阳脉微弱似失,面容消瘦淡黄,精神委靡,全身怕冷,纳谷不馨,脉细弱,舌苔白腻。

证系寒湿内滞,血瘀脉络。治以温经通络法。

1. 针取足三里(左)、丰隆(左)、解溪(左)、阴阳陵(左)、外丘(左)、三阴交(左)、委中(左)、承山(左)、然谷(左)、内庭(左)。先针足三里,用"烧山火"手法九度,其余穴位用提插法得气后留针,针尾烧艾5壮。

2. 中药 桂枝9g、当归9g、黄芪9g、淡附片9g、独活9g、牛膝12g、地龙12g、川芎6g、鸡血藤30g、红花4.5g。此药二汁服后,第3次加水煎熏患处。

上症隔天治疗1次,方法同上,12次为1个疗程。足三里穴施"烧山火"手法时,至第3次出现微热。

12月9日(第十二诊):针药投治以来,左小腿疼痛明显减轻,筋脉抽掣亦渐好转。冲阳脉微微鼓指,足背皮色转淡,足趾仍紫色,下肢仍怕冷,脉细滑,舌薄白。再宗温阳通络之法。穴取:左侧足三里、丰隆、解溪、阴陵泉、阳陵泉、外丘、三阴交、委中、承山、然谷、内庭。足三里施用烧山火手法,其余穴位用提插法得气后留针,针尾烧艾5壮。中药:党参9g、桂枝9g、当归9g、黄芪9g、鹿角胶9g(烊化)、独活9g、牛膝12g、地龙12g、川芎6g、淡附片9g、红花4.5g、鸡血藤30g。此药二汁服后,第3次加水煎熏患处。

1970年1月14日(第二十四诊):2个疗程针药后,左小腿疼痛、筋脉抽掣均好转,下肢亦不怕冷,足背足趾皮肤紫色已退,胃纳旺盛,精神振作,再温通为治。针取左侧足三里、丰隆、解溪、阴陵泉、阳陵泉、外丘、三阴交、委中、承山、太溪。用提插法得气后留针,针尾烧艾5壮。中药:党参9g、黄芪9g、桂枝9g、当归9g、鹿角胶9g(烊冲)、红花4.5g、川芎6g、熟地15g、独活9g、桑寄生9g、鸡血藤30g、怀牛膝12g。此症共针治40次,中药31剂,病愈。

258

按:

1. 本病西医学称为"血栓闭塞性脉管炎",是中、小动静脉的慢性闭塞性疾患。由于长期吸烟、寒冷、外伤、情绪激动等因素的刺激,中枢神经系统调节受到障碍,引起中、小血管持续性痉挛;血管壁营养障碍,最后导致血栓形成和闭塞所致。临床多见于20~40岁的男性患者。

2. 中医学远在两千多年前的《内经》中就有关于本病的记载:发于足趾名曰脱疽,其状赤黑,死不治,不赤黑不死。治之不衰,急斩之,不则死矣。尔后,在历代外科著作中对本病的病因、辨证、论治均有详细的描述。其病损部位主要在四肢末端血管,下肢多于上肢,病变的程度下肢亦较上肢为甚。主要由于情志内伤、肝肾不足、寒湿外受以致寒湿凝聚经络,气血瘀阻不通,不通则痛,故本病疼痛剧烈;四肢为诸阳之末,寒湿为阴霾之邪,最易伤人阳气,肾阳不足,阳气不能畅达四末,故病损部位主要在四肢末端。后期指、趾坏死,溃烂、脱落。

3. 本例患者病属中期,以病肢局部取穴,足三里施"烧山火"手法,以补阳化瘀。用针尾烧艾以温经散寒通络,再内服温阳活血通络之剂,进行综合治疗,共针治40次,中药21剂,病愈。

4. 本病须嘱患者穿较宽大鞋袜,要保暖,不吸烟,症状减轻可适当进行锻炼。

左小腿静脉血栓

中医研究院针灸研究所　魏明峰　李志明

耿某,男,53岁,已婚,搬运工人,于1964年6月9日初诊,门诊号74766。

自诉:两日前忽现左小腿肿胀、疼痛且发凉,内侧一片青紫,每在工作后感胀痛加重。经某医院(未确诊何病)用维生素注射治疗不见效,并有气短,咳嗽吐白痰。胃纳佳,二便正常。

既往腰部常酸痛,并有左大腿内侧生过条索状物红肿疼痛史。3年前夏季睡潮地1个多月之后,左侧肢体发现麻痛,无汗,至今未愈。有咽喉痛及关节痛史。

查:慢性病容,身体略瘦,自动体位,步态无明显跛行。脉滑,舌质淡,苔薄白而腻。心肺无异常发现。肝脾均未触及,肾区有叩击痛。脊柱四肢活动不受限制,肱二、三头肌腱反射及膝反射均能引出。左小腿下1/3至足趾感发凉,皮温测定患侧低于健侧1℃多,痛觉减弱,有轻度可凹性水肿,足内侧发绀,未见静脉曲张。循大隐静脉有轻微压痛,动脉(即股、腘、踝和足背4处)搏动良好,握小腿腓肠肌有饱满感,压之疼痛(其他检查情况从略)。

西医诊断:左小腿下1/3静脉血栓。

中医辨证论治:据临床症状,诊为脉痹。患者因素体虚弱,感受寒湿之邪阻滞经脉,致气血凝滞而成。

治以理气活血,驱寒散湿,通经化瘀法。针取足三里、三阴交等穴,用热补手法,共针19次,历时1个多月,诸症消失。停针后月余复查,情况良好。

按: 足三里为足阳明胃经穴,针之有补养气血、强健身体的作用;三阴交为足太阴脾经穴,针之有行气化瘀的作用。二穴合用,能达到理气活血、驱寒散湿、通经化瘀的目的。依据"虚者补之"、"寒则热之"之法,应用热补手法。具体操作:是以左手食指重按穴位,右手拇、食二指持针迅速刺入,在得气的基础上,行慢提紧按3~5次,继将拇指向前捻按3~5次以生热,使热感传至足下,患者便觉舒适。如不感传再重做,后留针30分钟。热补法有补气壮阳,温散寒湿之力。

肠 痛

陈全新

唐某,男,32岁,社员,门诊号8123。

自诉: 今早饭后因事急促远行后,即感少腹不适,当时未加注意,午后腹痛增剧,以右侧为甚,并伴发热,当阵痛发作时腹部如绞如钻,恶心,呕吐两次,吐出食物残渣及黏黄液,腹痛难忍,抬送门诊。

查: 面呈急性病容,神情怠倦,蹻右足侧卧于床上,频频呻吟,体温38.5℃,巩膜、皮肤无黄染,心肺正常,腹肌微紧,肝脾未触及,肠鸣音存在,右下腹(脐与髂前上棘连线外2/3处)拒按,未扪及包块,反跳痛及腰大肌征阳性,双下肢上巨虚穴压痛明显,大便2日未解,小便短赤,苔黄腻,脉滑数。血象:白细胞总数16 000/mm^3。分类:分叶核85%、淋巴细胞10%。

治疗根据: 病始自饱饭后远途促走,腹痛初现脐周,继移右下腹,并伴发热,恶心,呕吐,相当于腹结穴及上巨虚穴压痛明显,白细胞总数及分叶核增高,此为肠络颠动过甚受伤,致使瘀血凝滞而成肠痈,属实证热型。

治以行气散瘀,清热止痛为主。取穴本"经络所过,主治所在"及"以痛为输"的原则,并适当随症配穴,针用泻刺久留。早晚针刺 1 次,待病情缓解后每日或隔日针 1 次。

一诊:针取:天枢、上巨虚以疏通阳明气血,刺曲池以泻大肠经瘀热,内关以开胸止呕。

刺法:双侧天枢穴用斜刺(针尖斜向下腹痛区),得气后多捻不提插,待针感向下腹痛区扩散后,则刺上巨虚(有针感后针尖转向上,循逆时针方向捻转,使针感向大腿及腹部扩散),可同时用提插操作法,增强针感,继取内关、曲池,各穴均接电针仪"疏密波"通电,腹痛缓解后留针 2 小时。

当进针至有适当针感后,患者阵发性腹痛顿减,继用电针仪通电 30 分钟,患者呻吟停,恶心止,渐而安静入睡。

当日晚二诊:神情尚疲乏,但痛苦病容已失,诉经下午针刺后阵发性腹部剧痛明显减少,尚感胀痛,思食,无呕吐,腹、足压痛点压痛减轻,体温下降至 38℃,小便量较多,大便未解,苔薄黄腻,脉滑数。刺后阳明经气稍疏通,故腹痛改善,体温下降,上法合度,仍按前法,去内关。

翌日三诊:精神明显好转,诉经昨晚第 2 次针刺后,腹部除微胀痛及偶现阵痛外,绞钻剧痛已消失,口干若减,大便已解,小便淡黄,体温 37.4℃,腹柔,上巨虚穴及腹部压痛、反跳痛继续改善,苔淡黄,脉稍数。复查白细胞总数 12 000/mm³。分类:分叶核 75%,淋巴 22%,其他 3%。

阳明气机得疏通,肠络瘀热渐散,但脉尚数,苔淡黄,乃肠络瘀热未清,泻刺足三里、腹结,留针 2 小时。

四诊:神气清爽,腹痛大减,除起坐时右腹感胀痛外,静止时腹痛不明显,口干渴缓解,右下腹及上巨虚穴轻度压痛,体温 37.2℃,苔薄黄润,脉缓。取穴:上巨虚,留针 1 小时,右耳大肠点埋针。

第三日五诊:神情愉快,病容若失,诉右腹痛基本消失,下床步行无明显不适,胃纳、二便正常,腹、足压痛点残存,体温 37℃,苔薄润,脉缓。复检白细胞总数 9000/mm³。分类:分叶核 70%,

261

淋巴细胞 25%,其他 5%。

针刺后阳明气机通畅,肠络瘀血消散,"通则不痛"故腹痛止,脉静身凉,病势已去,采用平补平泻针法刺足三里、三阴交,增强受纳与运化功能。减为每日针刺 1 次,每次留针 30 分钟。

六诊:腹痛缓解,步行无不适,胃纳佳,体温正常,右下腹及上巨虚穴压痛消失,脉缓,苔薄润。复检白细胞总数 $7600/mm^3$。分类:分叶核 65%,淋巴细胞 32%,其他 3%。

脏腑阴阳平衡,经络气机和利,肠络瘀血已除,痛肿已平,故诸症尽失,为巩固疗效,仍按上法取穴,进一步调和胃肠气机。

再经 4 次针刺后,腹痛未现,复检血象正常,除去耳埋针而终止治疗。经追踪观察月余,患者已能参加正常生产劳动而无不适,病已愈。

按: 本例病发于饱饭后远途急促行走,由于肠道过度颠动,肠络受损伤,引起气机失调,致瘀血凝滞蕴积,聚而成痛,证现腹痛拒按,发热,口渴引饮,脉滑数,苔黄腻,大便秘,小便短赤等一系列实热之象,故治疗主取手、足阳明经穴,泻刺久留,以达行气散瘀、清热止痛之功。

刺上巨虚、天枢、腹结可疏通阳明经气而散肠络之瘀滞,泻曲池以泄热邪,针内关可开胸脘之郁结而止呕,阳明气机和利,肠络蕴积瘀血则可消散,积热得清,通则不痛,故诸症得缓,继取足三里、三阴交调和脾胃气机,增强受纳与运化功能,脏腑阴阳平衡,经络气血调和,则病可愈。

急性胰腺炎

徐凤林

刘某,女,33 岁,社员。于 1981 年 10 月 8 日初诊。

自诉:左上腹突然剧痛,伴有呕吐 2 天,持续阵发性疼痛,其痛走窜向后背部,大便秘结,小便黄赤。入院诊断:急性胰腺炎。因剧痛、呕吐而约我科会诊。

查:急性病容,呻吟,巩膜无黄染,患者坐起向前倾斜时疼痛稍有缓解。左上腹压痛明显,无反跳痛,肝脾未触及。舌质绛,苔黄腻,脉弦细数。经脉反应左足三里穴下1寸处有明显压痛。证属肝郁气滞,郁久化热,湿热蕴积肝胆,胃失和降,湿热郁结损伤脾阴。

治以疏肝理气,清解郁热,活血止痛。针取足三里下1寸阿是点,以泻法施术。梁丘(胃经郄穴双取)、内关、公孙、太冲,均双取以泻法施术。针后患者立即痛止,仅有腹胀感。

二诊:患者感到腹胀,欲思饮食,一天来仅恶心无呕吐。舌质红、苔黄、脉弦。足三里穴下反应点消失。除前处方取穴外,重点针刺脾俞、肝俞、双足三里。

该患者连续随症配方针刺4次,症状消失,出院用药调理以巩固疗效。

1982年4月30日,探问其病,至今未犯。

按:胰腺炎属于中医的"胃心痛"、"脾心痛"范围。多因过食生冷,气滞而发痛。本例因饮食失节,情志不顺所致则痛。肝气横逆犯胃则呕吐,脾气不通,久郁化热,湿热蕴阻中焦,传化失常则脾胃实热,大肠津枯则便秘。热深入里则舌绛,湿热交蒸则苔转黄腻,脉症合参乃为脾胃实热之证。首取足三里下一寸反应点,以泻法可调理脾胃,镇痉止痛;梁丘为胃经之郄穴,经气深聚之处,有疏肝和胃、止痛效速之功;内关配公孙为八脉交会之穴,可泻脾胃湿热,理气降逆止呕吐。《经》云:治脏治其俞,故二诊时重点针刺脾俞、肝俞以健脾利湿,疏肝理气,解久郁之实热。

腹痛（急性腹膜炎）

河北省中医院针灸科副主任　赵云生

张某,男,50岁,职工。住院号77937,于71年4月10日入院。

自诉:因剧烈腹痛,七八天伴有恶心呕吐。患者一年前,因脑炎而遗留尿失禁,下肢瘫痪,在县医院住院治疗半年,近日方出院,七八天前突发腹痛难忍,伴有恶心呕吐,吐物先为食物,后为黄汤样物且有异味,因两三天没有大便而服用硫酸镁,先为稀便,目前泄出物为黏液样,腹痛开始于左下腹,以后蔓延全腹,经治疗不见好转而来我院,既往有胃病及气管炎史。

查:体温 36.5℃、血压 100/70mmHg,脉搏 100 次/分。发育正常,营养不良,消瘦,脱水,神志呆滞,对话尚可,头项未见异常,两肺呼吸音粗,有少许干鸣音,无明显湿性啰音,心率较快,心尖部可闻及收缩期吹风样杂音,节律规正,腹胀。肝脾浊音界消失,全腹有明显压痛、反跳痛,尤以左腹及左下腹为重,明显肌紧张、反跳痛,移动性浊音,可闻及肠鸣音不亢进,两下肢屈曲,内收畸形,不能伸直,活动障碍。诊为腹痛(①急性腹膜炎;②消化道穿孔;③肠扭转坏死;④脑膜炎后遗尿失禁,下肢活动障碍)。

1971 年 4 月 10 日会诊,患者全腹有压痛,肌紧张反跳痛,右侧比较饱满,神志较清楚,问话能对答,小便不能自行排出,放保留导尿管,考虑为肠梗阻、肠扭转、急性腹膜炎,急需手术剖腹探查,家属不同意手术,要求给药治疗。血压 130/80mmHg,脉搏 84 次/分,肠鸣音不亢进,有肠麻痹。

当日 10 时又请胸外科会诊,认为患者有肠扭转,肠梗阻,肠鸣音不亢进,有肠麻痹表现,应急行手术,再向家属详述需手术,如不同意,可行右下腹试穿,看是否有脓液,再给碱性药物。

4 月 10 日下午 5 时患者自觉腹痛轻,但腹胀较前加重,予以腹穿很容易,抽得混浊液,镜检红白细胞密布,再次向家属说明需手术治疗,其妻拒绝,乃改半坐位行保守治疗,输液、胃肠减压,针刺足三里(双)、内关(双)。4 月 10 日化验血象,二氧化碳结合力22.5 体积%,腹水镜检红白细胞密布。

4 月 11 日上午 10 时,患者自述腹痛、腹胀均轻,全腹压痛及肌紧张已不明显,右下腹叩浊音,有压痛。继针上穴。

4 月 12 日患者症状明显好转,全腹无明显压痛,昨晚患者已排气,体温 36.8℃,化验血二氧化碳结合力已基本正常为

45 体积％。血常规:白细胞 16 400、淋巴 34％、中性 66％。于 5 月 6 日痊愈出院,共住院 15 天。

按:此例治验证明经络学说,对针灸临床的重要指导作用,更说明前人经验的宝贵。足三里穴为足阳明经之合穴属土(五输穴,主治腑病),胃经也属土,故为土经之土穴,统治一切脾胃疾患。如《灵枢·邪气脏腑病形》说:"胃病者,腹䐜胀,胃脘当心而痛……取之三里也。"《针灸甲乙经》说:"五脏六腑之胀,皆取三里。"故足三里穴具有通阳、理气、和胃、降逆的功效。

内关为手厥阴之络穴,别走少阳,为八脉交会穴之一,通于阴维脉,主治胸腹疾患。如《玉龙歌》中说:"腹中气块痛难当,穴法宜向内关防,八法有名阴维穴,腹中之疾永安康。"故内关具有行瘀散结的作用。

据此采用远导针法,足三里穴配内关穴具有通腑调气、和胃降逆、行瘀散结的作用,从而达到治疗的目的。

腹胀(手术后)

北京中医学院针灸教授 杨甲三

张某,男,51 岁,住院号:148468。

自诉:于 6 月 7 日因做左肾切除术,回病房后当日下午有轻度腹胀,伤口痛,无胸闷,但呼吸困难,不思饮食。

查:脉弦,舌苔白腻湿润。

治取阳陵泉,支沟,泻法;太溪、足三里,补法;天枢,平补平泻法。留针 15 分钟。针后 1 小时,腹内矢气频转,肛门已能排气,腹胀开始缓解。6 月 9 日腹胀基本消失,6 月 10 日依原方处理后,腹胀完全消失。

王某,女,34 岁,住院号:148449。1960 年 5 月 27 日入院。

自诉:1960 年 6 月 10 日因"葡萄胎,妊娠中毒症"行子宫切除术。6 月 13 日腹胀厉害,腹部隆起,曾给 3 次灌肠,肛管排气均无效。

治取三阴交、足三里、天枢、建里，平补平泻，留针 15 分钟。针后约半小时即排便，腹胀缓解。到 6 月 15 日腹胀消失。

于某，男，32 岁。

自诉：于 6 月 10 日"阑尾切除术"后，自觉腹胀，曾用灸法、内服活性炭，下胃管及肛管排气等法治疗，腹胀有所减轻，但 6 月 15 日腹胀加重，不思饮食。

查：舌苔白腻，脉缓而有力。

治取合谷、上巨虚，泻法；中脘、天枢、足三里、三阴交，平补平泻。留针 15 分钟，仅针治一次而腹胀消失。

按：张例，手术后出现脉弦，舌苔腻润，不思饮食，为木逆犯土，脾胃健运失常所致腹胀。取足少阴肾经原穴太溪，为肾经气流注之处，古人曾着重指出"五脏六腑有病，当取十二原"。所以本经虚实证均可治疗，补该穴使肾水之受损得以恢复；阳陵泉是足少阳胆经的合穴，根据经脉循行路线和肝胆相表里的原则取该穴一样能治肝木为病引起的胁胀痛症；配以三焦经的支沟穴，是治胁痛、胁胀的有效穴位；再配胃经合穴足三里及大肠募穴天枢以健运脾土，使胃肠气机得以正常，肾气足，脾气健，腹胀自消矣。

王例，因子宫切除及肠胃功能失和而见腹胀。由于冲脉、任脉起于胞中，故取冲任两经穴为主。局部取任脉经之建里，它有健运和中、调气等作用；公孙是脾经的络穴，入属脾脏，联络胃腑，又与位于胸腹部的冲脉直接相通，因此它能健运脾胃，调和冲任。建里属任脉，部位在腹；公孙通冲脉，部位在足，冲任脉皆起于胞中，两穴上下配用，对子宫手术引起的腹胀有重要意义。三阴交属脾经，是足三阴经的会穴，它与足三里、天枢三穴配合应用，对治疗腹胀效果很好。

于例，是切除阑尾炎后影响肠胃功能失调而致的腹胀，取脾、胃、大肠三经穴位治疗。根据腑病取合的原则，取胃经足三里、大肠经合穴上巨虚来治疗肠胃不调的腹胀症，再配大肠经的原穴合谷,大肠募穴天枢,一在上肢,一在腹部,一在下肢,这样上中下三部综合配用,以调理肠胃气机;另一方面配取足太阴脾经之三阴交来健运脾土,促进肠胃运动,使积滞之气排出体外。

术后肠粘连

邵经明

常某,男,27岁,干部。于1961年2月8日初诊。

自诉:阑尾炎术后肠粘连已2年多。1958年秋,因患急性阑尾炎穿孔,在当地医院手术治疗。出院后,下腹部常感不适,隐隐作痛,当时未引起注意,不料腹痛日渐加重,又去医院检查诊断为"肠粘连"。后急性发作腹痛加剧,又两次住院,并进行了一次肠粘连剥离术。结果不仅腹痛没有解决而且较前有所加重。每逢急性发作时,腹痛、呕吐,甚至呕吐血水、昏厥等。后到省某医院检查,住院认为不再适应手术治疗。因此于1960年春赴北京,秋赴汉口,两地均住院检查,结果一致,为升结肠三处粘连,并发十二指肠溃疡,认为不适合再次手术,前来我院医治。

查:脉象沉缓无力,体质瘦弱,腹胀疼痛拒按,大便秘结,一般七八天便1次,粪便如羊屎呈半梗阻状态,经常服用泻下剂。此乃经过两次手术,气血耗散,津液内伤,内脏失于濡养,致肠粘连加重,形成肠管狭窄,故出现一系列严重病症。

治以养气血,调肠胃。选用脾俞、胃俞、大肠俞、中脘、足三里、天枢、章门、上巨虚、内关等穴。每次选5~7穴,每日或隔日针治1次。由于便秘严重,内服加味五仁橘皮丸(陈皮、桃仁、火麻仁、杏仁、郁李仁、柏子仁、当归、白芍、卜子、苏子,自制蜜丸),每服9g,日服2~3次。针治为主,内配服丸药,经1个多月的治疗症状逐渐改善,直到症状完全消失康复,据近十多年的观察,病无反复,疗效得到巩固。

按:肠粘连多由于外科剖腹手术所致。据临床观察,本病初期多见刀口周围压痛,如注意饮食,对症治疗易于治愈,倘若失治,并不注意珍摄日久可使病情加剧,出现腹痛、便秘,甚至呕吐、食不能下,出现半梗阻严重症候。此期如复行手术治疗,仅可解决肠粘连形成的一些急性病变,但根除肠粘连是比较困难的,因此对本病多不宜再次手术治疗。

由于本病病程长短的不同,临床症状也有不同,故在治疗上有很大差异。例如本病初期,多见手术局部压痛而无全身症状,乃术后瘀血未散,治宜活血化瘀,宜针不宜灸,服药不宜温燥热补,以免津液再伤;如局部瘀散,由肠粘连所致气滞中焦,升降失常,治宜和中降逆,但不可乱用克伐破气之剂,以免正气再伤。再如本病例,经两次手术,病程较久,阴血被耗,肠间干燥,濡润失常,传导困难,粪便燥结,此期治疗所以配服加味五仁橘皮丸。针药并用可达通调肠胃,和中降逆,增液养血,促进运化,消胀止痛的作用,而获根治的效果。

术后肠麻痹

龙华医院针灸科主治医师　章元龙

毛某,男,47岁,住院号43665。

自诉:因胃小弯溃疡久治无效,于1978年9月28日,在硬膜外麻醉下,行胃大部切除术,手术顺利。术后7天来,腹胀,无排气排便,肠鸣音弱,胃肠减压抽出液仍多,临床诊断为术后肠麻痹。用大承气汤肛滴、针刺足三里及穴位注射新斯的明等方法,胃肠蠕动恢复仍慢,请我科会诊。

查:体虚弱,面色㿠白,少气懒言,脉虚舌淡,辨证为术后元气大伤,阳气不运,大肠传送无力。

治以益气培元,温阳通腑。取穴:气海、关元、腹结(双侧)。隔药饼灸5壮,艾炷如枣子大小。灸后,即感精神振起,有多次矢气感,但无力排出。续灸4次,肠蠕动次数增加,能进粥和面条,后恢复良好,痊愈出院。

按:中医学认为:"大肠者,传导之官,变化出焉。"大肠司传送糟粕而排泄之职,若因热结、气滞津枯、气虚等,均能直接影响大肠,而致传导功能失常。对于肠麻痹的治疗,基本上都采用非手术疗法,如针刺、穴位注射、中药煎剂肛滴等。然而不加辨证地应用,就难收到满意的疗效。如大承气汤肛滴,适用于热结大肠,传导失司,见有腹胀满,口干烦躁,舌苔焦黄,脉沉实有力等症;针刺足三里或穴位注射,适用于阳明经气阻滞,胃肠功能紊乱,见有腹胀,满闷不舒,嗳气不能,矢气困难,舌苔白腻,脉弦紧等症。本病例几经药物肛滴和针刺治疗无效,皆因药不对症,针失其所之故。患者主诉有矢气感而无力排出,结合其形色脉证,属阳气虚惫,升降失司,治当益气温阳为主。选取气海、关元为主穴,采用隔药饼灸法(药饼由附子、肉桂等药配制而成),图其温阳之药性,故灸治后肠蠕动恢复正常。可见,辨病当与辨证相结合,方能收到得心应手之效验。

落 枕

关吉多

罗某,男,工人。于1979年2月12日初诊。

自诉:颈项强痛已1个月余。1个月前突然发生左侧颈项强痛,不能转侧和后仰,且每以夜间加剧,曾服中西药物均无明显效果,特求针治。

查:左侧胸锁乳突肌,下颌角后有明显压痛,舌苔薄白,脉浮紧。此乃气血阻滞阳明经脉。

治以行气活血通络,针取手三里(左侧指针)。经指针后疼痛立刻大减,颈项亦可自由活动。

2月13日二诊:指针后疼痛基本消失,仅在活动时有微痛,仍指针上穴。

2月15日三诊:疼痛完全消失,活动自如而痊愈。

按:此例患者虽未感觉到有明显的诱因,但一般多为风寒之邪侵袭所致,致使阳明之经气运行不畅,经筋之气阻滞,故取阳明经气之手三里一穴,运用指针以疏通阳明之气血,从而达到经脉通而疼痛消失,经筋之功能恢复而头项活动自如。

李某,男,49 岁,干部。于 1979 年 7 月 11 日初诊。

自诉:项脊强痛 4 天。患者于 4 天前上班时微感恶寒发热,当站立时即觉项脊强痛,呈持续性疼痛,不能左右转侧,睡觉时亦不能翻身。

查:舌淡,苔微黄,脉缓。此属寒湿之邪阻遏督脉与太阳经所致。

治以散寒除湿,通经活络。针取大椎(针后加无烟灸条悬灸),风门(火罐),天柱(针)。

7 月 12 日二诊:经一次治疗后,疼痛明显减轻,夜卧时可慢慢翻身,仍针上穴。

7 月 13 日三诊:患者自诉脊、项疼痛消失,活动自如,满意而去。

按:督脉循行在头背正中,足太阳其经脉上巅入脑,还出别下项会于大椎,而督脉总督诸阳,如病则脊强,如马元台曰:"督脉行于脊中,故其为病,脊强反折,而不能屈伸者也"。此例患者由于起居不慎,感受寒邪,寒湿凝滞于督脉及太阳之筋而致脊项强痛,故针灸大椎以调理气机,解表散寒;风门拔罐,驱邪外出,针天柱以解痉止痛,诸穴相配,扶正祛邪,通调气机,使寒湿之邪去而病速愈。

满某,男,36 岁,工人。于 1979 年 7 月 1 日初诊。

自诉:右侧颈项强痛 1 个月。患者于 6 月 2 日晨起时觉右侧颈项强痛,转侧不利,俯仰受限,经本厂医务室针刺,拔罐治疗 1 个月未愈,故来诊求治。

查:颈项强直,不能转动,在斜方肌及胸锁乳突肌处压痛比较明显,苔薄白,脉浮紧。此属风寒之邪阻遏太阳与阳明经筋。

治以祛风散寒,通经活络。针取天柱、风池、天井、手三里右侧,留针 30 分钟,以上诸穴均用泻法,手三里、天井穴针尖向上捻转提插,使针感向肩部传导,天柱、风池二穴针尖向下,使针感向下传导为佳。

7月4日二诊:自述颈项强直疼痛明显减轻,可左右及前后转动和俯仰,但在活动时右侧颈项仍有牵拉之感,故按上法继续针治,针法同上。

7月7日三诊:经治 1 个疗程(6 次)后,诸症完全消失而痊愈。

按: 此例落枕是因感受风寒之邪所致,细查其病位在胸锁乳突肌及斜方肌,此为阳明、太阳经筋所经部位,故沿两经筋之处疼痛以早晨为甚,今以天柱、天井祛太阳之风寒,手三里祛阳明之邪而通络,配风池以增强其行气散寒舒筋之力,诸穴配合,则气血行经脉通畅而疼痛消失,经筋之活动功能恢复正常。

项　痛

陈克勤

权某,男,34 岁,工人。

自诉:因夜卧,枕头不适,于晨起床后,即觉左项部痛、僵硬,致颈项向健侧倾斜,左右活动极难,头前俯后仰亦觉不便。

午后即针左侧液门透中渚穴,针入痛大减,头项可以左右前后活动,行针 30 秒钟时,疼痛基本消失,惟稍觉左项之局部微微强硬而不适,留针 2 分钟,起针。翌晨,头项活动自如,一切复常。

江某,女,30 岁,干部。

自诉:于 2 个月前头枕湿地之后,即觉项部酸痛。现沉胀,活动不便,尤当头向前俯时更甚,痛时连及肩胛不适。

首针双侧液门透中渚穴,行针三度,头项疼痛已减,左右活动亦无妨碍。惟头前俯时仍痛。乃加刺人中,行针 30 秒,此症消失,以后则减刺人中,只针前穴,施以前法,间日 1 次,共 5 次,基本治愈。

按：针刺液门透中渚治疗项痛，针可以由液门沿 4、5 掌骨之间刺入 1～1.2 寸，得气后嘱患者仿气功之缓慢匀调的腹式呼吸或随其自然呼吸，将针左右捻转（即行针），同时令患者左右前后活动头项，以使与针之捻转相配合。每次捻转时间以 1 分钟为 1 度，间隔 3～5 分钟，再施 1 次，一般 3～5 度即可。前俯或后仰痛甚者：加刺人中或承浆。左右回顾痛甚者：加刺同侧或双侧风池。当捻转时，如有气至痛处，立效。本症是由多种原因所引起的项部疼痛，包括落枕、扭伤、风湿、颈脊神经痛等。自觉项部疼痛，或项痛掣及肩上或肩背，头项左右回顾困难，前俯后仰不便，局部肌肉紧张或轻度挛缩，或有触痛，按经络辨证，多属少阳；兼见前俯或后仰困难者，系督、任受累。液门为手少阳之荥穴，中渚为输穴，施以透刺有疏利少阳三焦之效；人中穴居脊柱之下，为手足阳明、督脉之会，可以泻督脉；承浆位于唇下宛宛之中，可理任脉之气；风池位于项后，枕骨之下，大筋之外陷中，为手足少阳经之会，有疏风、散邪、镇静止痛的作用。从中医学"不通则痛，通则不痛"以及"欲以微针，通其经脉，调其血气"之说可以看出，针刺有通经络、调气血止痛的作用无疑。

《外伤腰痛》

肖少卿

张某，男，59 岁，农民。

自诉：前天耕地时，不意雨后地滑，跌伤腰部，不能弯腰曲背，更不能穿脱鞋袜，咳嗽时伤处疼痛加剧，朝轻昼重，彻夜呼痛，就诊时由其妇扶持而来。

查：腰痛偏右，由肾俞至胃俞部有肿胀如梭形，按之呼痛，咳嗽更剧，不能前后俯仰，左右侧弯及下蹲，此因跌伤经络，气血瘀滞所致。诊断为外伤性腰痛。

治以散瘀定痛，舒筋活络。循经取委中、昆仑。用泻法，留针

272

10 分钟。当委中两穴刺入后腰痛顿减,继针昆仑两穴,其痛霍然若失,随嘱其妇揣压患部,其痛毫无,10 分钟后即能自行爬起,穿上鞋袜,腰部随能辗转弯曲,宛如常人。患者颇觉欢悦,乃道谢随妇弃杖而归,仅针 1 次而愈。越 3 日追踪访问,该患者早已下地劳动。

按:循经取穴治愈外伤性腰痛的机制是:①以经络循行和病候为依据。《灵枢·经脉》说:"足太阳之脉,起于目内眦……挟脊抵腰中,入循膂,络肾……入腘中……出外踝之后,循京骨,至小指外侧。"今外伤性腰痛正当足太阳膀胱经循行之部位;同时上述腰痛"不能俯仰,侧弯及下蹲"等症状,与《灵枢·经脉》所记述膀胱经脉病之"脊痛腰似折,髀不可以曲"等病候亦颇相符合。由此可见,外伤性腰痛,乃系伤及足太阳经脉而导致气血瘀滞使然。②根据上述足太阳膀胱经的病候,结合《灵枢·经脉》"盛则泻之,虚则补之……不盛不虚,以经取之"的治疗原则,而取本经的委中、昆仑二穴治之。此二穴颇有舒经活络,散瘀定痛之效。不但在临床上屡试不爽,而且历代文献记叙亦盛赞其效。如《四总穴歌》说:"腰背委中求"。《玉龙歌》说:"……更有委中之一穴,腰间诸疾任君攻"。《千金方》说:"委中、昆仑,腰背痛相连,刺之甚验"。《杂病穴法歌》说:"腰痛环跳委中神,若连背痛昆仑伍"。这些文献记述,都说明了委中、昆仑二穴有卓越的疗效。同时。按照经络学说的理论认为:"本经输穴能治本经病,合穴能治腑病。"委中、昆仑二穴,皆为足太阳膀胱之经穴,故能治膀胱经病;委中为膀胱经之合穴,故又能治疗膀胱经之腑病。症、经、穴相合,故能收效。

腰扭伤(一)

山西省偏关县人民医院中医师　冯纯礼

胡某,男,43 岁,干部。

自诉:于 1967 年 12 月 10 日因不慎将腰扭伤,疼痛严重,不能翻身及坐起,动则剧痛,经局部及循经取穴针刺和服药无效,来我院就诊。

查:腰痛在腰以下背脊骨处的督脉线上。舌苔薄腻,脉弦紧。诊断:扭伤腰痛。

治以行气活血,疏通经络。乃针刺下腹任脉对应点,用凉泻手法捻转片刻,针处及腰部发凉,疼痛即止,留针30分钟后起针,当时患者就能站起来,并能走路、弯腰等,一次而愈。过1个月随访,未见复发。

孟某,男,67岁。于1962年8月16日初诊。

自诉:两膝关节感觉疼痛,弯曲成弓形已7年多,不能行动,并在气候变化时加重,两腿及膝部发冷发麻,肌肉轻度萎缩,经治疗多次无效。

查:患部无红肿,偶尔听到两膝关节摩擦音,膝腱反射减弱。舌苔薄白,脉象沉迟,疼痛部位正当在足阳明胃经膝部和足太阳膀胱经腘窝处。诊为痹症(中医);膝关节炎(西医)。

治以疏通经络,调和气血。乃针刺手阳明大肠经对应点(双),手太阳小肠经对应点(双),用烧山火手法捻转片刻,患部感到发热,随即两膝关节亦发热,并有微汗,间歇捻转20分钟,患者感到周身发热,患膝有轻微的感觉,能伸展寸余,又持续捻转10分钟,起针后双侧患膝能伸展2寸多。

8月17日二诊:患者病情显著好转,脉舌同前,但仍感到膝弯部有点不得力。针点同前,加手少阴心经对应点,捻转3~5分钟后,针处及患部均发热,留针30分钟,起针后患膝又伸展2寸多。

8月18日三诊:连诊2次后患膝能伸展4寸多,并能站起来,但迈步无力。舌苔、脉象同前。针点同前,留针30分钟。

8月19日四诊:昨天诊后能扶墙走几步。针点同前。

9次后能携杖走路,共诊15次而痊愈。5年后随访,未见复发。

范某,男,51岁,偏关县窑头村。

自诉:右腿疼痛1年多,不能行动,下腿处经常冰冷,经治疗多次无效。

查:患肢局部皮肤冰冷,皮色青紫。舌苔薄白,脉象沉迟。疼痛部位正当足少阳胆经线上,外踝上4寸处。诊断:寒痹(中医);关节炎(西医)。

治以温通经络,疏风散寒。乃针刺左手腕外侧手少阳三焦经的象形对应点,用烧山火手法捻转片刻,针处和患处均发热,患处有微汗,当时疼痛减轻。第2日患者来诊,患部的皮温正常,青紫色消失,腿痛即止,复针前点两次,而巩固疗效。3年后随访,未见复发。

按:"对应点针刺疗法"主要是以中医学脏腑、经络学说为原则,根据中医学的理论"不通则痛,痛则不通"的观点而拟定。所谓"不通"就是风邪侵犯于脏腑经络后,当时不能排除出去,形成了"不通"而影响人体上下左右的平衡。从人体来看,经络系统分布于手足三阴三阳,是左右对称分布的,奇经八脉的任督二脉是前后相对称而分布的。故风邪侵犯经络后,致使脏腑经络"不通"引起疼痛,通过针刺患部交叉对应点,起到自身调节,自身修复,促成新的平衡的作用,从而达到止痛治病的目的。此法找点规律是右上肢对左下肢,右下肢对左上肢,阴经对阴经,阳经对阳经,内侧对内侧,外侧对外侧,前面对前面,后面对后面,腹部对背部。

找点法:通过临床实践证明,必须根据患部位置来决定针刺点,首先肯定要在同名经上以上下左右交叉对应象形取点,前后对应象形取点。如左肘关节手阳明大肠经循行线痛,针右膝足阳明胃经线上的象形对应点;右足外踝处足太阳膀胱经循行线痛,针左手腕外侧手太阳小肠经上的象形对应点;左足踇趾足太阴脾经循行线上痛,针右手拇指手大阴肺经线上的象形对应点;左髋足少阳胆经循行线痛,针右肩手少阳三焦经线上的象形对应点;腰痛在背部督脉线上,针腹部任脉对应点;其余以此类推。

适应证:脑血栓,脑栓塞后遗偏瘫,腰痛,风湿性关节炎,扭伤,外伤性疼痛,皮肤感觉异常,神经炎,痉挛,腿痛,坐骨神经痛,局限性疼痛等。

针刺手法:同一般针刺手法(从略)。

腰扭伤(二)

楼百层

高某,男,46 岁,工人。

自诉:1 周前因搬动重物扭伤腰部致腰部疼痛,转侧、俯仰困难。曾在单位医务室进行针灸治疗,效果不显故转我科针治。

查:平素身体强健,腰部疼痛以右侧为甚,局部微肿,肾俞穴处按之压痛明显。病由负重过度,损伤经脉,经气运行失调,气血壅滞于局部所致。

治取肾俞、委中。其中委中穴得气后留针(如针感消失再加运针,使其持续)。双肾俞得气后均施平补平泻手法,使患者感到局部舒适。两侧交替运用,于 15 分钟后全部出针,患者即觉腰部转松,且可做俯仰活动,自诉病已愈十之七八。次日再按上法继针一次而获痊愈。

按:腰为肾之外府,取肾俞穴不仅可使患者经络疏通,气血调和,且能调整肾气,取委中穴,是通过足太阳膀胱经以作用于患部,可奏止痛之效。

腰扭伤(三)

王登旗

林某,男,24 岁,工人。于 1972 年 10 月 31 日初诊。

自诉:于 10 月 29 日因抬重物扭伤腰部,出现腰部强直疼痛,弯腰转身更甚,走路困难,不能照常工作。曾到某医院做过腰椎封闭,理疗,药物等治疗均未见效。

查:腰部见红肿,第 1、2 腰椎处有压痛,不能弯腰及左右活动。

治疗即令患者取仰靠坐位,针刺人中穴,以缓慢捻转进针法进针,入针 2 分左右。当局部出现麻胀、痛感时,稍加大捻转角度,持续捻针 2~3 分钟,同时嘱患者前后左右活动腰部,然后留针 15 分钟。在留针间行针 1~2 次,并令患者起来活动腰部,疼痛消失即起针。起针后患者即能转身,弯腰,伤处疼痛消失,第 2 天照常上班。

李某,男,20 岁,工人。初诊于 1979 年 11 月 18 日。

自诉:于 11 月 11 日因抬重物,不慎扭伤腰部。即感腰部疼痛,弯腰困难,活动不便。经服药治疗,疼痛未见减轻,来我处诊治。

查:腰部已红肿,第 2、3 腰椎处有压痛,弯腰及向左右活动受限,步履不便。

治取人中穴,按上法针刺 1 次后,疼痛基本消失,仅能局部微痛,2 诊仍按前方处理,疼痛完全消失,两次而愈。

按: 上述二例急性腰扭伤,均采用针刺人中穴为主法,考人中又名"水沟",位于督脉上,《通玄指要赋》有"人中除脊膂之强痛"的记载。督脉起于小腹内,下起于会阴,沿脊柱正中往上,到达上唇的龈交穴。急性腰扭伤,患部脉络气血受损,导致气血凝滞,脉络不通,不通则痛,针刺此穴,同时活动腰部,以促进腰部及督脉的气血流通,络脉通畅,气血流通无阻,则通而不痛,故针后腰痛止,活动自如。笔者自 1972~1981 年以此法治愈 15 例急性腰扭伤患者,均针 1~3 次止痛。

对患部络脉气血受损,而致腰脊椎疼痛效果较好,而腰椎旁开两侧络脉受损者,效果较差,这要取腰部腧穴配委中或昆仑治疗,可取得满意效果。

277

扭 伤

陕西钢业公司职工医院主治医师 贾如宝

何某,男,29岁。

自诉:右肩关节扭伤,疼痛已两天。

查:右肩关节活动受限,旋前、旋后均仅15°,轻度肿胀,压痛明显。X线透视排除骨折。白细胞总数13 000,中性70%、淋巴细胞28%、大单核2%。

治取健侧"对应良效点",用三棱针梅花形强刺泻血。刺程中令其活动,当时即显效;次日复诊同上法又针一次,针后白细胞复检,总数降至6800,其他同前。肩关节活动自如。

张某,男,31岁。

自诉:左脚踝部扭伤剧痛,皮肤发青已两天。

查:左踝关节及足背肿胀、压痛,运动障碍,左足背屈、下垂时剧痛。X线拍片无骨折,曾服跌打丸,局部贴膏药无效。白细胞总数11 000,中性72%、淋巴28%。

治取健侧"对应良效点"及左上肢后溪穴,均用三棱针梅花形强刺泻血。疼痛立即减轻,可着地行走。次日徒步前来复诊,取健侧"对应良效点"三角形弱刺泻血一次。复检白细胞总数降至6700。肿胀大减,疼痛消失,可自由活动。

按:扭伤是一种常见病,以四肢和腰部最为多见,局部疼痛、肿胀,运动受限;有的青紫、压痛,白细胞计数增加。点刺泻血取穴原则,一般腰椎以上扭伤选刺下肢绝骨穴。骨盆以下扭伤选刺上肢后溪穴。四肢和躯干一侧之扭伤,选刺相对侧部位,我们将该部位称"对应良效点"。选好穴位或取"对应良效点"后,用常规方法消毒,以三棱针或采血针点刺并挤出少量血液。肿胀疼痛严重者多采用梅花针强刺;症状较轻或扭伤时间短者多采用三角形弱刺。每日点刺泻血1次,3次为1个疗程,连续2个疗程仍肿胀

278

疼痛者改用其他疗法,并做进一步的检查确诊。扭伤部位可热敷或涂碘酒,皮肤破损者应做外科处理,防止感染。点刺泻血疗效机制是综合性的。作者认为首先是针刺末梢神经的负诱导和反射作用,通过机体神经、体液系统的反射性调节,大脑皮层的保护性抑制,局部恶性刺激的切断,使患处疼痛迅速消失,活动自如。从疗效观察表明,扭伤的主要矛盾是疼痛,只要疼痛消失,运动障碍也就不存在了。由此看来,点刺泻血止痛的原理可能与针麻相似,推论神经、脊髓和脑在点刺锐痛中起着重要作用,作者运用点刺泻血治 84 例扭伤,肿胀和疼痛在 2 个疗程内消失,运动恢复正常者为痊愈,共 54 例;肿胀和疼痛在 2 个疗程内基本消失,尚有轻度运动障碍者为显效,共 20 例;症状虽有改善,但系 2 个疗程以上或增用其他方法治疗者 10 例,列为本法无效。值得指出的是痊愈患者中,有 32 例系一次即愈者,有的患者疼痛在针后即减轻渐趋消失,活动自如。

截 瘫

赵云生

刘某,男,33 岁,工人,住院号 75704。

自诉:下肢瘫痪不能行走。患者 1970 年 10 月 23 日因挖地道坍方,将其埋压在内,约 15 分钟救出,不能说话,两下肢瘫痪,X 光片诊断:L_1 压缩性骨折,印象:①压缩性骨折。②脊脑震荡。③脊脑休克。

于 1970 年 10 月 29 日手术椎板减压,铜板固定,7 个月后,两下肢仍瘫痪,肌萎缩,两足踝浮肿,二便失禁。

治疗于 1971 年 5 月开始七星针打刺,选穴:以督脉及患部夹脊穴为主,配以足三阳经之穴。以调整督脉之经气兼理有关各经,以助正气来加强治病效能。主穴:脊椎病变两侧之夹脊穴、大椎、肾俞(双)、八髎(双)、伏兔(双)、关元,均条刺。配穴:环跳、风市、箕门、殷门、阳陵、足三里(双)、解溪(双)、绝骨(双)、昆仑

（双），均条刺。每次治疗时，主穴必刺，但部位需要变换可在原刺点的近周选点打刺，以利于刺部的恢复。配穴则根据患者的耐受力及病情需要适当选用。

疗程：每10～12次为1个疗程，2个疗程后可休息1周，再行下一个疗程治疗。第1、2个疗程每天打刺1次，以后可隔日1次。经4次治疗，患者自己能翻身，打刺38次后可拄双拐走40多米，并能在手扶车上端水平（两下肢与上身呈90°）1分多钟，经97次治疗在室内只用手杖即可行走。1979年随访在室内不用手杖走路，能做家务劳动，二便正常，性功能恢复。

按：截瘫为督脉损伤之疾患。督脉为阳脉之海，总督一身之阳，因手、足三阳经，均与督脉相交会，当外力损伤了脊柱，督脉循行线时，而致经气逆乱，气血失调，血瘀络阻，经脉不通，筋脉失其濡养，则现肢体麻木，知觉丧失，肌肉萎缩，足不任地，造成截瘫，日久则导致手、足三阳经受损，则出现二便失常及其他并发症。

在治疗上应注意到局部与整体的关系。主要使受损部位得到修复，减少对全身的影响，还要注意激发、调整全身的功能，来促进脊髓及其周围组织病变的恢复。

七星针是打刺在皮肤一定部位（穴位或反应点）而起治疗作用的，因皮部为经络系统的一部分，如《素问·皮部论》说："凡十二经络脉者，皮之部也。"所以打刺皮肤，就能起到通经活络、调和气血、平衡阴阳的作用，因而内脏、筋骨的疾患也随之而愈。

在以针打刺的同时，结合了"放血疗法"（刺后挤血少许），从而加强七星针活血通络的作用，也即加强了其促进血液循环、旺盛新陈代谢的作用，提高了机体抗病功能及供养能力，从而起到增进机体组织的再生和修复作用，这正是通经活络、调和气血、平衡阴阳理论机制的生动体现。由于本症为外伤骨折错位，造成脊髓及局部神经、组织损伤致使血液循环及新陈代谢功能障碍，导致肢体瘫痪，所以用此种针刺治疗取得较为明显的效果。

妇 科 疾 病

月 经 不 调

肖少卿

丁某,女,28 岁,医师。于 1959 年 9 月 10 日初诊。

自诉:婚后月经不调 3 年多。曾服中西药物治疗,未获显效。现月经周期超前 1 周,量多,色紫红,伴有两乳作胀,食欲差,少腹与胁部作痛。

查:脉弦数。证属月经不调。良由肝气上逆,冲任失调所致。治宜疏肝理气,清热调经。方用丹栀逍遥散加生地、四制香附、紫降香,嘱服 3 剂。但患者告此方药已服过未见效果,特求针灸治疗。

治遵《百症赋》所谓"妇人经事改常,自有地机、血海"之治疗经验,取地机、血海,配用三阴交、行间、肝俞,施以徐疾补泻法,留针 20 分钟,隔日 1 次,共计 4 次,其经期、经量、经色等即趋于正常。后患者告曰:"经针灸治愈后 1 个月左右,竟而怀孕,后生一个男孩"。

按:月经不调是指月经的周期、经量、经色、经质等有了改变,并且出现其他症状而言。常见的有早经(经行先期)、经迟(经行后期)、经乱(经行先后无定期)等。凡经行先期者,多由肝气郁结,久郁化火,或热蕴胞宫而引起经期超前;经行后期者,多由于寒邪留滞胞宫,致功能不振,运行无力,经血不能应期来潮;月经无定期者,有因生育过多,房事劳倦,或长期患有失血疾病,或脾胃素弱等,影响肝肾,损伤冲任,气血亏损,均可导致经无定期。

本案例属于经行先期,乃由肝气郁结,久郁化火,胞宫蕴热,是以导致月经不调。治宜疏肝理气,清热调经。故取足厥阴经之荥穴行间配以肝俞,以泄肝火而疏气滞;取血海、地机以和营清热而调胞宫;三阴交为足太阴、厥阴、少阴之会,功能疏肝益肾,健脾统血,凉血调经。5 穴合用,各奏其效则月事自调。

痛　　经

湖北中医学院主治医师　梁赐明

姚某,女,23 岁。

自诉:经期适至,少腹疼痛难忍,伏卧屈膝,双手紧按。

查:脉沉而迟,乃胞宫内寒凝气滞,经来不畅,气血不和之故。

治取右合谷配左三阴交,平补平泻,留针一刻钟,疼痛解除,取针。越 5 日随访,经回未再作痛。

按: 因左边主血,右侧主气。右合谷配左三阴交可补气和血,而寒自散。合谷为手阳明之原穴,阳明为多气多血之腑。三阴交属足太阴脾经,主血分,故二穴相配可调和气血,通经止痛。

用此二穴可清上补下。补合谷泻三阴交能坠胎,泻合谷补三阴交能安胎。凡阳亢阴虚,上热下寒之症,亦可用之。

治痛经针关元、归来亦有效。气海、天枢亦可选用。月经过多补三阴交及阴陵泉,一般不宜用灸法。月经量少,灸关元、归来成三角灸法效捷。

漏　　症

山东中医学院针灸副教授　张善忱

李某,女,31 岁,职工。

自诉:平素身体尚健,17 岁月经初潮后,经量常偏多,每次持续 7～8 天。今月经已持续半月,开始月量较多,以后乃淋漓不断,并伴有倦怠无力,少气懒言,食欲不振,头晕眼花。

查:面色微黄,心烦不安,多梦,二便调,舌淡苔少,脉细数。

282

经妇科诊断为功能性子宫出血,给服药物疗效不显,随即邀予诊治,观其脉证皆属虚象,因肝不藏血,而脾又失统摄,故经水淋漓不断,此属漏症。

治以清热健脾而止血。乃针刺合谷以清热调气,刺阴陵泉以健脾调中,刺三阴交以滋阴养肝健脾而止血,每日1针。合谷针刺得气后令针感顺经传至膝腘部。首次针后症状如故,血量未减,惟觉体力稍增,再次针后血量即见显著减少而血色变成淡黄色,三针之后经血即止,他症亦除。

按:此例经漏,乃由脾不统血,肝不藏血,致使月水淋漓不断,持续半月。由于日久,脾虚则面淡黄,肢倦怠,肝郁则心烦夜寐不宁。治取三阴交调健脾气,使统血有权以止漏,刺脾之合穴阴陵泉以健脾气。

《热入血室》

肖少卿

王某,女,35岁,农民。于1959年9月12日初诊。

自诉:发热1周,月经方来,来而即止,两胁胀痛,少腹急结,神昏谵语,惊悸不安。

查:舌质呈紫色,苔黄而腻,脉来弦数而兼涩象。按脉察证乃系热入血室之证。

治以疏肝清热,散瘀活血。即取肝之募穴期门配其原穴太冲,以疏肝解郁,清热调脉;继取气海、血海、三阴交、地机,以理气活血、散瘀定痛。均用针刺泻法,留针30分钟。经针治1次后神识转为清醒,语言如常,腹结已解,胁痛亦除;经针2次后,脉象和缓,诸恙悉退,而告痊愈。

按:考"热入血室"之病名,出自张仲景所著《伤寒论》和《金匮要略》。是指妇女经期或产后感受外邪,邪热乘虚侵入血室,与血相搏所出现的病证。症见少腹或胁下硬满,寒热往来,白天神志清醒,夜间则胡言乱语,神志异常等。如《伤寒论》说:"妇人中

283

风,七八日续得寒热,发作有时,经血适断者,此为热入血室,其血必结,故使如疟状,发作有时,小柴胡汤主之。"《金匮要略》说:"妇人少腹满,如敦状,小便微难而不渴,生后者,此为水与血,俱结在血室也。"又说:"妇人伤寒发热,经水适来,昼日明了,暮则谵语,如见鬼状者,此为热入血室。"嗣后,后世医家对"血室"之名有三种解释:①指肝脏。《伤寒来苏集·阳明脉证·上》说:"血室者,肝也。肝为藏血之脏,故称血室。"②指冲脉。《妇科经纶》说:"王太仆曰:冲为血海,诸经朝会,男子则运而行之,女子则停而止之,谓之血室。"③指子宫。《类经图翼》说:"故子宫者,医家以冲任之脉盛于此,则月经以时下,故名曰血室。"

　　从以上《伤寒》、《金匮》所列"热入血室"的证治情况和历代医家的解释来看,实有两种含义:一指肝脏。因肝藏血,故名血室;二指胞宫(子宫)。因冲、任二脉均起于胞中,为妇人生育之根本。正如朱丹溪所说:"冲为血海,任主胞胎,为妇人生养之本。"故称胞宫为血室。

　　凡肝郁化火之症,每多导致冲、任失调,月经异常。本病例就是如此。故取治于期门、太冲,以疏肝清热;取气海、血海、三阴交诸穴,皆在理气活血、散瘀定痛而获显效。

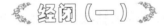

经闭(一)

张善忱

　　耿某,女,20岁,营业员。

　　自诉:平素身体尚健,15岁月经初潮后,月经多后延至 45 天左右,每次行经时多腹痛,腹胀,全身乏力,或感少腹胀痛,经量尚可,经色黯红,有块,每次经期腹痛多服止痛药控制,否则不能坚持工作,但有时镇痛效果亦不甚显著,今月经已 76 天未来,并伴有心烦易怒,食欲不振,周身不适。

　　查:脉沉弦,舌质黯红。诊为气滞血瘀,乃致经水不得应时而至,证属经迟,然时已久,近属经闭。

　　治以行气活血通经为主,乃取合谷、三阴交、曲泉、地机,均取双侧穴位,每日1针。首次施针,合谷先针右侧,后针左侧,针下得气后,左右两穴之针感均令循经向肘部传导之后始将针起出;三阴交针下得气后均令针感逆经而行,即针感向趾端方向传导,此后随即起针;再刺曲泉、地机二穴。次日,第3日针刺同前法,顺序、针感方向均与首次相同。第4日上午,患者告之,月经已来潮,并无不适感,惟血量比以往稍多。

　　按: 此例经闭,乃由气滞血瘀壅塞胞脉,致使月经不潮,治疗以行气活血以通经闭,今取合谷意在清热调气,三阴交以滋阴养肝,疏通肝、脾、肾三脏之瘀滞,能起行气血,通胞宫,尤加曲泉疏泄肝气,地机行血去瘀,气行瘀去则经通月水自行。

经闭(二)

李志明

　　王某,女,31岁,工人,门诊号107240,于1965年8月3日初诊。

　　自诉:3个月未来月经,经常腰痛,腰痛最近加重,伴腹胀,饮食不好,大便稀日2~3次,晨起如厕,睡眠佳。既往月经正常,于18岁月经初潮,量中等,无痛经史,已婚。

　　查:发育及营养中等,舌苔白薄,脉象沉细而弱,子宫发育正常,妊娠试验阴性,心肺正常,肝脾未触及,弯腰活动受限,腰部无压痛点,血压100/60mmHg。诊为闭经,证属阴血不足型。

　　治以健脾养心,通经活血。针刺中脘、天枢、合谷、三阴交、气海,用热补手法,热胀感传到阴部,加灸2壮。第2诊,饮食增加,有恶心,吐酸水,腰仍痛,月经未来,苔、脉同上,取穴同上,加刺肝俞、脾俞、肾俞后月经未来;经第3次针灸后,月经来潮,量正常,无痛经。

　　按: 闭经是妇科常见病之一,针灸对闭经的治疗效果比较满意。作者从1961年至1972年在门诊用针上加灸治疗闭经20

例,其中阴血不足型15例,寒凝气滞型2例,肝郁气滞型3例。结果18例月经来潮。针上加灸又称温针,能温经散寒,治疗一切虚寒证。操作方法:是在针刺找到一定感觉后,在留针的过程中,将2cm长的一段艾卷插在针柄上,艾卷段的下端距皮肤约2cm左右,然后从下端用火柴点燃施灸,灸一段为1壮,每次灸1~3穴,每穴灸1~3壮。闭经的患者常灸气海、关元、肾俞或三阴交。取穴:以中脘、天枢、气海、关元、合谷、三阴交、太冲、肝俞、膈俞、脾俞、肾俞为主。头痛头晕加太阳;发热加风池、大椎、外关;心悸加内关、足三里;胸胁胀满加支沟;便秘加支沟、照海;失眠加神门、少冲;纳差加足三里。总之,因闭经有虚实不同,针灸治疗要辨证取穴,虚证以补血为主,兼顾脾、胃用补法或针上加灸;实证以活血行瘀为主,兼以疏肝理气,用泻法或平补平泻手法。中脘能健脾养胃气;气海能行气活血,调理冲任二脉;天枢补能益血,泻能活血;三阴交能健脾和调理肝、脾、肾三阴经之气血;合谷为手阳明大肠经之原穴,因本经多气多血,故能调气活血;膈俞为血之会,能理气益血;肝俞能调肝理气;脾俞能健脾养血;肾俞能补肾益气。

王凤仪

孙某,女,27岁。

自诉:妊娠3个月,顽固性呕吐20天。患者妊娠已3个多月,从20天前即开始厌食、恶心、呕吐,逐渐加重,近日尤甚,不能进食,食入即吐,最后只吐胆汁。经门诊治疗无效,故收住院。但住院后经药物治疗仍不好转,反而加剧,尿内酮体增高,只靠输液维持体内营养。妇科动员终止妊娠,但本人不同意,故请针灸科会诊治疗。

查:体质消瘦,轻度脱水,舌无苔质红。心肺未见著变,肝脾未触及,脉滑。诊为恶阻。此系气血内聚养胎,血海不泄,冲任脉气较盛。冲脉属于阳明,故其气上逆犯胃,胃失和降,则恶心呕吐。且兼素有肝郁气滞,痰湿内蕴,故呕恶尤甚。

治以调气降逆,健脾和胃。乃取:内关、公孙为调脾胃阳维冲脉之气,而降逆止呕。中脘、足三里用补法。脾俞、胃俞用补法为健脾胃而和中。

经上法治疗 2 次,呕吐停止,又继续巩固治疗 3 次而愈。1个月后随访未发。

按: 此例恶阻,多由胎气上逆,胃受其邪,造成胃气上逆所致。治以降气逆、健脾气以利胃之和降,则痰湿去则恶阻可解。故取内关、公孙调健胃,降气逆;取足三里、中脘意在健脾化湿以和胃,佐脾俞、胃俞使脾健胃和以化痰浊。诸穴相合,可以降气之逆,除痰之聚,从而达到止呕的目的。

难 产

江西省宜春县中医院　妇科　郭时英　针灸科　培善

易某,女,40 岁,家庭妇女,病历号 3819,于 1965 年 6 月 4 日上午 9 时 30 分急诊入院。

自诉:腰腹阵阵酸痛已 3 小时。有难产史。第 2 次足月分娩。

产科检查及处理:宫底脐上 4 横指,头位,胎儿心率 128 次/分,宫口开全,入院前半小时破水,势欲临产宫缩无力,精神软弱,经注射催产素无效,宫缩进步缓慢,破水已近 3 小时胎儿仍未娩出,接近窒息状态,妇科诊"面先露"而请中医针灸师会诊。

查:产妇面色苍白,下血量多而色淡,体弱神疲,心悸气短,腹部阵痛微弱,舌淡苔黄,脉虚大,左关尤弱。

治疗取合谷、太冲、至阴、三阴交 4 穴,均双侧针刺,平补平泻捻转进针,除至阴施加艾灸外,其余 3 穴均针刺,留针 20 分钟。出针约 10 分钟后,即于中午 12 时 50 分娩出一女孩,母子安全出院。

按：本例产妇有难产史,耗散气血失血过多,气滞血虚无力促胎致难产。取三阴交、太冲、合谷、至阴4穴具有滋肝益脾、养血补血之功,用平补平泻加温热灸等法则调和血行,扶助正气,气复则阴阳协调,血行则胎自下。

滞产（分娩无力）

王凤仪

李某,女,35岁,病历1号。

自诉：分娩无力。此系初产妇,宫缩已3天,宫口三开全,但全身疲倦,宫缩无力,胎儿不能娩出。

查：一般状态尚佳,舌苔黄腻,心肺正常,腹部隆起,脉滑而弱,产床待产。诊为滞产（分娩无力）。由于孕育后,胎气犯胃,胃失和降,时而呕恶,致使水谷精微,摄纳不足,而致宗气虚损,更兼素体衰弱,气血不足而成滞产。

治以补气催产。乃取合谷、三阴交为补阳明、肝脾肾之气而催产。针灸后胎儿顺利娩出。

按：补合谷,泻三阴交催产,历史已有记载。如《大成》引"宋太子出苑,逢妊妇诊曰'女',徐文伯诊曰'一男一女',太子性急欲视,文伯泻三阴交,补合谷,胎儿应针而下,果如文伯之诊"。此例宫缩已3天,宫口全开,惟宫缩无力,不能分娩,今补合谷,泻三阴交,可以促使子宫收缩有力,使子宫收缩和弛缓交替进行而收催产之效。

产后血晕

郭时英 培善

邓某,女,25岁,病历号：3574。于1965年6月29日入院。

自诉：妊娠期未经产检,并有出血史。本产为第4胎。

产科检查及处理：宫底脐上4指,第一头位,胎心正常。9时

15分钟足月顺产娩出一女婴。而婴娩出后胎盘尚未剥离,阴道大量出血,经注射"脑垂体后叶素"、"麦角"等收缩剂仍出血不止(出血量达 1800ml 左右),血压降至 90/60mmHg,产妇陷于休克状态,即请针灸科会诊。

查:产妇面色㿠白无华,口噤,晕厥,四肢清冷,自汗如珠,呼吸短促,腹部喜按,得温则舒,肤色干枯欠荣,舌淡无苔,脉虚细略促,阴道大量出血不止。

治以 2 寸毫针刺血海,捻转徐徐进针,留 15 分钟,达到补脾作用;以 1 寸圆利针刺行间,不留针,达到泻肝作用。针刺 5 分钟后,宫缩显著加强,阴道出血量逐渐减少而止,面色转红,四肢微温,休克现象改善,产妇由危转安。

按:本症由于产后气血暴虚,精神外越,心无所养,血不归经,气虚欲脱而不摄血,遂成产后出血不止合并晕厥,为气血俱虚,肝脾失调之候。取足太阴经血海及足厥阴之行间二穴之所以获卓效,乃依"肝藏血"、"脾统血"之理,同时施以补泻刺激,有助于肝脾协调,阴阳平衡,得到临床效果。

289

❀胎位不正❀

王凤仪

唐某,女,35 岁,病历 161718 号。

自诉:妊娠 8 个月,产科诊为横位。曾做过两次倒转术及肘膝卧位多次,并做过多次针灸均未见效,经产科介绍来诊。

查:神志清楚,发育良好,舌苔薄白。心肺正常,腹部隆起,脉滑数。诊为胎位异常。由于孕育期间,起居失宜,累及胎宫,以致气血失调,从而形成横位。

治以调理胞宫气血。乃取至阴穴,用中等艾炷每次灸 7～15壮,每日 1 次,共灸 3 次,产科复诊已转为头位。

按:对臀位、横位妊娠的矫正,虽有"膝胸卧位式自然转胎法",以及用"外回转术矫正法","饮水疗法"等,均有利弊。近年运用艾灸至阴矫正胎位,效果满意。一般应在妊娠 35～38 周之间灸之效果明显。至于灸至阴所以能"以顺胎气",乃因至阴为膀胱之井穴,由于膀胱与肾相表里,是州都之官,为壬水之府,故灸其所出之井,可振奋阳气,促进气化功能,有利于津液的排出,以利于"顺胎气"。临床实践证明,灸至阴能使子宫阵缩和松弛,以利于胎儿活动而获矫正。

不孕症(一)

肖少卿

王某,女,30 岁,农民。于 1959 年 4 月 2 日初诊。

自诉:结婚已 4 年,无白带、痛经等妇科病史,身体较健康,但不怀孕,特来本室要求针灸治疗。询及其爱人身体也很健康,曾经南京鼓楼医院精液化验:精子正常。

治遵循《百症赋》:"无子搜阴交、石关之乡"之旨,取用阴交、石关,以轻刺重灸,留针 30 分钟,隔日施治 1 次。并嘱患者每日晚于临睡前自灸关元、胞门、子户,灸至皮肤灼热充血起红晕为度。共计十次,自灸 1 个月。于当年 5 月患者竟而怀孕,于 1960 年 2 月生一男孩。

按:考石关、阴交、关元、胞门、子户诸穴,均为主治妇人不孕的经验效穴,历代文献均有记述。如《千金方》说:妇人绝子不生,胞门闭塞,灸关元三十壮极效。妇人子藏闭塞不受精者,灸胞门五十壮。《扁鹊心书》说:带下、子宫虚寒……灸胞门、子户(胞门在关元左旁 2 寸;子户在关元右旁 2 寸半)各 30 壮,不独病愈而且多子。余曾采用此法先后治愈 6 例不孕症均收效。

不孕症(输卵管堵塞)(二)

天津中医学院附属医院针灸科

韩某,女,28 岁,病历号 70789。

自诉:结婚 6 年未孕,月经错后,曾做刮宫病理检查未见异常,曾用求偶素未效。

一般妇科检查均正常。碘油造影显示双侧输卵管近端不通。诊为不孕症(输卵管堵塞)。

针治取中极、归来、三阴交。伞端不通取子宫、中极、归来进针 3～4 寸,三阴交进针 2 寸,均施提插捻转平补平泻法,使腹部及会阴皆有针感,留针 15 分钟。

经 11 次治疗,碘油造影显示双侧输卵管已通,24 小时拍片腹腔有碘油显影。追访时已怀孕 7 个月。

按: 此系由输卵管堵塞,致使精子与卵子不能结合所致不孕。输卵管不通常由气机不畅,血脉凝滞;或由寒邪阻于胞宫;或因湿痰内阻,阻碍血行所致。今取中极、子宫,意在行血气,通胞宫,且兼中极是任脉、足三阴之会,可以补肝肾以调任脉,任脉通则月经按时而下,增加受孕的机会;用归来行血去瘀,佐三阴交调和足三阴经的经气,兼补脾益血,旺盛血行,故能消除瘀阻,而能怀孕。

291

不孕症(三)

王凤仪

哈某,女,35 岁,病历 5865 号。

自诉:婚后 11 年未孕。患者于结婚后 11 年未妊娠,月经正常,每月按时来潮,无痛经。在本国用各种方法进行治疗,均未见效。到中国后试用针灸治疗,故来就诊。

查:体质发育均良好,舌苔白腻,心肺未见明显变化,肝脾不肿大,无压痛,脉缓。妇科检查:子宫发育不全,两侧附件有炎症改变。诊为不孕症。根据患者过食肥甘,体质肥胖,必然痰湿内生。且兼素体阳盛,肝阳上亢,气机郁滞,气滞则血瘀,胞络受阻,累及冲任,因而不孕。

治以调气化滞,理血疏肝。乃取关元、三阴交用补法。胞门、子户用补法。气海用补法,太冲用泻法。脾俞、上窈用补法。

经上法治疗 2 个疗程,1 个月后随访,已妊娠。

按:不孕原因很多,要借助西医学检查,排除男性不育,以及先天性器官发育缺陷。此例国际友人,素食肥甘,体质肥胖,必致痰湿内生,胞络受阻,累及冲任所致不孕。唯平素有肝亢则气滞,故治以调气以化痰浊,理血以疏肝滞,乃取关元意在理冲任,培胃气,气海补气,太冲疏肝,脾俞健脾,三阴交调理肝、脾、肾三脏之功能,故收健脾、益肝肾之效;尤其选取胞门、子户、上窈 3 穴,直接疏通胞络之气血,调理下焦之气机,从而胞宫气血充足,则易于受孕耳。

癥瘕（子宫肌瘤）

天津中医学院附属医院针灸科

罗某,女,43 岁,工人。

自诉:子宫不规则出血已 2 年,曾服中西药疗效不著,经妇科确诊为子宫肌瘤,并动员手术切除肿瘤,因惧怕手术而来我科。

查:耻骨联合上方可触及拳头大小肿块,质硬,活动范围甚小,轻度压痛,其他未见异常。

针治取中极、归来、子宫、三阴交。小腹部穴位均刺 3～4 寸,使胀麻感向下传至外阴部;三阴交直刺 2 寸,胀麻感传至足部。用平补平泻法,留针 20 分钟,每日针 1 次。针 4 次后,肿物显著缩小至鸭蛋大,共针 26 次,肿物触不及。月经恢复正常。共住院 1 个月,痊愈出院。针后 2 年、10 年、13 年 3 次追访,未再复发。

按:针灸治疗癥瘕有一定效果,本例子宫肌瘤乃属癥疾。考癥常由瘀血形成有形之积,治疗当用攻散以消其形,兼以扶正以助血行,不致瘀结。今取中极、子宫、归来 3 穴,意在通经气、行气血、消除子宫之瘀阻;且兼中极属任脉,系足三阴之会所,任主胞宫,故刺之能通胞络之瘀,促进癥块的消散,再配以子宫、归来更能助其消散之力,而三阴交既能调整肝、脾、肾三阴之经气,又有助于行气血、通经脉以利于瘀阻之消除。

于致顺

张某,女,26岁,社员。

自诉:因着急等因,突然乳汁不足。过去乳量充足,体素健康,近日有胸闷,不思食,嗳气等症。

查:发育营养良好,神志清,脉弦,苔白薄。诊为肝郁乳少。

治取膻中、乳根(双)、少泽(双)。膻中分别向两乳方向针刺,乳根自下向上刺入,深度皆为 1.5～2.0 寸,少泽刺入 0.2 寸,胸部腧穴轻轻捻转则两乳房发胀,当即有乳汁涌出,起针后则婴儿饱餐一顿。

按:少乳一病,有因肝郁者,有因气血不足者。因肝郁者,针治皆可收到立竿见影之效,而气血不足,尤以乳房发育不良者,效果较差。取穴膻中,为气之会穴,有理气之功,穴在胸部可治胸部之疾病。乳根为胃经之穴位,位于乳部,能助胃气,宽胸,治乳病;少泽为治乳病之效穴,三穴合用可理气开郁而疏通乳汁,故用之有效。

293

儿 科 疾 病

高 热 惊 风

浙江省普陀县中医院医师　徐广拯

沈某,男性,年龄 11 个月。

于 1977 年 10 月 12 日晚开始发热。微咳,曾用西药抗生素治疗无效。翌日午后 3 时许复诊,体温上升至 41.4℃,突然出现角弓反张,颈背强直,手足拘急,二目上翻,牙关紧闭,呼吸急促,鼻扇,白沫从齿缝鼻孔中飞溅而出等症状。

根据症状本病多由外感六淫之邪所侵,热伤营阴,风阳升腾,气血阴阳逆乱,痰随气升,壅塞窍络,筋经失养所致。

针取:人中、长强、大椎、十宣、中脘、足三里、阳陵泉、昆仑、丘墟、曲池、解溪,用泻法(迎随、提插、开合、内旋外旋补泻法*)。先用三棱针点刺十宣穴出血,复刺人中穴泻之;又刺中脘、足三里泻之,患儿吸呼减缓,痰浊即时消降。二目上翻、手足拘急、牙关紧闭等症状亦有消失,惟颈背强直、角弓反张在程度上亦有减轻。半小时后体温降至 39℃。又刺大椎、曲池、昆仑、丘墟、阳陵泉。约一小时许,症状虽减,颈背未软,即刺长强穴泻之,颈背立软,神识即清,留针约 2 时许,起针。7 小时后体温降至 36℃,病儿神静安祥,能寻乳吮奶而愈。

* 内旋外旋补泻法,即明代所谓左旋右旋补泻法。

按:本病例由于外感风热,高热伤阴引起了一系列惊风的危急症象,如果没有有力的抢救措施,很可能引起呼吸和循环功能的障碍而窒息致死;或施治不力,延误病机而转入昏迷,不仅疗程延长,而且很可能给患儿带来不同程度的后遗症。虽然,此病例用了西药治疗,但针刺对本例的功效还是比较满意的。尤其是长强一穴刺后颈背立软,神识即清,这给作者提示尤深,证实中医学上病下治、下病上治的整体观。上取能升,下取能降。作者在1976年,家中6岁女孩,半夜突然出现角弓反张,四肢抽搐,二目上翻,面色苍白,痰浊上壅的症状,急忙之中来不及取针,即用拇指甲掐人中穴而苏,后析其因,为脾肾阳虚,湿痰内生,清阳不升,浊阴不降,阴居阳位发为慢惊。人中有升举清阳之功,故清阳升而痰浊降,不降痰而痰自降。可见抓住了事物的主要矛盾,其次要矛盾也能迎刃而解。后服补肾片而告愈。

人中为治惊厥之要穴,善醒脑而止痉,配足太阳之昆仑,足少阳之阳陵泉止痉力雄。长强穴又为督脉之起端,督脉起自胞中循脊上通于脑,刺长强既能降冲气之上逆,又能疏通督脉,使阴阳清浊升而得降。

其中十宣三棱针点刺出血,能清热解毒疏上焦诸经之经气,大椎清督脉之郁热,曲池、昆仑、丘墟、解溪散阳明、太阳、少阳之风热,中脘、足三里疏中焦之气而降痰,阳陵、丘墟又能清肝胆之火而息内风。《灵枢·终始》说:"病在上者下取之,病在下者高取之,病在头者取之足,病在足者取之腘。"昆仑、丘墟、解溪三穴为治头病之要穴,临床应用每都获效,诸穴并用效力更雄。特殊情况下,可选手三阳之腕下穴或井穴,《素问·阴阳应象大论》又说:"以右治左,以左治右",临床上证实,左穴治右病,右穴治左病,疗效十分迅速。

此病例同时还配合西药治疗。

急 惊 风

费久治

王某,女,6岁,于1967年6月9日初诊。

代诉:两天来发热头痛,今晨呕吐不止,抽搐数次,高热,项强,闭目,腿强直,时有屈膝,躁动,神志不清,不食不哭,便干尿黄量少。

查:脉洪数,舌红苔黄。经县医院诊为"流脑",白细胞:36 000/mm³,家长拒绝腰穿抱儿归家。晚 7 时许邀余往诊。观脉证属外感时邪,阳明里热,热极灼伤津液,热动肝风则生。

治本清热息风为主。穴取:百会、大椎、涌泉、内庭、后溪、申脉、尺泽(放血数滴),十宣出血,脑静、太冲(重泻)。针后 2 小时抽搐见止。随后按子午流注纳子法取穴针治,一夜共针 6 次,寅时见哭,辰时热退,巳时能进食,申时能起立行动,次日痊愈。一年后随访,患儿聪明伶俐,至今健康无恙。

按:此例治验纯系临证所逼,虽属意外偶拾,但深知针灸对急症亦有良效,需有胆有识,不可贸然行事。此例采清热息风法获效,配尺泽放血与脑静穴而加强疗效;后用纳子法补虚泻实,使正盛邪衰。仅一昼夜如此重症竟获痊愈。

热病后失语症

浙江嘉兴第一医院主治医师　盛燮荪

汤某,女,7 岁,于 1962 年 7 月 29 日入院,住院号 40582。

自诉:持续高热 4 天,开始有腹痛,恶心呕吐,家属疑有蛔虫,给服宝塔糖 3 粒,服后无蛔虫排出,次日下午起抽搐频作,曾至当地某医院治疗,曾用青霉素等药物治疗,但体温始终在 40℃ 左右持续不退,嗜睡,精神淡漠,时有谵妄,稍吃些水果随即呕吐,至 28 日又增大便溏泻,日有 3～4 次,乃转来我院求治。患儿在 3 岁时曾患麻疹,4 岁时患过百日咳,今春发现肺门淋巴结核。

查:体温 40℃,神志不清,颈软,扁桃体肿大 Ⅰ～Ⅱ 度,心肺(一),肝剑突下 4cm,脾未触及,全身淋巴结不肿大。巴宾斯基征右侧(+)、克氏征(一)。血红蛋白 10.5g,红细胞 315 万,白细胞计数 4350/mm³,中性 79%,淋巴 21%。脊液穿刺,每分钟 60 滴,无色清晰,潘氏球蛋白试验(一),糖定量 5000 以上,细胞计数 6%,淋巴 6%,细菌未见。小便蛋白定性痕迹,上皮细胞少,白细胞少,赤白细胞 0-1/HP。大便检查:有黏液及不消化食物,蛔虫卵(＋＋)、潜血试验(－)、细菌培养无沙门、志贺氏属细菌生长。血肥达及外裴反应:伤寒杆菌 O_1:320, H_1:640,副伤寒杆菌少于 A_1:40, B_1:80。西医诊断为伤寒,中医诊断为湿温症。

治疗经过:入院后经用西药无味合霉素、链霉素、去氢醋酸考的松、维生素 B_1、C以及输液,中药芳香化湿之剂治疗后至第5天,体温退至37℃,但仍神识不清,呼之不应,精神软弱,能饮些流汁,大便已转正常,至第7日,精神较好转,神志亦已清晰,但仍不能开口讲话而能用表情示意要吃东西,要解大小便等。乃考虑采用针刺治疗。取穴哑门、合谷、耳门及外关、翳风、通里、廉泉,二组轮流交替,每日针刺1次,均用泻法,针治6天后,精神食欲及大小便等已均趋正常,呼之已能听到,并就讲单字语,如痛、吃等话,乃去治聋穴耳门、翳风、外关3穴,续针1周,痊愈出院。

陈某,13岁,男,于1962年7月25日入院,住院号40421。

自诉:发热、抽搐、呕吐,小便失禁已4天,入院时呈急性重病容,深度昏迷,抽筋频作,体温39.8℃,瞳孔对光反射消失,颈部强直,心跳快,脉搏112次/分,肺部听诊(－),腹部柔软,肝脾未触及,腹壁反射、提睾反射消失,膝反射消失,布辛征阳性。

查:白细胞 19 400/mm³,中性84％,淋巴14％,酸性2％,大便检查蛔虫卵(＋),尿阴性,脑脊液检查:色清,细胞数314个,潘氏反应(＋)糖五管试验皆阳性。西医诊断为乙型脑炎,中医诊断为暑温重症。

治疗经过:入院后经中西医配合治疗,4天后体温下降至37.5℃,抽搐已止,昏迷渐醒,但精神淡漠,神志似较迟钝,饮食及大小便时能以表情示意,旁人唤其名字等能听到,但不能讲话,而确定采用针刺治疗,取穴哑门、合谷、内关及心俞、通里、风府二组轮流交替针刺,均用泻法,每日1次,经针刺治疗4天后,稍能发音,7次后能讲单音语如痛、酸、好等语,但很不清楚,讲两个字以上的话时,如痛一的,要一吃一的,中间间隔较长,拖音亦较长,因考虑似属舌本之活动欠灵活,故除续针上述穴位外,每次加刺廉泉或金津玉液二穴,针至第 14 次后讲话日渐清楚,乃出院。

王某,男,28 岁,已婚,农民,于 1959 年 3 月 2 日初诊,门诊号 13751。

代诉:平素身体尚健,4 日前因发热,曾在当地联合诊所门诊,身热 39.4℃,诊断为感冒,给服中药 2 剂,第 3 天热退,食欲恢复而照常参加劳动,至晚上入睡后至次晨约 8 时许,其妻早上下地劳动回来,见其还未起床,至床边推之亦不醒,经大声喊叫及反复推动,仍朦胧欲寐,瞪目不言,二手乱指喉胸间,问其有何不适,始起摇头,继而竟大哭,但始终不言,家属乃送其至当地联合诊所治疗,未能查明原因,嘱即转来我院门诊。

查:体温、血压均正常,喉头无异常所见,脉象小滑略数,舌苔白腻,经请五官科检查会诊,未获原因。诊断为暴喑症。

针取合谷、通里,用泻法行针,留针 5 分钟后,复以加强刺激行泻法,边针边问其酸痛否?患者艰难地先呼出一个痛字,继即诉胸闷不已,又给针间使后,胸闷渐减,一刻钟后,自诉已很舒畅,乃出针,患者追述情况说:昨夜入睡前本已感十分疲倦,睡后一直昏糊,噩梦乱扰,至晨有人来推醒我时仍朦朦胧胧,胸闷喉头如塞,欲语不得,故急得哭了起来,现在已很清醒,胸口亦很感舒服了。

按:3 例患者虽都为失语症,但起病各异,采用针刺治疗前所表现之失语情况亦不尽相同,如例一"哑"而且"聋",其他二例仅单纯为"哑",而第 3 例又系突然失语,并无昏迷过程,故"同中有异",从病史及病情分析其所以会形成失语,按中医理论推断,1、2 两例系患湿温、暑温症之后,显系由于暑湿之余邪留恋,以致脏腑气化失调,经络郁滞,三焦闭结,阴阳乖违所致;例 3 突然致哑,故与 4 日前之感冒高热有关,因热病之后,本原已虚复加劳倦,邪乘虚入,寒郁气逆,会厌闭锁,而致舌本不灵,此即《灵枢》所谓"人卒然无音者,寒气客于厌则不能发,发不能下,至其开阖不致,故无音"之症,因此在针刺治疗方面,我们按上述中医对本症的病理机制认识,在针刺手法上均以泻法行针,以调和脏腑气化,宣通经络,疏利三焦。因热病后,久热伤津,阴虚是其本,邪恋经脉而失音是其标,如从治本着手,施以补法,必致余邪久恋不去,时间过久,恢复更为困难,故针刺施以泻法先治其标,使脏腑气化得到调和,经脉郁滞得以开通,"舌本不灵"、"会厌不能发"等情况即可得到改善,且从上述3则病例来看,所以都能在较短时间内得到恢复,也正说明了对某些热病后所造成的后遗症,如乙型脑炎后之肢体瘫痪、吞咽不利等症,均宜及时针治,否则往往残疾终身。在取穴方面,我们以有"聋"治聋、无聋单治其哑的对症取穴方法,如例一伴有耳聋,就兼取翳风、耳门、外关3穴,以恢复其听力;而对失语,取督脉经之哑门,风府,任脉经之廉泉3穴,前后均相对舌本,阴阳兼顾,乃治哑之常用有效穴,并因1、2两例均有"欲言不出"之状,能发声后也仍语音不清,属舌本不灵,盖舌为心之苗,故兼取间使、心俞。并据《针灸大成》"舌强难言而取金津、玉液、廉泉、风府"和《灵枢·寒热病》"暴喑气梗,取扶突与舌本出血"等经验记载,选用了金津、玉液二穴。例3突然失语,在临床上比较少见,但在古今文献中对"暴喑"一症的治疗经验有较多的记载,大多以通里穴为主,如百症赋云"天鼎、间使,失音嗫嚅而休迟……倦言嗜卧,往通里、大钟而明"。《针灸大成》考正穴法,通里穴主治项下亦有主"暴喑不言"之记载,这次我们对此症亦仅取通里、合谷、间使3穴,针刺一次即时而愈,可见古人之经验确凿。

失 语

甘嗣荣

李某,男,5岁。于1969年8月10日入院。

代诉:病儿于1967年底患"脑膜炎",经某医院治愈,但此后不会说话,多方医治无效。

查:发育正常,营养中等,不会说话。

治取上廉泉、合谷,强刺激,不留针。8月11日上午针1次,当天晚上9时许,患儿即能说话。12、13日各针1次巩固疗效,

14日上午痊愈出院。

按：此例为脑膜炎之后遗症。脑膜炎系热性病，热盛上炽，司语言之肌筋脉络组织受损，损则纵缓不展而失语。今强刺上廉泉穴，直接刺激咽喉部之司语言的肌筋脉络；兼取循行咽喉部之手阳明大肠经之原穴合谷，上下配合，功大力专，使经络得以疏通，筋脉得以濡养，语言功能自当恢复。

顿咳（百日咳）

肖少卿

秦某，男，5岁，于1975年2月5日初诊。

代诉：阵咳月余，近来加剧。呈阵发性痉挛性咳嗽，直至呛咳呕吐，面赤筋出，不发热（体温37℃），食欲差。

查：患儿营养发育中等，两眼球结膜下出血，两肺呼吸音粗糙，心音纯，心律齐，肝脾未触及，腹软，X线胸透（－），白细胞总数、分在正常范围，脉滑，苔薄腻。证属百日咳。良由患儿形气不足，感染时邪风热，肺气通降失司，痰浊阻滞气道，发为顿咳使然。

治以清化痰热，镇咳降气。取用大椎、经渠、尺泽，施用单刺术，不留针，每日1次。经针治3次后阵咳次数大减，夜间已能安静睡眠；继针3次后诸症消失而告痊愈。

按：本病是儿童于冬春季节常见的呼吸道传染病，致病菌为百日咳杆菌，体质素虚的儿童尤易感染。针灸治疗本病颇有显效。大椎是手足三阳经及督脉的交会穴，能清热平气，解表祛邪；经渠是手太阴肺经的经穴，能止咳定喘，清肃肺热；尺泽为肺经合穴，"合治内腑"，而清肺泄热、理气降逆；三穴合用可收良好效果。

痄腮

李志明

杨某，男，16岁，学生，因患痄腮于1966年3月7日初诊。

自诉:双腮肿大2天。于昨天上午发现双耳下也肿起,发热,饮食不好,咀嚼困难,二便正常,未经治疗。

查:发育及营养中等,双腮腺肿大,左侧较大,约6cm×6cm,局部发红,发热,压痛明显,舌苔黄薄,脉细数,体温38.5℃,心肺(一),肝脾未触及。据此诊为痄腮,证属瘟疫。

治以清热化毒、消肿止痛为法,用灯心草灸角孙穴(双),灸后面部疼痛减轻,咀嚼时痛,体温37℃,于3月8日第2次灸角孙穴,灸后疼痛消失,局部红肿消退,无压痛。体温36.2℃,灸后4天复查病愈,已上学读书。

按:痄腮(腮腺炎)是一种传染病。实践证明灯心草灸是治疗腮腺炎的一种行之有效的方法,我们用此法治疗10例取得满意的效果。角孙穴是三焦经穴,灸后能清热化毒、消肿止痛。操作方法:用3寸长的一支灯心草,在食油内少蘸5分长一段,用火点燃后,用迅速的动作将灯心草油火,点在穴位皮肤上,一点即起,当灯心草接触皮肤时,就会发出"以"的爆炸声,一爆为一壮。在施灸处出现一个绿豆大小的小泡。此法对腮腺炎、咳喘,有一定疗效,值得进一步研究推广。

301

❀痿 躄❀

泰兴县中医院针灸科医师 石健华

常某,男,3岁,于1978年8月22日初诊。

代诉:患儿病前曾患肺炎(?),发热,10天前忽然右下肢瘫痪,饮食二便正常。

查:右下肢张力降低,肌力0°,肌肉萎缩,呈弛缓性瘫痪,大腿中段伏兔水平线周径长较健侧小0.3cm,诊为痿躄(小儿麻痹症)。

治取右大肠俞、环跳、阴市、伏兔、四强、殷门、委中、足三里、三阴交、承山、纵外翻、公孙,上述各穴轮番使用,均用多向刺法,隔日治疗1次。

经治疗 5 次后,下肢即伸缩;13 次后,患儿已能站立,但不能移步;26 次后,能慢慢走路;36 次后,下肢功能恢复,惟力稍差,继续针治 9 次(共 56 次),病告痊愈。

洪某,男,5 岁,于 1978 年 7 月 11 日初诊。

代诉:患儿两天前有发热史,前日发现左足走路无力,易跌跤,今日即完全瘫痪。

查:左下肢肌张力下降,腱反射消失,下肢呈弛缓性瘫,肌力 0°。

诊为痿躄(格林巴利综合征)

治取:左关元俞、箕门、环跳、殷门、髀关、阳陵泉、下巨虚、承山、解溪,使用多向刺手法。

次日复诊,因患儿右下肢又瘫痪,同时出现尿潴留,哭声欠洪亮,乃以格林巴利综合征收住入院。住院治疗 20 天,尿潴留解除,发音基本正常,两下肢仍为完全性弛缓性瘫痪,知觉迟钝,乃出院至门诊针灸治疗,取穴同前,取双侧,仍施以多向刺法,共治疗 44 次而愈。

按:"多向刺"是从《灵枢·官针》"合谷刺"衍化出来的一种针刺手法。"合谷刺者,左右鸡足,针于分肉之间,以取肌痹,此脾之应也。"也就是说在肌肉之大会处(古人称肌束会合处为谷)施针,先垂直刺入,待有针感后,再将针退至皮下向左(右)刺一下,然后再将针退至皮下向右(左)刺一下,呈鸡爪形,古人认为这种刺法刺入肌层应于脾,适用于肌肉痹症。我们在临床使用上,从鸡爪形的三向刺变为梅花形的五向刺,称之为"多向刺"。应用于肌肉广泛性的大面积的损害,多条肌束的废用性等疾患,像小儿麻痹症、传染性多发性神经根炎、重症肌无力以及截瘫、偏瘫等,疗效较为满意。

它的作用机制在整个经络系统中,纵行者为经,横行者为络,络脉的细小分支称为孙络,而进一步分支,弥漫散布于表浅组织者称为浮络。由经脉输送至四肢百骸、肌皮毛窍的营养物质,由络脉的细小分支来完成。而痿痹偏枯的成因不管是由于肺热灼阴、湿热内阻、瘀血内结，还是肝肾亏虚，其病机均由气血不足，气滞血瘀致肌肉组织失养而成。此时除血虚津枯者须同时投以药物治疗外，应急通其经脉，行其气血，俾气血畅通，肌肉得到营养则复常。但针刺的穴位绝大部分分布在经脉的干线上，且分布在四肢的经脉只有6条，而经与经之间的广大体表上却没有或很少有穴位。我们认为，如果单按经穴施针，则络脉很难得到直接刺激兴奋，输送营养的功能就迟迟不能恢复，肌肉就不能得到足够的营养而恢复其运动功能。应用多向刺，在针每一经穴的同时都斜向其前后、左右的络脉分布区施以透刺，使络脉得到普遍激发兴奋，调整其输精布液之功能，肌力自可因迅速得到营养而康复。

其次，多向刺可弥补"一刺未中"的缺陷。《经》云："刺之要，气至而有效。"所以我们常用得气与否作为判断是否刺中经穴的重要依据。而得气之表现：一在于患者的感觉，一在于医者的指感。但由于小儿麻痹症及多发性神经根炎的患者大多数为小儿，能反映酸胀麻重感觉的较少，加上有些患儿不合作，医者就很难体察到针下沉紧的得气感（有些截瘫、偏瘫的成年患者，往往也无或很少有得气感）。因而也就难以断定是否刺中了穴位，是否得气而采取多向透刺则可以弥补这一不足。

多向刺的操作方法，我们是采取弱刺激兴奋手法，即每透刺一个方向，刺到一定深度，旋捻一二下即退至皮下，再向另一方向刺入，五向刺毕，立即起针。因为痿躄之肢体（包括经络本身在内），由于长期得不到气血濡养，均处于功能不足状态，经不起强刺激，此时只宜施以轻柔的手法。诸络穴接收到的弱刺激感传汇聚到经脉，使主干经脉的刺激量达到中强刺激的程度，而这种刺激量对于主干经脉来说是适宜的也是必要的。随着刺激次数的增加，经络的兴奋性可日益增强，其输送营养之功能随之逐渐恢复，痿躄肢体也就获得新生。2年来，我们用"多向刺"法治疗小儿麻痹症、传染性多发性神经根炎共57例，平均每人治疗30次。

303

比单向刺有效率提高 14.4％,因此我认为"多向刺"是治疗痿躄偏枯疾患的一种较好的针刺手法。

❁ 小儿痿症（一）❁

钱志云

法的哈,女,16 岁,农民,阿尔及利亚人。

自诉:患者因放羊不慎摔倒在地,右侧头部着地,局部出血,随后左侧上肢呈痉挛性瘫痪,上臂和前臂肌肉萎缩,已有 4 个月,经某医院神经科诊断为中枢性瘫痪。

查:左侧上臂和前臂肌肉明显萎缩,肌张力增强。胸二头肌腱反射及胸三头肌腱反射亢进,肘关节弯曲,不易伸举,手指紧握拳头,霍夫曼征弱阳性,上肢表皮痛觉敏感。此乃跌仆外伤后瘀血阻滞,气血运行不畅,筋肉失养所致。

治以行气活血,疏通经脉,调理脏腑。用头针加体针综合疗法。头针取左侧上肢运动区及感觉区,留针 40 分钟。每隔 5～10 分钟运针 1 次,频率 120～180 次/分。体针取左侧肩贞,肩髃、曲池、手三里、外关、后溪。先用泻法,然后接通电脉冲治疗机,电流刺激强度以患者能耐受为度,频率 100～200 次/分,20 次为 1 个疗程,头针和体针交替使用。经治 4 个疗程,患者上肢能伸能举,肘关节及手掌活动自如。针刺的同时,指导患者加强功能锻炼,以促进萎缩的肌肉恢复。随后又巩固治疗一个疗程而愈。

按:外伤中枢性瘫痪,在中医学中属瘫痪、痿废、不仁不用的范畴。患者右侧头部外伤局部出血、考虑颅内也可能少量出血压迫运动中枢,而致左侧上肢痉挛性瘫痪。中医认为瘀血阻滞,经脉不通,筋肉失养可导致肢体痿废不用。人身气血,贵在流通。针刺可疏通经络,行气活血,再结合功能锻炼使痿废的肌肉得到气血的充分营养,体针与头针综合治疗,整体与局部相结合,功能活动自能恢复更好。

❁ 小儿痿症（二）❁

陕西中医学院针灸教研室　焦新民　殷克敬

王某,女,3岁。

代诉:发热2天,伴咳嗽、腹泻,经解热剂等治疗,热退,余症好转,继则发现双下肢不能活动,经某医院小儿科诊断为急性脊髓灰质炎。

查:患儿发育营养较差、心肺、肝脾未发现病变,两下肢呈弛缓性麻痹,肌肉张力减弱,两侧膝腱反射消失,皮温差,以右侧为甚,舌红苔薄,脉细数,中医诊断为痿症。

治取腰骶部夹脊、髀关、伏兔、阳陵泉、足三里、绝骨。各穴交替运用,每日1次,7次为1个疗程。经针刺5次双下肢即可活动,第2个疗程后可扶物走路,但右足向外微翻,加刺阴陵泉、太溪。共针刺30次而愈,一年后随访一切正常。

按: 患儿因外邪侵犯肺、胃,以致发热、咳嗽、腹泻。进而引起经脉受阻,气血失调,筋脉肌肉失养而致肢体痿软。取腰夹脊以强腰疗下肢之痿;髀关、伏兔、足三里是足阳明胃经腧穴,阳明乃多气多血之经,主润宗筋,阳明经气通畅,筋脉得以濡润;阳陵泉为筋之所会,绝骨为髓之所会,筋强骨坚痿病乃愈。

陈某,男,29岁,建筑工人。

自诉:发病前3天曾被大雨淋湿,继则发热,有轻微咳嗽,自觉背部疼痛有重压感,渐渐双下肢无力发凉,但无疼痛,不自主遗溺。经某医院诊断为急性脊髓炎。曾中、西药配合治疗后惟双下肢软瘫。

查:双下肢肌肉呈弛缓性瘫痪,肌肉松弛,肌力Ⅱ级,膝、跟腱反射消失,膝以下呈套式感觉缺失,舌淡苔薄,脉弱,中医诊断为痿病。

治取风池、胸8~10夹脊、肾俞、阳陵泉、足三里、绝骨等,每日 1 次,7 次为 1 个疗程,各穴交替运用,配合口服维生素 B 族类药物,经 5 个疗程治疗而愈。

按: 患者卫阳不固而感受寒湿,阻塞经络,筋脉失养而成痿病。风池是祛风清热通经之要穴,能疏风邪而疗痿,为下病上取之意,胸 8～10 夹脊乃病所之上下,可祛邪治瘫,肾俞强腰健膝,阳陵泉乃筋之所会,绝骨是髓之所会,足三里能醒脾健胃,清利湿热。针刺治疗的同时尽可能让瘫痪肢体早期进行被动运动和积极的上半身运动,以改善机体血液循环,有利于瘫痪的恢复,当肌力有所恢复时应充分利用已经恢复的肌力,以上带下,以强带弱,促进肌肉功能恢复。

张某,女,6 岁。

代诉: 3 年前因感冒高热经治疗热退,2～3 天后左下肢不能站立,哭诉疼痛,阵发性加重,痛甚时大汗淋漓,夜间经常痛醒,经某医院诊断为腰骶神经炎。采用强的松、三磷酸腺苷,辅酶 A 配合维生素 B_1 穴位注射。4 天后疼痛减轻,1 周后可站立,十余天后能扶物步行。半年后发现患儿左下肢行走时稍有跛行,经常跌跤,足内翻,患肢发凉而来针刺治疗。

查: 发育营养一般,步行时前抬无力,足内翻,左下肢肌力 Ⅳ 级,皮温较右侧低,膝、跟腱反射存在,舌红苔薄白,脉细数,中医诊断为痿病(腰骶神经根炎后遗左下肢麻痹)。

针取腰 4～5 夹脊、环跳、伏兔、阳陵泉、足三里,并用电疗机加电,每日 1 次,每次留针通电 30 分钟,7 次为 1 个疗程,经治两个疗程后,走路跛行消失,唯足内翻存在,改用重点补足少阳胆经之穴环跳、阳陵泉、风市、纠内翻、绝骨、丘墟,各穴交替运用,并加电或电极板,同时配合功能锻炼,经 10 次治疗,足内翻基本纠正。

按: 此例为病毒感染所致之神经根炎后遗左下肢麻痹,先选用腰部夹脊以强腰治痿,取足阳明胃经的髀关、伏兔、足三里等穴是根据发生麻痹的肌肉、肌肉群多归属足阳明经脉濡养,故能收到满意的疗效。后来纠正足内翻,我们又以经脉濡养的原则重点补足少阳经脉,很快得到纠正。

小儿痿病(三)

无锡市中医院主任医师　杜晓山

顾某,男,3岁,于1972年11月1日初诊。

代诉:患儿在半月前发高热数天,热退后发现右下肢软弱无力,不能单独行走。曾在某医院诊治,诊断为"小儿麻痹症",转来我科治疗。

查:患儿形体瘦弱,精神欠佳,右下肢软瘫无力,股肌及小腿肌肉松弛,扶持行走时足踝内翻,脉细,苔薄腻。

治取命门、腰阳关、环跳、髀关、伏兔、足三里、委中、上巨虚、绝骨、三阴交等穴加减。间日针1次。经10次治疗后能单独行走,足内翻亦得到纠正。

按:本病一般在瘫痪初期宜用"浅而疾之"的手法,在选穴上可适当多些,并按照"治痿独取阳明"之理,再配合其他经脉的穴位,以激发经络之气,而得到较好的效果。

307

小儿痿病(四)

云南中医学院针灸主治医师　严玉薇

赵某,女,4岁,于1977年5月初诊。

代诉:发热3天,经中西医治疗,热退,随后出现右侧上、下肢痿软不用,口角歪斜。西医诊断:"流感病毒所致瘫痪",转针灸科治疗。

查:神志清醒,右上下肢不能自如活动。被动活动存在,肌力减退,腱反射消失,舌尖红苔少,脉稍数。中医诊断"痿病"(病在阳明、少阳经)。

治以疏导手足阳明、少阳经气。

针取:①合谷、曲池、地仓、伏兔、大椎、足三里,均右侧;②中渚、手三里、阳白、迎香、髀关、上巨虚，均右侧，肾脊（双）。每日1次，两组穴位交替使用，采用"分刺法"，再配电针20分钟，中等刺激。

五诊后，患肢活动伸展有力，可行走十余米。十诊后，上肢基本恢复正常，下肢行走如常，但跨高上楼尚不便。面瘫好转，唯哭笑时口歪偏健侧。休息1周，行第2个疗程。原法续治，针刺10次后，肢体完全恢复正常。半年后随访，小孩健康，肢体活动正常，已上幼儿园。

按：本例始为高热，热郁阳明，耗津灼液，筋脉失却濡润，致宗筋弛缓，筋骨失束而痿。宜泄邪兼调经气。大椎清热泄邪于表；合谷、曲池、伏兔、地仓、足三里、手三里、髀关、上巨虚为阳明经穴，以驱阳明脉道之邪；肾脊为腰夹脊穴，治下肢之痿；中渚、阳白为少阳经穴，佐以激发经气。证属肉痿，故宗《灵枢》"分刺"之法。

李某，女，3岁，于1979年7月初诊。

代诉：于7天前发热、吐泻，经用西药治疗，热退吐止。出现双下肢痿软，着地无力，足下垂。平素患儿体弱易病，经常发热吐泻。西医诊断为"肠道病毒感染所致下肢瘫痪"。转针灸科治疗。

查：面色黄白，精神不振，两下肢冷而无汗，膝反射消失。未引出病理反射，双足下垂，肌力减退，肌肉松弛。舌淡苔白，脉濡细。中医诊断为痿病，治取足阳明、足少阳经穴为主，配合灸法以温阳，振奋其经气。

针取①组：伏兔、足三里、光明、解溪，均双侧。②组：髀关、阳陵泉、丰隆、悬钟，均双侧。每日1次，两组穴位交替使用。用分刺法配以艾条灸半小时。

六诊后，下肢稍有力，可行走几十步。十诊后，肌力明显增加，能行走几十米，肢温略增加，嘱休息3天后再行第2个疗程。第2个疗程，原法续治。针灸12次后，病情明显好转，肢体温暖，开始出汗，下肢活动基本正常，唯走路时足偏外翻。休息1周行第 3 个疗程,以治外翻为主,病变部位属足少阴、足太阴经脉,故取三阴交、太溪穴为主,配以足三里、上巨虚。针 10 次后,两下肢恢复正常。半年后随访,肢体功能正常。

按: 本例素质脾弱胃虚,复感夏令湿热之邪,湿热侵袭阳明、少阳,脉络失养,经筋不用,两足痿软。故补足三里、丰隆,以醒脾促使输布精微;佐光明、解溪、伏兔、髀关、阳陵泉,以振复经气;症为肉痿,故用分刺法,配合灸法温阳通经,以利痿瘫之复。

李某,女,2 岁半,于 1974 年 7 月初诊。

代诉: 于半月前发热,绵绵不退,经西药治疗热退,出现右下肢软而不用。西医诊断:小儿麻痹后遗症,转针灸科治疗。

查: 面黄,右下肢软而无力,不能行走,膝反射消失,肢冷。舌淡红,脉无异常。中医诊断为痿病。

分经论治,取足阳明、足少阳经,合温针治之。

针取:髀关、足三里、伏兔、上巨虚、丰隆、解溪、阳陵泉、悬钟,均右侧。每日 1 次,每次选 3～5 个穴,用分刺法配以温针灸,留针 20 分钟。

六诊后,可下地行走,但不能持久。十诊后,基本恢复正常。肢温增加。为巩固疗效,休息 3 天后,行第 2 个疗程。10 次后,肢体的肌力、肢温均已正常,病愈。3 年后随访,小孩活动如常。

按: 本例系湿热内蕴,熏蒸阳明,流注经络,筋脉失养而致痿。小儿稚阳之体,易虚易实,病后半月,气虚不运,治宜益气温经通络。取足三里、上巨虚、丰隆补气益脾,髀关、伏兔、解溪、阳陵泉、悬钟,以振复阳明、少阳经气,合温针以温经通络。

小 儿 腹 泻

冯润身

乔某,男,14 个月。

代诉: 腹泻十余日,经治不效。病前骤然腹泻,日行数十次,予服小儿止泻片也不能止。初泻为水样便,夹有奶瓣,继则变为泡沫黏液便,间或杂有脓样物。延医投服无味合霉素,肌注黄连素,初治 2 日尚能减少泄泻次数,5 日后腹泻次数反多,继则肛门不能固约。吮乳正常,间或干哕,无呕吐,小便短少,身体不热,哭闹不安,睡眠不稳。

查:发育正常,面色微黄,印堂现青,唇色淡红干燥,咽无炎症,舌苔厚白。颈腋淋巴结不肿,四末逆冷,皮肤微温,肝脾不大,腹部膨胀,叩之如鼓。肛门赤红微肿,时有粪水流出。频推两手风关,可见米粒大青点数个。

治以温运脾胃,止泻固肠为主法。乃取天柱、足三里、下巨虚、会阳。诸穴皆用速刺法,进针后微行补法即出针,然后用细艾条在各穴上灸至皮肤红晕为度。每日 1 次,3 次治愈。

按:小儿为稚阳之体,易寒易热,易虚易实。腹泻初发即用止泻药,致使积滞不能顺利排除,后又迭入寒凉,伐伤脾阳,脾阳既伤,健运无权,中气必虚,下焦固摄无能,故发脾虚泄泻。治取天枢温运大肠之气;足三里通运上下之气机;下巨虚为小肠之合穴,刺之可以调整小肠之气机,以利分清泌浊;会阳位居尾骨两旁,可调整大肠而止泄泻。诸穴合用,共收温运脾胃,止泻固涩之效。

小 儿 脱 肛

任守中

李某,男,5 岁半。于 1976 年 1 月 7 日初诊。

代诉:患儿经常脱肛已一年余。每次大便均脱肛,每次脱出 5～6cm,不能自行还纳,需用手托回。患儿经常泄泻,一日大便 2～4 次,便稀,含有黏液,呈不消化状。

针刺长强、肛周 3 点、肛周 9 点、承山,一次后脱肛减轻;复诊时针刺取穴同前,加气海,并灸气海、天枢。针灸 3 次后,泄泻减轻,治疗 9 次后,患儿已不脱肛,而告痊愈。

按： 脱肛，也叫肛门直肠脱垂，是指肛管、直肠向外翻出而脱垂于肛门之外。小儿较成人多见本病。中医学认为，本病多由久泻久痢而致脾阳受损，或先天不足，或长期便秘，慢性咳嗽等原因，致使中气不足，气虚下陷，不能收摄，形成肛门松弛，升举无力。本病初起为排便时出现脱肛症候，便后尚能自行还纳，如病情继续加重，则便后不能自行还纳，需用手托回。针治此病的效果以脱肛后能自行还纳者较好。因此，治疗脱肛应及早治疗。通过临床实践，我观察到长强、肛周 3 点、肛周 9 点及承山穴系治疗脱肛的有效穴位。承山为远隔循经取穴，此穴虽距肛门较远，但因系足太阳膀胱经穴，足太阳之经别入尻，故承山能治疗脱肛。泄泻者加针止泄之有效穴位足三里、天枢等，并可艾灸天枢；便秘者加针支沟、外关等治疗便秘之有效穴。针刺或艾灸百会、气海能升提下陷之气，亦为治疗脱肛之有效穴。

小儿尿频

任守中

郭某，男，6 岁，于 1973 年 10 月 20 日初诊。

代诉：尿频尿急 3 个月，每隔几分钟至十几分钟就要小便 1 次，憋不住尿，不能控制。

尿常规检查未见异常。两耳廓肾与膀胱区出现反应点。诊为：神经性尿频。

穴取关元、气海、三阴交；针后加灸。经治两次后，尿频尿急减轻；治疗 3 次后症状消失，临床痊愈。

按： 此患儿尿频尿急，尿常规检查无异常发现，故此例非泌尿系感染，也非膀胱湿热，乃系肾气不固，膀胱不能固摄而致小便频数。患儿两耳廓的膀胱与肾区出现反应点，亦说明患儿之尿频尿急与膀胱、肾关系密切。针灸宜选用关元、气海、三阴交。关元乃足三阴与任脉之会，能补肾而固脬，为治疗因肾气不固，膀胱失约所致尿频之主穴；气海为任脉穴，任脉主任一身之阴，故针灸气海能补肾;三阴交是足少阴肾经、足太阴脾经、足厥阴肝经的交会穴,统补三阴之气,可加强膀胱的约束力,亦为治疗因肾气不固、膀胱不能固摄而引起尿频的主治穴。

❀ 小儿遗尿（一）❀

佳木斯医学院附属医院针灸科副教授　郑艺钟

邢某,女,14岁,学生。

自诉:因年幼丧母,生活照料不周,经常睡凉铺,读书之后,因学习与家务劳动繁重,身体疲劳,夜寐深沉,经常发生遗尿已达10年之久。

查:发育较差、营养欠佳、面色憔悴、肢冷畏寒,舌苔薄白舌质淡,脉沉尺弱。

治取关元,艾条温和悬灸,每日1次,每次30分钟。灸疗30次痊愈。

按:《景岳全书》曰:"凡睡中溺者,此必下元虚冷,所以不固",又《针灸大成》曰:"小儿便不禁关元好"。本例为下元虚冷所致遗尿无疑,灸关元以温补下元,又可增强小肠泌别清浊之功,故获良效。几年来,笔者独灸关元治疗遗尿共9例,年龄在13～28岁之间,发病最短3天,最长17年,多数在10年以上,经灸法3～10次痊愈者7例,30次1例,1例因智力发育不全,灸28次好转。

❀ 小儿遗尿（二）❀

嘉兴市中医院针灸科副主任医师　严定梁

主治医师　施廷庆

黄某,男,12岁,住北京路100号新加镇,门诊号13043。

自诉:自幼即有遗尿,不分冬夏,每夜尿床。白天小便频数。据其母云,看一场戏有时要小便四五次。体格发育尚正常。

查:无重要异常可见,诊断为遗尿症。

治取关元、三阴交、百会、内关、气海。关元、三阴交得气至阴器，其他得气即留针，每次各穴均留 40 分钟。针第一次即停止尿床，针 4 次后，白天已能隔 4 小时小便 1 次。第 1 个疗程结束，间歇 4 天，每晚不需父母叫唤，能自行起床小便，但次数较多，平均要三四次。2 个疗程结束后，无尿床现象，晚上小便次数亦已减少。

章某，男，9 岁，住光明街 90 号，门诊号 11885。

代诉：自幼即有遗尿，白天也有失禁现象，裤上尿臭奇甚，发育不良，瘦小异常，晚上沉睡中遗尿，甚至叫醒之后朦胧中仍旧尿出不能控制。

治取关元、三阴交、内关、神门（两穴轮用）。配合家长合作，第 1 个疗程内即无尿床，但尚须叫醒一二次。间歇期间已能不用呼唤自行起床，第 2 个疗程只针 3 次，已愈，不来续针。

邱某，女，19 岁，学生，门诊号 10280。

代诉：于 9 岁时曾患热病甚剧，病后则发生遗尿，或二三日一次，或连续发生，最长不超过 1 个星期。

查：体格发育健康，右膝有外伤性关节炎，曾经针灸治疗，但疗效不能巩固。

治疗：第 1 个疗程取穴气海（与中极两穴轮用）、关元、三阴交。按照一般操作常规，针感应该到达阴器，各穴均留针 30 分钟，关元穴用温针，连续针治 7 天，无尿床现象发生。休息 7 天，再开始第 2 个疗程，除前用主穴外，加取神门、肾俞。连续针治 7 次，恢复正常。

按：遗尿症的形成，主要是由于肾与膀胱的气化失调，不能约束水道。《诸病源候论》已有详细的论述，而所以形成肾与膀胱经气虚弱，则又与任脉、肝、小肠等诸经功能不调有关，不能单从膀胱一处着眼，必须结合上述诸经的功能变化，辨证施治，才能获得比较理想的疗效。正如临床所见，遗尿症每兼有意识状态，往往深睡不易醒觉而尿出,甚或醒后尚难控制而尿泄。另外临床所见遗尿症患者,每多小便频数而清冷,是下元虚寒,足少阴、手足太阳之经气不充所致。在治疗原则上宜补宜温。《经》云:"寒则留之,陷下则灸之。"故本组治疗一律采用留针而辅以灸治。留针的方法,一般是可补可泻的,针入后得气而留针,不做强烈捻转提插,使用弹循等导气法使感应达到一定部位而留置,按时出针,中间不做间歇捻刺,这样做既能达到寒留温补的作用,又能避免患儿产生畏针情绪。

虚寒症象特别显著的,如白昼失禁、小便频数或见效迟缓者,除一般关元穴用温针或间接灸外,在第 2 个疗程中加肾俞温灸以巩固疗效。

在手法的应用方面,首先是感应得气问题。治疗本症既不宜强刺,又必须做好得气感应的传导,若一时不能得气,则须留以候气。在行针时必须掌握推、内、进,结合循、扪、弹之法,务须避免强力捻旋、提插,以符合虚补的要求。

取穴理由:关元是三大补穴之一,它对腹腔脏器的强壮作用特别显著。关元又为小肠之募穴,小肠与膀胱气化的机制有密切的关系。关元是下腹部代表穴。根据躯干部腧穴分段主治原则,它对泌尿生殖系统疾病作用更为突出,取小肠募穴以治遗尿,较之膀胱募之中极作用更为全面。根据现代文献报道,一般治疗遗尿症多以中极为主穴。以俞募穴配穴原则而论,膀胱募中极应列为主穴,但根据躯干部腧穴的局部作用和邻近作用来说,关元具有中极的局部作用,而中极却不能完全概括关元上述方面的作用。在精简配穴的原则下,从整体着眼,关元的强壮作用,能使全身气血调和,故宁舍中极而取关元焉。《席弘赋》云:"小便不禁关元好",故本组治疗考虑以关元穴为主穴,而以中极为配穴。三阴交为肝脾肾三经交会之处,少阴上股内后廉,贯脊属肾络膀胱;厥阴循股入阴中,环阴器;足三阴复上会任脉,于循经取穴的原则来看,三阴交对肾与膀胱气化作用非常密切,故局部取关元,循经取三阴交作为治疗遗尿的主穴。

　　遗尿症每见下元虚寒,及意识朦胧状态为主证,故取气海和肾俞以辅关元之不足。《行针指要赋》:"或针虚,气海、丹田、委中奇。"早已肯定了它的配合作用。取内关、神门、百会以调整神经功能的正常健运,加强排尿警戒作用,则有标本兼治的意义。内关为心包经之络穴,对胸腹部的作用比较广泛,心包经下膈历络三焦,《十二经治症主客原络歌》中也有:"大便坚闭及遗癃……阳池、内关法理同"之句。增加这些配穴,可以加强治疗遗尿的疗效。是有其积极意义的。

《 小儿遗尿(三) 》

上海中医学院针灸系主任副教授　奚永江

　　吴某,男,14岁。七一公社中心医院门诊号:399。

　　自诉:自幼夜间经常遗尿,到夏天出汗时,夜尿能暂时停止,但至秋凉后发作。患儿发育欠佳,食欲不振。

　　查:面色萎黄,双目无神,脉细软,舌苔淡薄。此系脾肾不足,膀胱约束无力所致。

　　治以温补肾阳,固脬摄纳。针取:关元(温针)、三阴交。经初次针刺治疗后,夜尿停止。此后轮流针刺三阴交和内三间,关元每次均用。经半个月的治疗,夜尿已基本制止。

　　吴某,男,9岁。门诊号:506。

　　自诉:于5岁时经常夜间遗尿,迄今未止。

　　查:患儿发育营养中等,惟面色略㿠白,小便频数,脉细,舌苔薄白,证属虚寒。

　　治以温固摄纳法。取关元(温针)、三阴交。经针刺治疗后,当夜遗尿未作。继续用上法针刺以巩固疗效。半月来,夜尿已基本控制。

　　按:夜尿症患儿面常萎黄者较为普遍,甚则面色㿠白。形成夜尿的原因虽多,但主要由于体力不足,下元虚亏,膀胱约束无

315

力,以致夜间遗尿,久则形成惯性而成本病。治以温补肾元,健脾益气为主。以关元为主穴,此穴为足三阴经与任脉的会穴,又为三焦元气出入之处,加以温针,使肾元温固,膀胱气化得力,则约束有权,遗尿自止。刺三阴交施以补法,有健脾益气之力,使土旺而能生肺金,以固摄水道。在治疗期间,下午即不应饮用过多水分,夜间唤起数次,以逐渐建立排尿的警觉性。

❀ 小儿遗尿(四) ❀

肖少卿

朱某,女,13岁,学生。于1969年5月3日初诊。

代诉:自幼遗尿,每夜一二次,甚则3次,从未间断。夜来沉睡,朦胧难醒。

查:形体较瘦,食欲不振,面色㿠白,四肢清冷,脉象沉细,舌质淡,苔薄白。按脉察证,此属脾肾阳虚,膀胱失约之征。

治以温补脾肾,固摄膀胱,佐以宁心益志之穴。即取:①中极、膀胱俞、三阴交、神门;②肾俞、关元、足三里、心俞。其中中极、膀胱俞、肾俞、关元、足三里均为针刺加灸。以上两方,每日选用一方,交替使用,10次为1个疗程。经针4次后,遗尿即止,继续针灸6次而愈。停针2个月后,由于学习紧张,身体过度疲劳而复作,仍按上方针灸3次后,遗尿又止。又针灸6次,以巩固疗效。从此愈后,未见复发。

按:遗尿是指小便不能控制的病症。临床上有小便不禁和睡中尿床两种情况。前者多见于老人,后者多见于儿童。其证为在睡眠中不自觉地遗尿,甚至一夜数次,常见于儿童。如成人遗尿或失禁,则表现精神不振,形体瘦弱。

本病的病因病机为,小便的排泄正常与否,决定于肾脏和三焦的功能健全或减弱。如肾与三焦气化不足,下元不能固摄,致膀胱约束无权,而成遗尿。治疗以取肾和膀胱、三焦的俞、募穴为主。针用补法,宜多灸。

316

本案例为脾肾阳虚,膀胱失约之证。治当温补脾肾,固摄膀胱为主。取肾俞、三阴交、足三里、关元,轻刺重灸以温补脾肾之阳,俾使肾气充盛,脾气健运而培固气血生化之源;由于病变部位在膀胱,故取膀胱之募穴中极,配以膀胱俞,藉以振奋膀胱之能;三焦俞以宣通三焦之气机,而促进气化功能。取心俞、神门者,以宁心益志而杜梦寐遗尿。如此诸穴合用,以使肾气充盈,三焦协调,脾气健运,膀胱复职,心肾得交,则遗尿之疾自可痊愈。

小儿遗尿(五)

李振凛

陈某,女,7岁,于1979年11月19日初诊。

代诉:自幼遗尿,近一二年更加频繁,有时一夜尿床二三次,平素形体瘦弱,反应较为迟钝。

针取膀胱俞(足太阳膀胱经)、太溪(足少阴肾经)、后溪(手太阳小肠经),灸关元。行补法(轻刺激),留针20分钟,每日治疗1次。经针灸10次,遗尿基本停止,再经3次巩固治疗,至今一年多情况良好。

按:本例遗尿系肾气不充,膀胱约束失职之故。膀胱俞为足太阳膀胱经经气汇聚于腰背部的俞穴,善治水道之病,故为首取之穴;再取足少阴肾经原穴太溪以壮肾通达三焦气机,利于调整功能。配同属太阳经气相投的小肠经输穴后溪(通督脉)振奋全身之阳气;再结合艾灸关元,故能使肾气充盈而膀胱功能复职。

血 尿

朱汝功

王某,男,12岁,学生。于1975年11月21日初诊。

自诉:血尿一年半。患儿平素喜奔好跳。1974年7月感觉头晕,腰部酸痛,到某医院治疗,尿化验红细胞(+++),服中药

3个月,复查尿红细胞(＋＋),症状未减。停服中药,前来针灸治疗。

查:化验:尿常规红细胞(＋＋),颜色淡红。面色苍白,形体消瘦,脉细,舌苔薄,舌尖红。此由于患儿奔跑过度,伤气损络,固摄无力,营血随尿外流诊为血尿。

治以升举督阳,固摄下元之法以治之。灸穴:血愁、命门。以上二穴,每次灸1穴,间日1次,先上后下,轮换用麦粒大艾炷灸法治之,每次每穴5壮,投灸3次,共6次为1个疗程。1个疗程后休息1周,再灸第2个疗程,方法同上。

该患儿第1个疗程结束后,尿化验:血细胞4～6,白细胞0～2;第2个疗程第2轮灸治时,尿化验红细胞已无,再灸一轮巩固疗效。停治1个月后复查尿,红、白细胞均未找到,随访一年未再发。

按:血尿在临床上分虚实两类,实者多属暴起,尿色鲜红,尿道有热涩感觉,虚则多属病久不愈,尿色淡红而无热涩之感,在治疗上,前者以清热泻火,滋阴凉血为主;后者应以温补督阳,升举固摄为主。本例患者小便频数,颜色淡红,无热涩感,头晕腰酸,面色苍白,形体消瘦,病程已有一年半,当以虚证论治。取督脉之命门,用艾灸升举督阳,固摄下元,气旺则能摄血,血摄则尿血自止矣。血愁乃经外奇穴,可治疗一切血症。位置在第2腰椎棘突上,也属督脉之分野。督脉统摄全身阳气,故血愁与命门同用,能起相辅相成功效。

小 儿 癫 痫

杜晓山

唐某,男,5个月,1975年12月26日初诊。

代诉:患儿为第一胎,出生后健康情况尚佳,未有高热等病史。3天前头部不慎在床上碰伤,当时啼哭不安,嗣后出现左面肌及左上下肢抽搐,即至某医院诊治,印象为"外伤性癫痫发作"。

用镇痉等药物未能控制,因抽搐发作频繁,连夜抱来诊治。

查:患儿左侧面肌及左手足阵发性抽搐,每隔数分钟发作一次,啼哭,面赤,脉弦细。

治以息风定痫法。针取:印堂、合谷、行间。捻转泻法,留针30分钟。针刺留针期间,患儿停止抽搐,休息半小时后返家。翌日来诊时家长诉,左侧面肌及手足虽仍抽搐,但次数减少到一天十余次。宗原方加大椎、风池(不留针);以后再在上方增选百会、曲池、神门、足三里、阳陵泉、三阴交等穴轮用(每次不超过4穴),连针10次,症状减到每天小发作1~2次(仅有上下肢抽搐,面肌痉挛已停止)。再按上法隔日针治10次,基本停止抽搐后,每周治疗1次,以巩固疗效。至1976年7月后再未抽搐,1977年6月不慎头部又撞伤,再次诱发左侧面肌及上下肢抽搐,复来就诊。宗前方用印堂、合谷、行间;大椎、百会、神门、足三里,两组穴轮用10次而愈。后随访迄今未发。

按:中医学称癫痫为"羊痫风",其发病机制除先天性外(隐袭性),惊厥、外伤、风、火、痰涎上扰清窍,闭阻经络亦能发而为痫。本例主方用合谷、行间,以息风镇痉;印堂为古人治疗惊风的经验要穴;大椎、百会的经脉循巅络脑,醒脑宁神;神门安神宁心;风池平肝息风;佐曲池、足三里、三阴交、阳陵泉以缓筋脉之拘急。本例由于家属耐心配合,虽停痫后仍做长期巩固治疗,取得较好的效果。

319

小儿舞蹈病

杜晓山

张某,男,8岁,1960年4月12日初诊。

代诉:患儿于月前因咽痛发热,膝踝等关节游走性疼痛,曾在某医院治疗后咽痛热势渐退,关节痛亦减轻。以后发现右手足不随意运动,两侧手足经常不自觉动作,甚则挤眉努嘴等,诊断为"风湿性舞蹈病"。曾服用中西药无明显进步,来院针灸治疗。

查：患儿不时挤眉弄舌，四肢有不随意运动，肌张力减低，脉浮细数，舌苔薄白。

治取：风池、大椎、合谷、行间；百会、印堂、曲池、阳陵泉、足三里。每日 1 次，两组穴位交替使用，得气后行捻转泻法，不留针。针治 6 次后，挤眉弄舌、四肢不随意运动次数渐减。又治疗 6 次后症状完全消失。两年后随访，未再复发。

按：参合脉症，证属风邪袭络，外、内风相应，风胜则诸关节游走酸痛，上扰头巅、四末而致弄舌、挤眉、手足舞动等。采用风池、合谷、行间疏泄风邪，平肝镇痉；加大椎祛风解表，百会、印堂平肝息风，开窍安神；佐曲池祛风通络，阳陵泉、足三里利筋骨，调气血。因抓住"治风"之要点，故取得满意的疗效。

320

五官科疾病

目赤（急性结膜炎）（一）

李志明

姜某,男,27 岁,工人。门诊号:069606

自诉:双眼红痛痒 3 天。于 3 天前双眼红痛痒,流泪,有分泌物。经某医院诊断为"急性结膜炎",用利福平、考的松等眼药水点眼无效。于 1980 年 10 月 8 日来门诊治疗。

查:发育营养中等,神志清醒,血压 100/70mmHg,心肺(-),舌苔白薄,脉沉细,双眼球结膜充血(++),流泪,有分泌物,睑结膜、角膜未见异常。诊为双眼结膜炎,即中医所认为的暴发火眼。

治以清热止痛,疏通经气。用隔核桃皮壳"眼镜"灸眼一壮。灸一次后双眼痛,充血显为好转;第 2 天灸 2 次后,第 3 天来诊时,眼痛、痒、红已消失,为治愈。

按:此病例在 4 个月内反复发作 6~7 次。每次发病用 2~3 种眼药水治疗,约十天才能治愈。此次发病 3 天后用灸治,共灸 2 次治愈,病程 5 天,比用药水缩短病程一半,而且经济。由此看来,此种灸法见效快而经济,不但能治疗急、慢性结膜炎、角膜炎、初期白内障、近视眼,还能治疗眼底病,如视神经萎缩等。对于灸法治疗眼病的机制是什么,尚待进一步研究。初步体会:艾灸和菊花水浸泡核桃皮施灸能起到眼部理疗作用,有温通经脉,活血化瘀,消炎止痛,清头明目之功。

关于隔核桃皮壳"眼镜"灸法:

1. 制作方法　用细铁丝做成一眼镜形,镜框的外面弯成一个钩形(约高 2cm,长 2cm)以备施灸时插艾卷段用。镜框套半个核桃皮壳用,故称隔核桃皮壳"眼镜"灸。

2. 施灸方法　灸前将核桃皮壳浸泡热菊花水内 2～3 分钟后,将核桃皮壳套在眼镜框上,再插上 1.5cm 长的艾卷段,点燃后戴在患眼上。若为双眼,插 2 个艾灸段施灸:一只眼,插一个艾卷段施灸。但必须注意,双眼套核桃皮壳"眼镜",以防艾火落下烧伤眼睛。

3. 注意事项　灸时将艾卷段插好,患者可闭目,采取坐位或卧位,医生施灸时嘱患者或家属在旁边看好,以防艾火脱落烧伤面部或衣物。

目赤(二)

王登旗

林某,男,30 岁,工人。于 1964 年 10 月 10 日初诊。

自诉:两天前自觉两目不适,继则畏光、流泪,从昨日起两目红肿疼痛,目涩难开,微热。

查:两目红肿,球结膜充血,睁目困难,眼睑无异常。苔薄白,脉浮数。此属风热之邪外袭攻目,猝然而致目赤肿痛;风热熏蒸于清道,故苔白,脉浮数。

治以清泄风热,消肿镇痛为主。取手阳明、足太阳、足厥阴经穴,取攒竹透鱼腰(双)、合谷(左)、太冲(右),以缓慢捻进法进针,出现针感后留针 20 分钟,每隔 5 分钟行针 1 次。眼部用熨热灸各灸 5 分钟。针灸完毕后患者感觉两眼舒服。翌日复诊,目赤红肿消失,一次而愈。

按:目赤红肿,一般称为"急性结膜炎",是临床上最常见的病。取用攒竹透鱼腰、合谷、太冲等穴,针刺用泻法,眼部用熨热灸各灸 5 分钟,可获取满意效果。因足太阳膀胱经脉起于目,沿额上头,而攒竹穴有祛风、明目、止痛作用;阳明为多气多血之经,而手阳明大肠经脉亦与目有联系,故取合谷以调阳明经气血、清泄风热;足厥阴肝经上连于目系,而目疾均为经气失调而致,取太冲可导厥阴经气而收平降肝火、镇痛之功。眼部用艾条熨热灸，可温通经气，促进血液循环，收血行风自灭之效。故三穴合用，针灸并用，能疏通局部经气，祛风邪，清热邪，消肿镇痛而明目。

作者用上述穴位治疗目赤9例，均在1～2次达到治疗目的。单取攒竹透鱼腰针之，对眉棱骨痛、上眼睑下垂、眼有异物感等均可收到满意的效果。

目赤（急性结膜炎）（三）

陈作霖

何某，男，32岁，门诊号：外79～146。于1979年6月2日初诊。

自诉：6天来两眼红肿刺痛，眼内异物感，流泪怕光，分泌物增多，头脑胀痛。

查：两眼球结膜充血明显，拟为风火赤眼。

针取太阳（点刺出血）、风池、合谷。太阳出血后即感两眼舒适，在留针时可见眼结膜充血明显消退。二诊时两眼充血明显好转，已较前舒适，再针风池、合谷而愈。

按：本病为外感风热之邪结聚于目，故取太阳出血以泻头目之火邪；取风池、合谷以散外感之风热，邪热去则目赤肿痛自愈。

青盲（视神经萎缩）（一）

天津中医学院附属医院针灸科

苏某，男，35岁，住院号0522。

自诉：视物不清2年多。2年前自觉视力下降，眼球发干，症状渐重，不能阅读文件，经某医院诊为视神经萎缩，服西药2年未效。

查：双眼视力0.1，除瞳孔对光反射极为迟钝外，外眼未见其他异常。眼底所见，视神经乳头境界清楚，颜色淡白，血管变细。

化验血清瓦氏反应为强阳性。诊为青盲(视神经萎缩)。

治以清降明目,疏通经气,调和气血为主法。乃取风池、风府、印堂、太阳、睛明、合谷。风池直刺 2 寸,风府针尖向下颏部方向刺 2 寸,睛明直刺 1.5 寸,使眼底有胀感。用平补平泻法,留针 20 分钟,每日 1 次。经治疗后视力(双眼)恢复至 0.8,眼底检查同初诊。

按:青盲一症常由气血不足,不能上养于目,久之眼目局部血行缓慢,发生瘀滞,造成眼内视神经组织受损而成。唯此例患者舌红、脉弦细,并见肝郁内热,故治取风池、风府、印堂疏通清窍之经气,使经气得以养眼目,兼取太阳、睛明以消局部之瘀滞,促进眼内血行通畅,神经必得足够之营养;再以合谷通畅气血,从而达到疏通经络,调和气血,使瘀热除,血流畅,目得养则视力可望恢复。

青盲(皮质盲)(二)

武汉市中医医院眼科副主任 刘曙东

杨某,男,2 岁。

代诉:患儿于 1979 年 10 月因肝炎住某医院,9 天后,突然全身抽搐,体温升高达 40℃,经过注射红霉素、输液、冰敷等,2 天后体温降至正常,抽搐也有所减轻。至 11 月中旬,发现双眼看不见东西,且偶有上视。

眼科检查:双眼外观正常,眼底也未发现异常改变,瞳孔等大而圆,对光反射存在,双眼失明,眼前示以糖块不知拿取。诊断为皮质盲。经过肌内注射维生素 B_1、B_{12},输液、口服激素,并输全血 650ml,血浆 150ml。1 个月后,视力无改善。于 12 月初转某医学院附属医院,诊断同前。在前治疗基础上加用细胞色素 C、辅酶 A、肝泰乐、口服 AD 丸、维生素 C、注射激素等,治疗 1 个月。同时在治疗期间先后服中药 40 余剂,视力仍不见好转而转来我院治疗。

查:发育正常,营养中等,表情痴呆,饮食少进,双下肢无力,不能行走,睡眠时吵闹不安,二便调,体温 38℃,舌赤,苔黄干。

眼科检查:双眼无光感,瞳孔等大,对光反射存在,双眼底均无异常发现。眼球运动自如。

化验:白细胞 6800/立方毫米,中性 80%,红细胞 360 万/立方毫米,尿、粪常规为阴性。

治疗经过:治用疏肝清热、养血和营之丹栀逍遥散加石菖蒲、天竺黄等数剂,并辅以维生素 B_1、C、B_6,后因患儿服药困难而改用针刺治疗。

取穴:主穴:睛明、下睛明、球后;配穴:攒竹、瞳子髎、合谷、神门、风池、太冲。隔日针刺 1 次,每次取 1 个主穴,2 个配穴,不间歇,不留针,行中强刺激手法。对配穴可行雀啄术。

操作:患儿采取卧位或抱在成人怀里,固定头部,眼区皮肤常规消毒后,如针刺球后穴时,术者左手固定下睑皮肤,使之紧贴骨面,右手持已消毒之 2～2.5 寸毫针,沿着下眶外缘 1/3 处进针(针下睛明穴时可在下眶内缘 1/3 处进针),针与眼球相贴,但不能刺伤眼球,开始针应垂直,进针约 6～8 分深后,针尖可对准视神经孔方向,针深 1～1.5 寸。此深度可到达视神经孔周围及睫状神经节附近,这时轻微捻转针柄 1 分钟许,即可缓慢出针,并用酒精棉球轻揉针孔。针刺睛明穴时,患者仰卧或正坐,头部正位,当针进入皮肤后,针仍应垂直,防止刺伤眼球及眶壁,进针宜缓慢,达 1 寸时即可轻微捻针柄,行中等刺激,1 分钟后出针,仍用消毒棉球轻揉针孔。经针刺 10 次后,视力即有好转,用手电筒照射时眼睑即有反射性闭合,眼球可随手电筒光转动。饮食增加,下肢有力,能自己走路。又经 10 次治疗,能抓起桌上的糖块,能上下楼。后因外感,体温上升至 38℃,微咳,按外感处理,热退咳止。继用上穴又针刺十余次,视力明显进步。能准确地拿起地上的大头针,能看到 5 米远的 2 分硬币。观察 1 年,疗效巩固。

李某,男,2 岁 3 个月。

代诉：患儿于 3 个月前因高热、呕吐，经某医院诊断为"脑炎"，在住院治疗期间，经用各种抗生素、输液，10 余日后热退吐止，但发现双眼看不见东西，经眼科会诊，诊断为"皮质盲"。对症治疗 1 个月后，视力无进展，转我院诊治。

患儿为第二胎顺产，父母健康，发育尚好，营养中等。

化验尿、粪、血均正常。

患儿双眼失明，口干喜饮，夜间尤甚，每夜饮水数次，便调尿赤，饮食尚可，手足有时抽搐。

查：指纹青紫，舌赤、苔黄。此系热灼津液，水亏火旺之象。

治以养阴清热，滋水涵木。按照例 1 处方操作。经针刺 30 次视力开始进步，40 余次后，视力即显著进步，能准确地拿起地上 2 分钱的硬币、糖块。观察 1 年半，小儿已入幼儿园，能鉴别各种颜色，能画画，与其他小朋友一起玩耍。

按：皮质盲发病对象是小儿，致病因素为脑炎、高热、痢疾。症状特点是视力丧失，瞳孔反射存在，眼底正常。此 2 例患儿完全符合以上之特点。本病在中医学文献中属于小儿青盲范畴。如《眼科金镜·小儿青盲证》指出：小儿青盲眼，此症最危险，盖因病后热留，经络壅闭，玄府精华不能上升之故……《医宗金鉴·小儿青盲证》云："小儿青盲者，因胎受风邪，生后瞳人端好，黑白分明，惟视物不见，有时夜卧多惊，呕吐痰涎黄汁。"这些都是对本症病因及症状上的生动描述。

上述 2 例患儿之失明均在高热之后。热为阳邪，最伤津液，阴亏则火旺，火旺则更伤阴津，导致肾水不足，不能上承于目，是本病致盲的主要原因。因此，在治则上以养阴清热、平肝泻火为法。在选用穴位上，睛明、下睛明明目、养阴清热，太冲平肝泻火，球后、瞳子髎泻火明目，合谷疏风通络，神门镇惊安神，攒竹、风池以息风，热邪得清，阴津得复，乃可达到复明的目的。

通过以上病例，我们还体会到针刺的强度与深度对疗效的关系颇大。例 2 因患儿不合作，加上对针之深度有所顾虑，开始时进针 5～8 分即出针，也未行刺激手法。穴位相同，时间相等，但

326

针刺到15次视力仍不见有好转,后来按例1手法与深度,针至10次视力即见提高,20次视力即恢复至正常,说明了针刺的强度与深度直接影响疗效,应该注意。

绿风内障(青光眼)

郭明义

姜某,男,46岁,司机。于1970年4月12日初诊。

自诉:一年前因长期过劳,平素饮酒使双眼胀痛,昼轻夜重,逐渐视力减退,头痛很甚,曾经省医院眼科检查眼压,右69.45,左60.36,视力为右0.1,左0.4,确诊为"单纯性青光眼",需要手术治疗,该患不同意手术,故来我院针灸科治疗。

查:两眼珠胀痛,昼轻夜甚,头痛掣太阳处,视物昏花,看灯光似个大火球,睡眠欠佳,纳佳,大便和。体质中等,面黄黯,精神苦闷,脉弦细数,舌质淡无苔。属阴虚火旺,以耗阴精造成绿风内障。

治以滋水涵木,息风之法,采用体针与耳针进行治疗。

耳针取肝、肾。体针取球后、太阳、风池,采用先补后泻之法,留针20分钟,每日1次,10次为1个疗程。

二诊:经1个疗程的针刺,头痛减轻,其他症状仍如故,仍用上穴加肝俞、肾俞,连针3个疗程后再去眼科检查眼底。

三诊:眼压略有下降,自觉头痛,目珠胀痛减轻,看灯似大火球逐渐缩小,脉沉细弦,舌淡无苔,仍用上穴隔日一次。

四诊:症状逐渐好转,疼痛减轻,视物较清晰,眼压有明显下降,睡眠尚好,脉沉细,舌润无苔,宜滋补肝肾,壮水明目为主,故针刺肝俞、肾俞、风池、球后、水泉、足三里以补法,留针20分钟,隔日一次,连续针1个月。去眼科检查眼压左右均为24.38mmHg,视力为右0.8,左1.5,建议轻工作。经我科连续治疗3个月而治愈。

327

林某,男,38岁,教员,于1967年1月30日初诊。

自诉:半年前因劳累,情志不舒,忧愁思虑太过而致,两眼视力逐渐减退,头昏、头胀痛甚,两目珠涩痛,睡眠不佳,往往彻夜不寐,饮食减少,反酸呕吐,曾经省医院眼科检查,眼压:左58.74mmHg,右50.64mmHg,视力:左0.2,右0.4,确诊为"原发型青光眼",用毛果芸香碱,内服维生素及其他降眼压药物,其症未减。来我科治疗,现症仍头痛如胀掣于两太阳处,昼轻夜重,眼珠胀痛,气轮赤红,黑睛混浊,瞳神散大,视物昏花,心悸,失眠,多梦,食少神疲,口苦咽干。

查:体质稍壮,面色黄无光泽,精神郁沉,脉象弦细,舌淡苔白厚,为郁怒伤肝,忧思伤脾,阴虚火旺,心肾不足而成。

治以疏肝理气,滋阴降火之法。针取太阳、风池、百会、合谷、太冲、足三里、肝俞,留针20分钟,行补法,连续针刺10次为1个疗程。

二诊:经针刺后头痛、目胀稍缓,气轮红丝亦消,视物仍昏花,食少反酸、心悸、失眠,二便正常,脉象弦细,舌苔白厚。针取睛明、安眠、太阳、足三里、中脘、肝俞、肾俞,留针30分钟,行先泻后补手法,隔日1次,连续针刺2个疗程。

三诊:头痛、目胀减轻,视物昏花,心悸、失眠、多梦,纳佳,曾去眼科检查,眼压有所减轻,视力稍有进步,脉象沉细,舌淡红无苔,此为阴虚火旺,心肾不交。治宜滋阴潜阳法。针取球后、安眠、太阳、水泉、光明、足三里加灸、肾俞加灸、肝俞,行补法,留针20分钟,隔日1次,连续针刺3个疗程。

四诊:视物较清晰,睡眠尚好,头痛目胀大减,纳佳,脉象沉细,舌淡无苔,去眼科检查眼压左28.34mmHg,右24.25mmHg,视力左0.6,右1.0,配镜矫正视力,为了巩固疗效继续针刺前穴,每周两次,经过半年而痊愈,已工作。追访至今未复发。

按:两例经确诊为"青光眼",但发病原因不同,出现症状差异,治疗应以辨证施治为原则。前例因长期过劳,素好饮酒,脉弦细而数,舌淡苔白,为肝肾阴虚,导致阴虚火旺,消耗阴精,乃致神水瘀滞,瞳神散大而成本病,治宜滋阴潜阳之法,故用针刺肾俞,以生水涵木,太阳、球后以清头目而止痛,肝俞以舒通肝气而降逆。

后例为劳神过度,真阴暗耗,脉象弦细,舌苔白滑,为郁怒伤肝,忧思伤脾,故症状复杂,头痛、目球胀痛,气轮红赤,彻夜不寐,视物昏花,伴有反酸呕吐,食少神疲,四肢不温,属于肝脾受损,木郁土虚,心肾不足,治宜疏肝理气以养心阴。针刺足三里、中脘和胃止呕,太冲疏肝降逆,太阳、风池、百会散风止痛明目,肝俞、肾俞滋补肝肾精气,水泉、光明壮肾明目,肝气得舒,脾土得复,经治半年而病痊愈,工作至今未复发。

色 盲

司徒铃

李某,男,19岁,于1975年1月28日初诊。

自诉:去年应征体检时发现"色盲",经多种方法治疗未效而转来针灸。经眼科检查为"红绿色盲"。自觉视物时疲倦不适,伴有畏光等症。

查:舌质淡,苔白薄,脉缓尺弱,此属肝肾不足之"色盲"。

治以养肝活血,益精明目。取穴:肝俞、肾俞、膈俞、睛明、翳明、风池、瞳子髎、足三里、光明。

用补法针刺睛明、风池、瞳子髎、足三里、光明等穴,针10次后,视物仍觉疲倦,辨色检查仍无改善。遂改用背俞穴注射法,取维生素 B_1 100mg 与患者静脉血 3ml 混合分注于选定穴位内。每穴注射 1.5～2.5ml,每周 2 次,20 次为 1 个疗程。取肝俞、膈俞、足三里左右交替使用。治疗 10 次后患者自觉眼倦、畏光等减轻,后改用肝俞、肾俞、翳明左右交替,共治疗 10 次,色觉检查已基本恢复正常。1975 年应征体检合格,于 1976 年 5 月参军。

按:本文根据经络、脏腑学说"肝开窍于目,肝受血而能视","先天属肾,肾主藏精","精不足者,补之以味"和背俞穴能主治相应内脏疾病及其所属器官疾病的理论来选方配穴,并选用具有补益作用的维生素 B₁ 混合自身静脉血注于肝俞、肾俞、膈俞等穴,以达到补肝肾以明目的目的。

暴　盲

纪青山

刘某,女,20 岁,学生。

自诉:于 1972 年 7 月 28 日患头痛 20 天后,突然右眼失明,灯光亮度全看不到,头痛目涩,情绪紧张,失眠,饮食减少,身体逐渐消瘦。曾经医大检查,诊断为"癔症性黑盲",先后服中西药、针刺均无效,乃于 1974 年 3 月 20 日来我科诊治。

查:两眼外观一致,瞳孔对等,体质中等,精神苦闷,脉来弦细,舌淡无苔。诊断为暴盲。

治以疏肝理气,调血明目为法。故取睛明、太阳、风池、合谷,均取右侧穴。用补法,留针 20 分钟,每日 1 次,10 次为 1 个疗程。经过 2 次针刺后,患者目有光感,针 30 次即可看到一般书上文字;针刺 50 次,检查视力为 0.8。1975 年 8 月追访,视力仍为 0.8,并已参加工作。

按:本病是由怒气伤肝,肝气上逆,气血郁闭,精明失用所致。治本疏肝理气,调血明目为主法。由于目为肝之窍,阳明、太阳、少阳的经脉均循行于目,故取合谷调阳明经气,以泻内热;睛明为太阳、阳明会穴,能通睛明目、清眼之余热;风池是足少阳、阳维之会,有清利头目、通利七窍之力;太阳为经外奇穴,能清头明目、祛风活络,使目得血而能视。

中心性视网膜炎

天津中医学院附属医院针灸科

安某,男,29 岁,住院号 0573。

自诉:两个月前骑摩托车外出时,突然自觉车胎反凹,灯光反暗,视物时觉中间有黑影遮挡物体。曾经某医院诊为中心性视网膜炎,服维生素B未效。

查:面色苍黄,神疲肢惰,脉来细弱无力。视力右眼0.1,左眼0.7,眼底所见,左眼视神经乳头境界清楚,黄斑区水肿,反射不明,并有渗出物。右眼正常。

针取风池、风府、睛明、太阳、合谷、足三里。三阴交。施平补平泻法。留针20分钟,每日1次。经针刺3次,自觉中心暗点黑影缩小,针10次后,症状完全消失,视力1.5,黄斑反射正常,仅残存3点硬化斑,共住院24天,痊愈出院。

按:此系由脾气不充,精气失运所致目失所养,发为视物不清。治当以健脾益气,使气血充足,则目得血而能视。唯日久,眼内脉络必生瘀滞,血流缓慢发生瘀阻,故取风池、风府疏通清窍之经气,使经气得以上养眼目;兼取睛明、太阳以消局部之瘀滞,促进眼内血行流畅,神经才能得到足够的营养;再以合谷调大肠之经气;足三里健脾强胃,三阴交调补肝、脾、肾三经,使脾健,气血充足,使达明目之目的。

〈 近　视 〉

中医研究院广安门医院针灸主治医师　钟梅泉

肖某,男,9岁,小学生。病历号215289。

自诉:患近视已4年,看物有时复视,眼易疲劳,已配戴眼镜一年半。既往有长时间连续阅读、看书写字距离过近的不良习惯。纳谷佳,二便如常。

查:双眼视力均为0.6。屈光度,散瞳检影,右眼近视-150度,散光+150度;左眼近视-1.00度,散光+0.75度,双眼矫正视力为1.2。正光穴处,第1颈椎两侧可摸到结节及细条索,并有压痛。脉细稍弦,舌尖红,苔薄。症属肝虚,心血不足。

治以养心血,益肝肾为主法。乃取正光、风池二穴。经治1

个疗程,右眼视力由 0.6 增加至 1.2,左眼由 0.6 增进至 1.5。第
2 个疗程加内关穴继治,双眼视力均达到 1.5。上述症状消失,看
物清楚,上课及平时不用戴眼镜。插镜片复验屈光度亦痊愈。停
诊观察,嘱其注意保护视力,做好正光穴自我按摩。经随访观察
7 年 7 个月,双眼视力仍保持 1.5,自己无不适感。

　　钟某,男,14 岁,初二学生。病历号:78211。
　　自诉:两眼看远物模糊不清已 3 年,用眼稍多则发胀,易疲
劳。既往有常躺床看书不良习惯。因视力不好,戴镜已一年余。
胃纳佳,二便如常。患者为早产儿。
　　查:双眼裸眼视力为 0.5。屈光度散瞳检影:右眼近视－1.00
度,散光－0.50 度;左眼近视－1.00 度,散光－0.50 度,双眼矫正
视力为 1.5。正光穴处可摸到绿豆大小结节,按压时有酸痛反
应。脉细濡,苔薄。症属肝肾不足。
　　治以养血益肝补肾为主法。取正光穴治之。经 5 次治疗后,
双眼视力由 0.5 进步到 1.0;再继治 5 次,双眼视力已达到 1.5。
看物清楚,眼已不易疲劳和发胀,学习工作可不戴眼镜,无不适
感。再经 1 个疗程巩固治疗,改为定期复查 1 年,视力无减退。
嘱其坚持做好正光穴按摩,注意视觉卫生,以防再得近视。追访
观察 9 年疗效巩固。

　　高某,男,15 岁,初三学生。病历号:84014。
　　自诉:患近视看远物不清已 1 年。两眼易疲劳,久视则酸胀
不适。既往常有在不足光线下持久看书习惯。性情急,睡眠好,
纳谷佳,二便正常。曾服中药半年未收效。
　　查:双裸眼视力为 0.4,屈光度散瞳检影:右眼近视－2.00
度,散光－0.75 度;左眼近视－1.75 度,散光－0.50 度。矫正视
力为 1.2。正光穴处可摸到绿豆大结节阳性物,压痛明显。脉细
稍弦,苔薄。症属久视伤睛,血虚木旺。
　　治以养血平肝为主法。取正光穴采用梅花针叩打。教会患

者自己按摩正光穴,1日3～4次。共治1个疗程,右眼视力由0.4进步为1.2,左眼由0.4进步为1.0。随后定期复查治疗8个月,视力保持未退。停诊观察,患者坚持做正光穴按摩,且较注意用眼卫生。随访观察10年,疗效巩固。

按:中医称此病为"能近怯远症",是青少年中常见多发病。作者自1964年起采用梅花针(于1971年起装配电梅花针治疗本病)治疗20岁以下青少年近视眼万余例,进行了多次总结,取得较好的近、远期疗效。实践证明,梅花针对轻度近视疗效较好,视力恢复到正常的可能性大;对度数较深的患者,使其视力恢复到正常虽有困难,但从实践表明有50%以上能收到显效。

作者治疗本病,多采用防治结合,并按其症状,调理心、肝、肾三脏,拟予养血益肝、补心益肾之法,常能收到较为满意疗效。具体施治:

1. **按穴位治疗** ①主穴:正光和正光$_2$(为经验穴,正光穴位于眶上缘外3/4与内1/4交界处,即攒竹与鱼腰穴的中间,眶上缘下方;正光$_2$位于眶上缘外1/4与内3/4交界处,即丝竹空与鱼腰穴之间中点,眶上缘下方)。②配穴:风池、内关、大椎,还可酌取心俞、肝俞、胆俞、肾俞。③叩打方法:在穴位表皮上0.5～1.2cm直径范围内,均匀叩打20～50下。

2. **按部位治疗** ①后颈部、眼区(指眼眶周围)、颞部。②叩打方法:在颈椎两侧各叩打3行;第1、2颈椎两侧皮区可做横密刺;眼区按眶上缘及眶下缘叩打3～4圈;颞部以太阳穴为中心扇状向上后叩打5～6行;同时在睛明、攒竹、四白、太阳等穴多叩打数针。

3. **手法和疗程** 根据病情采用轻、中、重三种手法。一般多采用中等度刺激。要求用腕力弹刺。隔日治疗1次,15次为1个疗程,休息半月,必要时可继续治疗。停诊后半年至一年的时间内,可以每隔半月或1个月复查治疗1次,有利于巩固和提高疗效。

选取以上穴位或部位之意,是根据"肝开窍于目",以及脏腑与体表相互联系的理论所决定的。取正光和正光2为主治穴,能收养血益肝、明目、增进视力之效。单纯性轻度近视取此穴治疗,即能收效。多数患者正光穴处可摸到结节或条索状阳性物,按压时常有酸痛胀的阳性反应。随着病症好转,阳性物逐渐变小,阳性反应则逐渐减轻或消失。风池为胆经穴,与肝为表里,有疏肝清头明目之功;内关为手厥阴心包经络穴,别走手少阳三焦,心包是心脏的外膜,附有络脉,通行气血,有振心阳补心血之效;大椎为督脉穴,手足三阳之会,能调和气血,壮体益阳以治其本;心俞、肝俞、胆俞、肾俞均为俞穴,可以通调脏腑经气,心俞可以通心气补心血,肝俞、胆俞有疏肝胆、养血益肝的作用,肾俞能补肾壮真阳。

在针治过程中,要教会患者自我按摩正光穴,要求找准穴位,掌握要领。实践证明它对提高和巩固疗效有积极意义,能起到疏通经络、促进气血通畅、调和阴阳的作用。对视力正常的人,可以解除眼肌疲劳,预防近视;对近视者可防止加深,促进视力改善和恢复视力。

同时还要向患者反复宣传用眼卫生,以巩固疗效,预防复发。

334

斜视(一)

福州军区总医院中医科军医　刘世安

王某,女,21岁,工人。于1971年3月16日来我院会诊。

自诉:斜视6年,曾在地方医院治疗收效不明显。

查:双眼外斜25度,视力正常,有时出现复视。诊断为交替性共转性外斜视。推荐到我科治疗。

针取攒竹为主穴,翳明、鱼腰、瞳子髎为配穴,中等刺激手法,留针30分钟,留针期中运针1次,1日1次,15次为1个疗程。按上法针刺2次见效,6次复查,光点试验基本正常,但遮盖试验仍有移动(约15度),复视消失,外斜基本痊愈。1972年8月17日随访,疗效巩固,外观基本恢复正位,无复视。遮盖试验仅略有外斜表现。

手法及针感：令患者闭眼，捏起穴位部的皮肤，轻捻转进针，针尖朝鱼腰或睛明穿透。或瞳子髎进针向眉梢穿透，刺激强度由轻到中等，使局部有胀麻感并能扩散至眼球为宜，嘱患者闭眼休息，留针 15～30 分钟，留针期间运针 3 次，即可起针。

疗程：每日 1 次，10～15 次为 1 个疗程，休息 5～7 天，必要时再给予第 2 个疗程治疗。

此外，可再选用适当的配穴，可使经络疏通，阴阳调和，斜视得以纠正。

按：斜视，俗称"斗鸡眼"，以眼球偏斜为特征。常因疾病后遗症、外伤、不良习惯或遗传等形成。

对本病的治疗，西医学用手术矫正，能获得一定效果，但不够理想；针刺治疗，方法简便，痛苦不大，收效较快，患者乐于接受。针刺疗法，通过体表的穴位，疏通经络，调和气血，使阴阳偏胜得到调整而祛病。攒竹居于眉端陷中，属足太阳膀胱经，膀胱与肾相表里，阴胜阳者，乃足太阳少阴经之病。瞳子髎位于眼外眦纹端，属于足少阳胆经，肝与胆相表里，郁遏有偏，为足厥阴肝经气郁病。治疗本病宜培植其本，而伐其标，本者脏腑阴阳的盛衰，标者显于外的缓急，外斜是内弛外紧，所以取攒竹，内斜是外弛内紧，故取瞳子髎。配眉梢或丝竹空；屈光不正加睛明、翳明，头痛加太阳。

335

斜视（二）

钟梅泉

曹某，男，12 岁，学生。1974 年 3 月 12 日初诊，门诊号：242356。

代诉：4 岁时发现内斜视，看书写字距书本很近，眼易疲劳，偶有头痛。曾在几个医院诊治，诊断为共同性内斜视、远视散光。配戴眼镜 8 年和做眼肌训练矫正，但均未能见效，建议手术治疗未被接受。

查：眼球运动各方向均不受限，视力右眼 0.7，左眼 0.1。散瞳验光屈光度：右眼远视＋5.50 度，散光＋0.50 度，矫正视力0.9；左眼远视＋7.50 度，散光＋0.50 度，矫正视力0.2。经角膜映光法检查诊断为共同性内斜20 度。头发稀黄少泽，正光穴处有结节和压痛，胸椎8～10 及腰椎两侧可摸到条索及泡状软性物。按后法采用梅花针治疗2 个疗程后，视力右眼1.2，左眼0.4，斜视减为10 度。继续治疗1 个疗程后，视力右眼1.5，左眼0.6，斜视纠正，双眼外观和检查均为正位。继续巩固治疗2 个疗程后停诊。随访观察5 年，视力正常，外观和检查眼位均正常。

陈某，女，7 岁，学生。于1981 年3 月15 日初诊，门诊号96564。

代诉：2 岁患肺炎发高热后出现内斜视。看书离书本很近。曾到某医院检查，诊断为共同性内斜、远视散光。戴眼镜矫正4 年，经同视机训练、遮盖疗法及服中药半年均未收效。检查：视力双眼均为0.4。散瞳验光屈光度：右眼远视＋4.25 度、散光＋2.25 度，矫正视力0.7；左眼远视＋4.50 度、散光＋2.00 度，矫正视力0.5。眼球向各方向运动均不受限。经角膜映光法检查诊断为共同性内斜15 度。正光穴处可摸到结节和压痛，颈椎1～2 及腰椎两侧可摸到条索和泡状软性物。按后法采用梅花针治疗1 个疗程后，视力右眼0.9，左眼0.7，外观和检查眼位已正。继续治疗1 个疗程，视力增加为右眼1.0，左眼0.8，上课学习均可不戴眼镜，无不适感。继续巩固治疗1 个疗程后停诊。随访观察5 个月，外观和检查眼位正常，视力保持未减。

按：

1. 共同性斜视属中医"目偏视"与"双目睛通"范畴。隋·巢元方《诸病源候论》中说：目是五脏六腑之精华，人腑脏虚而风邪入于目，而瞳子被风所射，睛不正则偏视。明代《审视瑶函》指出：双目睛通……欲看东而反顾其西，彼有出而反顾其入。此症谓幼时目珠偏邪，而视亦不正。上述记载，基本上概括了本病的一些特点和表现。有关其病因方面，《诸病源候论》指出：此患皆由目之精气虚,而受风邪所射故也。《审视瑶函》中说:患非一端,有脆嫩之时,目病风热,攻损脑筋急缩者;有因惊风天吊……遂致凝结经络而定者;有因小儿眠于牖下亮处,侧视既久,遂致筋脉滞定而偏者。对本病的治疗和预后该书着重指出:凡有此症,急宜乘其日近,血气未定治之,若至久,筋络气血已定,不复愈矣。说明对本病的早期诊治,具有重要的临床意义。

2. 治疗步骤和选穴 ①增加视力,纠正斜视:凡有远视或近视并有症状者,应先予治疗,以增进视力;继而纠正斜视。选正光(位于攒竹与鱼腰穴之间中点,眶上缘下方),正光$_2$(位于丝竹空与鱼腰穴之间中点,眶上缘下方),风池,内关,大椎穴。②巩固视力,纠正斜视:在经以上治疗提高视力的基础上,着重纠正斜视,恢复眼位。选穴同上,加用百会、肝俞、胆俞穴。③治疗获效,巩固调理:治疗后当视力增进,眼位恢复或基本恢复时,宜进一步巩固调理。选正光、正光$_2$、风池、大椎穴以及胸椎 8～12 两侧及腰部;配百会、肝俞、胆俞、脾俞、肾俞、中脘穴。

3. 操作方法 将梅花针接上晶体管治疗仪并通上电(直流电)。电压 9V,电流小于 5mA,电流强度以患者能耐受为宜。在穴位表皮 0.5～1.5cm 直径范围内均匀叩打 20～50 次。在胸椎、腰椎两侧,由上而下各叩打 3 行;第 1 行距脊椎 1cm,第 2 行距脊椎 2cm,第 3 行距脊椎 3～4cm。隔天治疗 1 次,15 次为 1 个疗程。休息半月后再继续下一个疗程治疗。叩打时要求用腕力弹刺,叩击力量以中等强度刺激为宜。

除以上治疗外,受治者宜坚持自我按摩两侧正光穴,每次 50～100 圈,每天 3 次。治疗期间要求受治者尽量不戴眼镜。

4. 从本组观察结果说明,梅花针治疗本病的近期疗效和远期疗效都是比较满意的,具有疗程短、痛苦小、方法简便、易于推广等优点,适合于基层医疗单位运用。经本疗法治疗后,不但纠正了斜视,改善了外观,恢复了视力,说明这种治法对视力障碍者也有一定的疗效。特别是对伴随有远视或近视,视力有不同程度减退者效果明显。本组观察结果表明:斜视程度轻者疗效较为满

337

意;斜视程度较重者,达到功能完全恢复虽有困难,但仍可收到增进视力、基本纠正眼位的目的。

5. 本组所选治疗部位和穴位都是根据中医理论、脏腑与体表的关系,以及受治者的症状而选用的。正光和正光₂穴养血平肝、增光明目;风池穴为胆经穴,肝胆相表里,有疏肝清头目之功;内关穴是心包络经的络穴,有补心血、振心阳之效;大椎穴系手足三阳之会穴,能调和气血、壮体益阳;中脘穴能调理脾胃;百会穴具有健脑宁神、开窍回阳、平肝息风作用。而胸椎 8～12 两侧、腰部以及脊背有关俞穴,都是经气输出之所在,如肝俞、胆俞有疏肝利胆、养血平肝、清头明目之作用;脾俞、胃俞有健脾胃、助运化、补脾阳、益营血之功;肾俞能补肾壮阳、健脑明目。采用梅花针叩打上述部位和穴位,具有疏通经络、通畅气血的功能,接以电疗仪并可加强上述作用。

《风牵偏视》

中医研究院针灸研究所针灸主任医师　程莘农

郭某,男,3 岁。

代诉:于 1979 年 12 月 20 日自床上摔下后发生呕吐,经检查诊断为左侧枕骨骨折。同时发现左眼球运动明显受限,左眼外展时瞳孔距目外眦约 2mm。

治取:左丝竹空、左太阳、左承泣、双合谷。针法:平补平泻法,留针 20 分钟。

经治 4 次后,左眼外展可达距外眦 1.5mm 处。针治 7 次时,左眼外展可达外眦,眼球运动已协调,唯走动时颈部有时向左歪,余无不适。后又针百会、左四白、左瞳子髎、双合谷 8 次。前后共针治 15 次,经眼科及神经科检查,诸症均消失。

按:本例系属于脑外伤所致,中医学称此病为"风牵偏视"。根据经络学说,目睛的运动与系于目部的经筋有关。

本例病机为手、足少阳系于目部的经脉、经筋的弛缓,对侧牵

338

引力失去平衡所致。故取足少阳之瞳子髎,手少阳之丝竹空,左足阳明之承泣、四白以及外眦邻近处之太阳。百会位于巅顶,为督脉与足太阳之会穴。《灵枢·海论》云:"脑为髓之海,其输上在于其盖",据此百会为脑部气血输注之处,故有通调脑部气血之功。合谷为治疗口眼㖞斜之要穴。本例灵活运用针灸经络理论,故取得显著效果。

眼 肌 麻 痹

天津中医院针灸科

叶某,女,55岁,家庭妇女。

自诉:5天来视物成双,自觉由受风引起。

查:左侧眼球内旋极度受限,眼底未见明显异常,脉弦,舌淡,苔薄。认为左眼内直肌麻痹。

治以疏风镇肝。针取睛明、风池、合谷、太冲。睛明直刺1.5寸,风池刺1.5~2寸,太冲直刺1寸,除睛明穴用平补平泻法之外,其他二穴均用泻法。留针20分钟,隔日1次。共针3次,眼球运动自如,复视消失而痊愈。

按:本例眼肌麻痹,乃因受风引起视一为二,视物成双,脉弦,舌淡,系为素禀虚弱又加外风相并,致使目肌弛张,故为复视,《经》云:"诸风掉眩,皆属于肝",此乃肝之为病。治取睛明穴,位于病所,刺之以固目系约束之力,取风池以疏诱因客邪,太冲以镇肝之内风。故能收效。

麦 粒 肿

李志明

李某,女,22岁,已婚,门诊号111841。因患麦粒肿3天于1965年8月21日来门诊治疗。

自诉:左眼下睑有红肿物3天,眼胀,疼痛,有时头痛,饮食二便正常。

查：左眼下睑内 1/3 处有黄豆粒大小肿物，局部红肿，热感，舌黄薄苔，脉沉细，心肺（－），肝脾未触及。据此诊为土疳，俗称"针眼"，证属湿热所致。

治以温通血脉、消肿止痛为法，用隔核桃皮壳灸左眼 3 次，每次灸 1 壮，术后左眼下睑肿物消失。

按：麦粒肿是眼科常见的病症，亦称睑缘炎，俗称"针眼"，中医诊为土疳，是阳明胃经的热毒上攻于睑所致。治宜温通血脉，消肿止痛。初起针灸治疗效果满意，用核桃皮壳灸 2～3 次，轻者治愈，重者减轻。

隔核桃皮壳灸的操作方法：是取核桃皮壳半个去仁，做一个眼镜框，其镜框的大小套住核桃皮壳为适，在眼镜框上缠一铁丝，插 1.5cm 长的艾卷段，点燃施灸，将眼灸镜戴在眼上，灸一段为 1 壮，一般一次灸 1～3 壮。灸前将核桃皮壳用菊花水或开水浸湿，施灸时以眼有湿热感为度。此法对结膜炎、麦粒肿、视神经萎缩、角膜炎、白内障、近视眼等都有一定的效果。其施灸的道理主要是借施灸的温热作用，使眼部周围经脉循行畅通，使气血旺盛以达治疗眼病之目的。

340

眼睑下垂

张涛清

王某，女，58 岁，山东烟台人。

自诉：上睑下垂盖过瞳孔已有四五年之久，视物时需要依赖拇、食指提起上眼睑，行走亦不方便。其起因不明，经烟台、大连诸医院用中西药治疗收效不显，适余 1973 年 12 月回乡探亲，要求给予治疗。

治取：风池、头临泣、阳白、太阳、攒竹、合谷。用补法留针 30 分钟，隔一二日针 1 次，两次后上睑稍有力，初能主动睁开，但不能久视，6 次后能自动睁开，活动稍欠灵活，继用上方连针 20 多次,恢复正常。

按:眼睑下垂虽不为重症,但给劳动、生活带来不便,亦影响外貌。病家求治心切,盖西医无特效药物,故多求治于中医和针灸。西医认为其病因为第 3 对脑神经(即眼神经)麻痹所致。有来自先天的,有因后天患其他疾病或外伤等所引起者;中医学对眼的五轮八廓分布认为,眼睑属脾,脾主肌肉,脾虚则肌痿不用。但是在临床上按照补脾益气之法用药物治疗,往往不能收到满意效果。余用针治法简效著,仅 2 次见效,20 余次即告痊愈,有单刀直入之功,值得进一步探讨。

鼻渊(过敏性鼻炎)(一)

陈作霖

王某,男,51 岁。门诊号:外 79~3~21。于 1979 年 10 月 3 日初诊。

自诉:2、3 年来一遇冷空气即打嚏频作,随即鼻塞、流涕、头胀。

查:苔薄白、脉浮。拟为肺气失宣。

针取迎香、合谷、上星。2 次后症状减轻,遇冷打嚏减少。加用风池,4 次后症状消失。但在 1 周后复发,续针 4 次以巩固疗效。随访 1 年余未复发。

按:肺开窍于鼻,鼻为肺之门户,肺主皮毛,故风寒外邪,肺先受之。肺气郁闭,宣散失常,故鼻塞流涕。阳明之脉挟鼻孔,手阳明与肺为表里,故取合谷,宣肺气而通鼻窍;上星、迎香近取以宣通鼻窍。加风池以散风,使肺不受邪,宣降正常,则鼻窍得通。

鼻渊(慢性鼻炎)(二)

楼百层

恭某,男,30 岁,干部。

341

自诉：鼻孔经常闭塞已逾 4 年，尤以左侧鼻孔为甚，不时流出黏性分泌物，每日早晨或气候骤寒时喷嚏发作，鼻黏膜呈肿胀红褐色，嗅觉减退。

病由肺气失宣，客邪上干，壅于鼻窍所致。

治取上迎香、通天、风池。捻转泻法，上穴连续针刺 3 日后，晨间喷嚏大减，鼻黏膜之肿胀红褐色减退，6 次后黏性分泌物减少，左侧鼻腔亦觉通气，近日虽气候骤寒亦无喷嚏，11 次后两侧鼻腔均呈正常，嗅觉恢复，各项症状消失。

按： 上迎香为治疗鼻腔的要穴（位于鼻骨下凹陷中，鼻唇沟上端之尽处），针刺时可立即引起喷嚏而鼻通，合风池、通天诸穴，共奏疏风利窍之功。

鼻衄（一）

彭静山

丁某，男，16 岁，学生。

自诉：鼻衄不止，伴头晕心悸。

查：仰卧炕上，鼻孔塞以棉花，则血正从口吐出。面上血迹模糊，地下血水狼藉。精神疲倦，面色苍白，口唇淡白，声微息短，舌色赤而无苔，如去油之猪腰子，所谓"阴虚舌"。六脉皆芤。

根据失血过多，脉症皆里虚之象。气弱血亏宜先止血，以防虚脱，为急救之计。先用线紧缠其两中指第 2、3 节缝横纹处，为止衄血之有效验方，然后急刺双侧迎香，其血少止，又刺双孔最，得气后用补法，其血立止。

按： 肺开窍于鼻，患者平素血虚肺热，每致衄血。此次失血过多，所以能收速效，乃由先用线紧缠中指，次针迎香，刺激局部，使鼻旁血管收缩；孔最为肺经郄穴，急加此穴循经补肺，故衄血得以速止。

鼻衄（二）

梁赐明

陈某,女,29岁。

自诉:素有肝阳上亢,常发鼻衄。夏日因观球赛在烈日下受热,当晚深夜急得鼻衄,同学以冷水外敷,仍血流不止,乃找余急诊。

查:脉来弦数,咽喉微痛充血,脸红目赤,两颧尤甚,系肝肺之火上炎,迫血离经妄行所致。大凡衄血、吐血之症,皆因热而迫之。

治以三棱针刺大敦、少商出血,针下血止。

按:大敦为足厥阴肝经所出之井穴,少商为手太阴肺经所出的井穴,针此二穴放血,以泻肝、肺二经邪热。取大敦亦是病在上取之于下的方法。取少商,目的在于泻肺经的邪火,并治咽喉肿痛,故能收效。若平时素患鼻衄,多为阴虚火旺,可服滋阴降火平肝之剂,外治救急单方以好醋1两化明矾9g塞鼻(药棉)甚效。京墨磨汁亦效。

嗅觉失常（一）

杨元德

郭某,女,18岁,学生。于1980年8月4日初诊。

自诉:于3年前从车上摔下,当时休克约20分钟,耳鼻均无出血。诊为脑震荡。后遗嗅觉失常,香臭不知至今。经鼻科介绍来诊。

鼻科检查:双鼻腔黏膜充血,下鼻甲萎缩,干燥,附有干痂,双鼻道无分泌物。

针取上星、迎香、合谷。留针30分钟。一次显效,次日能嗅到酒精气味,共3次痊愈。

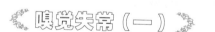

按：上星穴是督脉经穴，督脉统一身之阳而通于脑；迎香与合谷是手阳明经穴，该经多气多血，迎香为主治各种鼻病的局部重要穴位，合谷主治面部诸疾。三穴配用有通调气血之功，可促使失常的嗅觉恢复正常。

嗅觉失常（二）

吉林省医院针灸医师　王珏

张某，女，34岁，技术员。

自诉：于1975年7月不慎跌倒后，头剧痛如裂，嗅觉丧失，而来诊治。

查：鼻通气良好，无分泌物，双下鼻甲不大，用干棉球（无味），75％酒精均嗅不到。诊为脑外伤后遗症，嗅觉缺失症。

治取鼻根穴（此穴在攒竹上1寸），透向鼻根部进针1.5～2寸，行平补平泻法，每隔10分钟捻针柄1次，共留针30分钟。配耳针的肺穴、内鼻穴，用捻转轻快进针法，隔10分钟捻转1次，留针30分钟。10次为1个疗程，休息3～5天，再针治1个疗程。共针刺4个疗程，其嗅觉逐渐恢复。后又经1个疗程，嗅觉恢复正常。经随访6年，疗效巩固。

左某，女，19岁，药剂士。于1978年11月11日初诊。

自诉：10年前因外伤鼻骨骨折，以后嗅觉缺失。

查：双鼻腔黏膜正常，下鼻甲、中鼻甲不大。针后10分钟嗅到75％酒精气味，共针治3次后能嗅到醋味。以后逐渐恢复正常。

姚某，男，17岁，学生。于1978年5月29日初诊。

自诉：自幼嗅不到气味。

查：双下鼻甲稍大，鼻道黏液性分泌物，其他无异常。诊为嗅觉缺失，慢性单纯性鼻炎。针后20分钟嗅到刺激味，延10分钟后仍嗅到刺激味,留针30分钟。共针刺4次嗅觉恢复。

按: 鼻下连于咽喉,直贯于肺,协助肺而行呼吸,为肺之外窍。《灵枢·脉度》说:"肺气通于鼻,肺和则鼻能知臭香矣"。肺主气,司呼吸,鼻为气体出入之孔窍,司嗅觉。肺气宣畅,清窍通利故能知香臭。嗅觉缺失多因肺虚气津不足,无以上输,鼻失濡养,易为邪毒所犯,滞留肺窍,瘀塞经络,熏蒸鼻窍。久则耗伤阴津,蚀及鼻之黏膜,渐至焦萎而香臭不闻。

鼻根穴位于足太阳膀胱经,督脉沿额正中下行至鼻柱。针刺此穴可宣通气机,开窍活络;配合耳针肺穴,以调补肺气,使肺气宣畅,气津上充,鼻窍之肌膜得以濡养,清窍通利则嗅觉恢复。

耳　聋

刘冠军

李某,男,42岁,建筑工人。于1974年7月5日初诊。

自诉:2周前过劳,卧睡湿地,致使胃纳不佳,便溏腹鸣,渐觉耳闷失听(左)。经五官科检查:双耳鼓膜无异常,断为"神经性耳聋",投给维生素类药物,治疗2周,耳聋不减,遂来诊治。

查:形体瘦弱,精神疲倦,情绪忧郁,面淡黄,舌质淡,苔微白,脉来沉缓无力。根据耳聋兼见纳少、便溏、形弱神疲,苔白脉缓,证属"清阳不升,九窍不利"。

治取足三里、脾俞、听会、翳风;兼日用苍术灸耳(左),共灸4次,针2周(16次),耳聋消除,食量增加,纳谷香甜,3个月后追访,未见复发。

按:《脾胃论》中指出:"《内经》云:'耳鸣、耳聋、九窍不利,肠胃之所生也'。此胃弱不能滋养手太阳小肠,手阳明大肠,故有此证,然亦只从胃而得之。"又说:"脾不及,则令人九窍不通","胃气一虚,耳目口鼻,是为之病。"这些论述说明耳聋原因虽多,但耳聋兼见脾虚症状者,皆是脾虚不能使脾承受营养,则脾失输布精微供养九窍的能力,就要发生耳鸣、耳聋、九窍不利的症状,治宜调健脾胃,使胃纳水谷,脾升精微,则清阳升,九窍利。

本例耳聋先由过劳伤脾,故纳少、便溏、苔白、脉缓,断为脾虚,不能使清阳出上窍而失听。病之本源在于过劳伤脾,复受湿邪,由于脾喜燥恶湿,脾湿则清阳受阻,不能鼓舞胃气,行其津液,上充于耳,致使浊阴不散,填塞耳窍则病耳聋闷胀。故治从健脾调胃入手,取足三里、脾俞以调健脾胃,补中益气,升提清阳,兼刺听会、翳风通畅耳部之经气,尤妙在采用具有健脾燥湿且含有大量维生素 A 的苍术直接灸耳,以加强耳部的营养,以改善内耳血循而收效。由此可见,九窍虽然分由五脏所主,但须得胃气滋养,脾气升清,才能通利聪明的主张,是有实际意义的。

《 耳鸣(一) 》

崔景胜

黄某,男,41 岁,维修工人。于 1974 年 12 月 20 日初诊。

自诉:患有耳鸣 1 年余,经西医诊断为"神经性耳鸣",服中西药无效。其双侧耳鸣如闻蝉声,时而如钟鼓声,时作时止,劳累后加剧,按之则鸣声减小,经常头昏失眠,腰酸痛。

查:舌苔薄白,脉弦细。证属肾水亏损,不能滋养肝木,则虚火从上,经气闭阻,精气不能上达于耳所致。诊为耳鸣。

治以补肾益肝,疏通经络。针灸取穴,肾俞、涌泉、听会、太冲、中渚、阳维。肾俞用灸法,涌泉用补法,阳维平补平泻,余均用泻法。每次选用 4 穴,捻转进针,留针 30 分钟。当天针后耳鸣基本消失,共针 3 次,病痊愈,经观察至今未复发。

按:耳鸣多与肝肾有关。肾开窍于耳,而少阳经脉入于耳。本例由于肾虚肝胆火旺致鸣。《内经》曰:"肾气通于耳,肾和则耳能闻五音矣","髓海不足,则脑转耳鸣","厥阴之胜,耳鸣头眩"。手足少阳经脉均绕行于耳之前后,故取手少阳经之中渚,足少阳经之听会,以疏通经气的阻滞;阳维为经外奇穴,位于瘈脉穴微下方,与听会穴相平,乃三焦经脉孙络之会,功专泻火通经;太冲为肝经原穴,用泻法以清其源,即"病在上,取之下"之意。因肾虚精气不能上输,故取肾的背俞穴肾俞,肾经之井穴涌泉,用补法以补肾益精。上述穴位同用,可使肾气充实,肝胆火平,经络疏通,精气自然能够上注于耳,则耳不鸣,故收效迅速。

耳鸣(二)

肖少卿

李某,男,73岁,干部。于1956年5月12日初诊。

自诉:于30年前旅居上海,适值"一·二八"淞沪战争爆发,日寇飞机疯狂轰炸,不幸两耳均被炮声震聋,此后两耳失聪,时如蝉鸣,时如蝉噪。曾经上海广慈医院诊治,诸药罔效。

查:窥视两耳鼓膜略呈轻度凹陷,光锥存在,骨传导、气传导均属正常。诊断为暴震性耳聋、耳鸣(神经性耳聋)。

治疗:①按经三部取穴,采用听会、阳池、翳风、听宫、耳门、合谷、金门、足临泣、足三里诸穴针之,以疏导经气,使听力恢复。②施行自家吹气疗法,以调整耳内气压,使鼓膜趋于正常。

上述腧穴按三部(局部、邻部、远部)取穴,分为两个处方:第1方为听会、耳门、阳池、足临泣、足三里;第2方为听宫、翳风、合谷、金门。以上两方交替使用,隔日针刺1次;听会、翳风、听宫、足三里均刺1.5寸深,耳门、合谷、阳池、金门、足临泣均刺1寸深。进针时,均以平补平泻手法(即捻针的角度介于90°~240°之间),留针20分钟,并于留针期间,每隔5分钟施行赤凤摇头术(即震术)1次,以加强感应,疏导经气。同时还嘱患者每晨进行一次自家吹气疗法。其具体方法是:于每晨洗漱后先行深呼吸十余次,稍停一二分钟,即行一次深吸气,随将口闭紧,以右手拇、食二指捏闭鼻孔,使气从耳咽管吹入耳中,如自觉鼓膜"沙咯"作响,即可停吹。如此吹气数次,耳中的内、外压即可平衡,轻度内陷之鼓膜,自可渐趋正常。

效果:按照上述操作方法施行1次后,患者白天耳鸣减轻,夜间如故,施治2次后,白天鸣声减轻,断续而作,夜里鸣声亦觉减退,但依然持续。施治3次后,耳腔忽然沙咯作响,鸣声霍然消失,听力随即好转,一般说话均能听清,仍步前法进治,共治8次乃告痊愈。

按： 按经三部取穴治愈暴震性耳聋、耳鸣的机制是：①以经脉循行和病候为依据,《灵枢·经脉》说："手少阳之脉……从耳后入耳中,出走耳前","手太阳之脉……却入耳中","足太阳之脉……从巅至耳上角","足阳明之脉……上耳前",这说明在十二经中有五条经脉联络于耳,其中特别是手、足少阳经与手太阳经脉均入耳中,故耳聋、耳鸣疾患,与此三经有着密切的关系。因三焦经主气,若气化发生病变,即可导致听力失聪,如《灵枢·经脉》说："三焦手少阳之脉……是动则病耳聋浑浑焞焞",又因小肠经主液,如液发生病变,也可以发生耳鸣。如《灵枢·经脉》说："小肠手太阳之脉……是主液所生病者,耳聋……"。上述经脉的循行与病候说明,耳聋、耳鸣多为手、足少阳经与手太阳经之病变。②以临床治疗效果为依据,按照上述经脉循行与病候,乃取用手少阳三焦经之翳风、耳门、阳池；足少阳胆经的听会、足临泣和手太阳小肠经之听宫为主穴。同时,还取用与耳部有关的经穴如合谷、足三里、金门等为辅穴,进行局部、邻部、远部三部配穴施治,以使局部刺激与反射刺激相结合,就能收到满意效果。

聋哑（一）

肖少卿

苏某,女,21岁,农民。于1974年7月11日初诊。

代诉：于16岁时的一天夜里突然头痛呕吐,高热惊厥,继则昏迷,送当地公社卫生院诊治,诊断为"流行性脑脊髓膜炎"。经治月余,神志渐清,惊厥亦止,惟两耳无听力,不会讲话,已历5年。

查：患者呈痛苦面容,焦急心情,神志清晰。右侧上肢肌肉轻度萎缩,手腕下垂,握物乏力。窥其两耳鼓膜正常,光锥存在,喉舌、声带等发音器官均属正常,唯两耳听力毫无,不能语言,余皆如常。证属聋哑(脑膜炎后遗症)。

治以启闭复聪,开窍发音。先治其聋,后治其哑。处方:①耳门透三穴(即耳门透听会、听宫)、中渚、阳池;②翳风、听会、合谷、聋中(阳陵泉直下3寸处)。以上两个处方每日选用一方,交替使用,施疾徐补泻法,留针20分钟。经针2次后患者两耳均能听到,一般讲话均能听清,但仍不能讲话。第3次复诊,上方加天突、廉泉、通里、哑门,针后即能讲话,听力更为清晰,宛如常人。仅针3次而恢复正常。

按: 聋哑一症除先天性外,多由于急性热病或患聤耳(急性中耳炎)等病所引起。如听力尚未完全丧失者,疗效较佳。临床一般先治耳聋,然后治哑。如听力有所改善而语言不清,则于治聋处方中加入哑门、廉泉、天突、通里等治哑穴位,进行针刺,辄收良效。余曾用此法治愈8例聋哑患者,本案例苏某便是其中之一。

方用听会、翳风、听宫诸穴者,藉以启闭复聪而提高听力;取用哑门、廉泉、天突诸穴者,旨在开窍发音而恢复语言。《百症赋》则强调指出:"耳聋气闭,全凭听会、翳风"。又说:"哑门、关冲,舌缓不言而要紧"。这些穴位是古今医家主治聋哑的经验效穴,余常用之,奏效较为满意。

349

聋哑(二)

杨介宾

宋某,男,23岁。于1976年7月25日初诊。

代诉:聋哑已22年。一岁半时因高热抽风,热退即不能说话,做事打手势。此后身体结实,很少生病,生活尚能自理。

查:两耳尚有残余听力,雷声、汽笛声偶有察觉,智力发育欠佳,不知天日。发音器官正常,脉舌无异。诊为聋哑病、痴呆病。

現代针灸医案选

治以通音开窍,养心宁神。乃取:①哑门、廉泉、耳门、外关;②风池、增音、合谷、肾俞;③翳明、听宫、足临泣、中渚;④翳风、听会、百会、通里。以上按三部配穴法,组成4个处方,轮流交换针刺治疗,10次为1个疗程。第1个疗程每日1次,以后隔日1次,每个疗程结束后休息3、5天,再行下一个疗程,同时加强语言训练。

第1个疗程结束后,病情有所好转,语音较前明朗,能发单音词,如"妈"、"爸"等。第2个疗程结束后,病情有所好转,神态较前灵动一些,能说简单语言。第3个疗程后,病情明显进步,能说一些简单短句。

按:聋哑病多系因聋致哑,自幼失去听力,无从学会语言,故成聋哑。本病多见于小儿,由于脏腑娇嫩,不耐风寒,一有感触则高热惊厥、津伤液竭,不能上注于头而走空窍。耳为清空之地,清阳之气流行之所,风热火邪干扰清窍,闭阻窍络,清窍为之不灵,故耳失聪。治宜疏经活络,开音通窍。选穴处方,本"经脉所过,主治所在"原则,取上述经穴而起疏调经脉,通音开窍的作用。哑门是督脉阳维之会,入系舌本;廉泉属任脉至咽喉络舌,取之通音以开窍络。舌为心之苗,言为心之声,心气通于舌,心寄窍于耳,取通里通心气以开音。三焦、胆、小肠之脉皆络于耳,故用耳门、外关、听宫、风池、翳风、足临泣、中渚、听会通调经气,开窍聪耳;肾气通于耳,取肾俞以调肾气;百会属督脉入络于脑,取之以宁神安志;翳明、增音为经验效穴。以上各穴具有通调经气,疏理窍络,宁神定志,启闭开窍之力,所以获效。

音哑(功能性声带麻痹)(一)

费久治

李某,男,32岁,社员。于1966年3月13日初诊。

自诉:素患胃疾,经沈阳某医院诊为十二指肠溃疡合并出血,施胃大部切除术。术后失音,医治2个月余无效。其中经会诊施

五官科疾病

乙醚3次全麻,仅好转2天,复故。诊为"功能性声带麻痹",劝其归家待治。

查:面黑无泽,消瘦,略发细语无声。患者笔述病史,起病3月余,两尺脉细弱,舌质淡,略布灰白苔。触筑宾、肓俞、孔最、膈俞均有压痛。此属肾肺俱虚证。

治取太溪、大钟、太渊、列缺,均采用迎随补泻法。患者于针后5分钟自感咽喉发痒,10分钟后,即能发音讲话。次日复针1次,随告痊愈。2年后随访已痊愈。

按:《灵枢·九针论》曰:"邪入于阴,转则为喑"。《素问·脉解》曰:"内夺而厥,则为喑俳,此肾虚也"。此患脉证符于经文之旨,宜取肾经原络调治,且久病入络,咽喉为肾经所过,肾之络不可不取。肾为音声之根,肺为声音之门,肺见症为虚,亦符"金破不鸣"之说,故取原络。一则补其肺,二则补其肾(虚者补其母),两者双补,奏效显著。

音哑(软腭麻痹)(二)

陈克勤

马某,女,13岁,于1977年3月9日初诊。

自诉:无原因突发说话不清,鼻音重浊,饮水从鼻孔窜出已5天。经某医院耳鼻喉科检查,诊为"软腭麻痹"。

查:患儿神志清楚,但精神委靡不振,反应迟钝,鼻音重浊,语声低沉不清。两侧腭弓不对称,后侧较宽,发音时运动力极差,悬雍垂偏向左侧,舌体居中,舌淡苔薄白,脉沉细。

治以针取合谷、上廉泉、外金津玉液。针刺得气后即出针,间隔1～2日治疗1次。针3次后饮水已不呛出,说话声音较清楚,悬雍垂居中,至第4次已完全恢复正常。唯时觉头昏,加刺百会而愈。为巩固疗效,依上法继针2次而止,同年6月复查,一切如常。

按:软腭麻痹系迷走神经病损之故,按其症候属于中医学音暗的范畴。经曰:"肺开窍于鼻","肺主音","肾之脉……从肾上贯肝膈入胸中,肾为声音之根"。针刺治疗选取与肺经互为表里之手阳明大肠经原穴合谷,与足少阴肾经循行所过处的外金津玉液(其穴与舌系带两侧静脉称曰:金津玉液相对。注:肾经之标在……舌下两脉),以及任脉循行路线上的上廉泉穴,而获显效。

《音哑(慢性喉炎)(三)》

司徒铃

孔某,女,25 岁,教师。于 1970 年 8 月 23 日初诊。

自诉:患慢性喉炎已 1 年,时轻时重。近 3 月来,喉内有压迫感,不能讲话,发音很困难,声音嘶哑,严重影响工作,经多种医疗方法未见有效。2 周前经广州市某医院检查:发现右侧声带有大头针帽样大小的声带小结节,诊断为慢性喉炎,声带小结节,并已约定日期前往该院进行直接喉镜摘除手术,由于患者不愿接受手术治疗而来诊治。

查:面赤唇红,舌质红,苔淡黄,脉滑略数。辨证:声音嘶哑。

治以:清肺理喉,通络散结。

针取:肺俞、身柱、大椎、百劳。用较强刺激手法挑刺肺俞、大椎、身柱、百劳穴处阳性点,每隔两天挑刺 1 次。4 次挑治后,自觉症状明显减退,已能发音讲话唱歌。治疗 2 周后,又往广州某医院复查,结果,声带小结节已不见。继续治疗 2 周,先后用上法挑治 8 次,临床治愈。1 个月后随访,患者讲话发音正常,已恢复教学工作。

按:喉连气管,通于肺脏,发音与喉部声带关系密切。本病属肺所生病之一种,也是属于五脏固有疾患的范围,临床取肺俞以清肺理喉,配病位附近部位经穴百劳、大椎以通络散结,促使结节消除而治愈。

◆ 音哑(四) ◆

殷克敬

何某,男,4 岁。入院号 60496。

代诉:1979 年 3 月 9 日,以 3 天前高热、呕吐、大便脓血;一天前不时抽搐,意识不清,我院儿科接诊后,经化验、脑脊液检查,以中毒性痢疾并发脑炎收住入院,抢救治疗。经治数日后热退、神志渐清,大便镜检(-),但精神委靡,反应迟钝,不会说话,时而烦躁不宁,邀针刺治疗。

查:肢体活动自如,颈软,听力稍差,不语,脉细数,舌质红苔薄黄。系中毒性痢疾并发脑炎后失语。

治取:风池(双)、哑门、上廉泉、合谷(双),均强刺激不留针。经 3 次治疗,精神好转,亦不烦躁。10 次治疗后,可以发简单的生活用语。经 15 次治疗痊愈出院。

按:失音是临床上常见的一种症状,其所致原因颇多。古代医着多列于"喑"病之中。《景岳全书》云:"喑哑之病,当知虚实。实者其病在标,因窍闭而喑也。虚者其病在本,因内夺而喑也。"因而对本病要先辨虚实,才能确切治疗。

353

本例患者系痢疾重症,热毒风痰而起,火热上蒸,耗伤阴血。虽热去而余毒未清,阻塞络窍而致失音,此属"暴喑",偏于实证。风池有祛风清热,健脑安神作用;哑门可通经开窍;上廉泉能利咽开窍;合谷可清热疏风,通经开窍。诸穴合拍,可收清热通经开窍之功。

◆ 喉闭(急性喉头阻塞) ◆

上海石化总厂职工医院副主任医师 施正华

胡某,女,13 个月。

代诉:麻疹后,于 1960 年 11 月 14 日由传染病院出院,当时稍有声嘶,15 日又身热气急,声嘶加剧,经地段医院诊治无效,18日转往我院请求气管切开。

查:体温 38.4℃,吸入性呼吸困难,吸气时颈凹陷深陷,上腹内缩,咽喉充血并水肿,颈淋巴结肿大,呼吸音粗糙,脉象细数,苔腻舌质绛。经耳、鼻、喉科共同会诊,认为喉头阻塞,病情危急,须行气管切开手术,先试行针刺抢救。

治以针刺少商(出血)、天突(疾进徐出)、合谷、曲池、内庭(透天凉留针 30 分钟),气急呼吸稍平。下午 6 时半又针刺商阳、扶突、合谷、曲池等穴,情况显著好转,未行气管切开手术,以后辅以其他治疗,痊愈出院。

梁某,男,10 个月。

代诉:麻疹后,突然发热气急,喉中痰鸣,哭闹不安,咳呛声嘶,不能吸乳,于 1961 年 1 月 10 日深夜来我院急诊。因不同意住院,未留观察,给服合霉素及吹玉钥匙散等治疗均未见效。晨收入病房,情况严重。

查;38.4℃,呼吸急促,鼻翼扇动,并有吸入性呼吸困难,胸骨上窝及剑突下软组织明显凹陷,发音嘶哑,喉有痰鸣音,咽肿充血,诊断为"麻疹后喉气管炎、支气管炎、肺炎"。经望得面青唇紫,舌红咽肿,汤水难下,鼻翼扇动;闻得声音嘶哑,喉有痰鸣;问得疹后发热气急,奶水不进;切得脉象滑数。四诊合参,症属痧毒喉风。

治急予针刺少商、商阳(出血)、天突(疾进徐出)、尺泽、列缺、合谷、内庭、曲池(慢按紧提留针 30 分钟),气急呼吸逐渐好转,未进行气管切开手术,以后给予综合治疗痊愈出院。

按:本病大都是脾胃积热,火气上炎所致。针刺主要选择了手太阴、阳明的腧穴,少商、商阳为手太阴肺、手阳明大肠二经的井穴,肺与大肠为表里,故二穴出血可清泄肺火,泻除阳明实热。合谷为手阳明经之原穴,劳宫乃手厥阴心包经的荥穴,是火经火穴;深刺合谷透劳宫采用透天凉手法,可达到清泻阳明火邪的作用。列缺为肺之络,别走阳明,泻之有驱散太阴热盛之功。天突属任脉,任脉循走至咽喉,能清气火,利咽喉而疏通喉间的阻塞。扶突为胃经的腧穴,位居喉旁。孔最为肺之郄穴,郄穴善治急性疾患,可泻肺胃之邪热而启喉闭,是治疗喉疾的重要配穴。曲池为手阳明经之合穴,善清热,内庭乃足阳明之荥穴,依"实则泻其子"、"泻井当泻荥"的原则,内庭有清胃家实热的功能。再根据《马丹阳天星十二穴》"曲池……喉闭促欲死","内庭……耳鸣咽喉疼"等记载,此二穴对治疗喉疾有清热解毒启喉利咽之功。

咽痛(急性扁桃体炎)

陈作霖

黄某,女,15岁。门诊号:外78~27。于1978年10月14日初诊。

自诉:咽痛,吞咽不利2天。

查:咽充血(＋＋),扁桃体肿(＋＋＋),左侧可见有脓点。白细胞计数 12 400/mm³,体温 37.8℃,舌质红,苔薄白,脉浮数。

针取少商(点刺出血)、合谷(双)。二诊时身热退,咽痛好转,白细胞计数 8650/mm³,咽红(＋),扁桃体肿(＋＋),左侧脓点消失。

按:咽喉为呼吸通道,肺之连属部分。本病多因肺胃之火上升,又因风热外乘,风火相搏,结于咽喉所致。针少商出血以泻肺经之热邪。合谷为手阳明之原穴,与肺相为表里。与胃同属阳明,故针以清泻阳明之热而散外感之风邪。

舌肿(舌尖海绵状血管瘤)

陈作霖

黄某,女,66岁。

自诉:于舌尖偏右处有一紫瘀肿块,突出于舌体,如小花生米大小,已 5～6 年,曾在某医院口腔科诊为"舌尖海绵状血管瘤"。因治疗无效故来针治。

查:在舌尖部偏右处有一 0.6cm×0.6cm 大小之肿块,突出舌体,呈紫瘀色,质硬,与舌黏膜相连,不活动,无压痛。

治取神门、内关;第 3 次后加太冲,均双侧,留针 15～20 分钟,每日针刺 1 次,共针 11 次,肿块完全消失,随访半年,未见复发。

按:中医藏象学说认为,心开窍于舌,舌为心之苗,心又主血脉,因此在心经有病的情况下,其病变就可能反映于舌尖。临床也确常看到心血瘀阻病例,于舌尖或舌边有瘀点或瘀斑的情况。基于这一认识,选用心经原穴神门,心包经络穴内关,又考虑血瘀与肝的调节功能也有关,故在第 3 次针刺时,加刺肝经原穴太冲,以增强肝对血液的调节作用,结果收效甚捷。从而体会到辨证取穴在针灸临床上极为重要。

胃热齿痛

盛燮荪 凌煦之

江某,男,31 岁,职工。门诊号 62812。于 1960 年 6 月 20 日初诊。

自诉:素体壮实,有胃脘痛症,酷嗜辛辣,每餐非姜椒、辣茄佐食不可,偏食成性。近 5 天来因多食生大蒜,右下龋齿作痛,痛势如割,牙龈肿胀。3 天来曾连续施用 1‰ 奴弗卡因局部封闭,仅能止痛于许时,其他内服止痛药物更无效验。

查:脉象尺脉洪大,舌苔黄腻而厚,大便坚实。根据患者体躯壮实,又偏嗜辛辣,胃热之因可据;且从脉象、舌苔亦符合阳明胃实之征。

治疗:当日上午给针二间(左)、大迎(右),行泻法,留针 20 分钟,病势仅得稍减。下午因病势又剧复来针治,改针合谷、颊车,仍用泻法,痛仍不能控制。第 2 日来诊,针合谷、偏历、丰隆、厉兑

(左)均行泻法,每5分钟捻针1次,留针40分钟病势方息。此后依原方连针2次,舌苔退,痛乃告愈。

按:此例每次均采用泻法行针,第1、2次分别取二间配大迎,合谷配颊车,此二组穴位都是治齿痛较常用而效验之穴,为何此例针后止痛效果并不满意?而第3组穴位用合谷、偏历、丰隆、历兑后才能止痛呢?因为该症实属阳明胃火上腾所致之实热证,泻经即无效果,则根据"经气实则络脉满"的道理,选用偏历、丰隆这两个手足阳明络的络穴,以疏通经气,从而引胃火下降,以挫其上实之势,故连针3日后,果收预期之效。于此方悟《标幽赋》:"泻络远针,头有病而脚上针"之经验,业针灸者必须熟悉经络学说,诚不谬也。

胎火齿痛

盛燮荪 凌煦之

汪某,女,37岁,工人。门诊号60196。于1960年3月14日初诊。

自诉:怀孕已近9个月,近半月来左上侧臼齿阵痛如掣,昼轻夜重,曾服西药优散痛等消炎止痛药及中药玉女煎去牛膝,清胃散等方亦无效,并在当地针灸二次痛仍未止,乃来门诊。诊时正值阵痛之时。

查:体温正常,无龋齿,面颧有红光,如饮酒微醉之状;脉象两寸关脉均濡软,尺脉长大有余,但重按则觉指下游离无力,舌苔薄白,两边微黄。询知大便素来干燥,近时微溏(可能系多服地黄、石膏之故)。根据患者怀孕9个月,乃少阴司胎之期,肾阴易虚,盖齿龈虽属阳明,而其根则属少阴,即《内经》"肾主骨,齿为骨之余"之义也。故当滋水涵木,柔肝育阴,以引火下降之法施治,方合病机。

治以补太溪、复溜,泻睛明、行间,针后10分钟疼痛已止,又留针20分钟,未再作痛,乃出针。为防止复发按前方去睛明,连针2日而愈。

按：此例之病机，为肾水不足，肝火上燔，故主取肾太溪、复溜，一为肾经原穴，一为肾经母穴，皆能补水，而益肾阴，乃治其本。配取行间者，因行间为肝经火穴，火为木之子，泻之使有余之木火得以下降；而睛明为足太阳经之始，乃手足太阳、足阳明及阴跷、阳跷交会之穴。《灵枢·根结》云："太阳根于至阴，结于命门，命门者目也。"（此命门乃指目内眦之睛明也），患者虽针阳明经无效，但上齿总属于足阳明所辖属。足阳明起鼻旁，而"旁纳太阳之脉"。故针睛明以开足太阳之经气，从而使机体之阴阳得以协调，疼痛亦随之而止。

吞咽困难（假球麻痹、椎基底动脉功能不全）

天津中医学院附属医院针灸科

王某，女，67岁，农民。

自诉：半个月以前呕吐1次，以后不会吞咽，呛食呛水，右面及右半身麻。

查：神清，血压140/90mmHg，有向右旋转性眼颤，眼底视神经乳头无水肿，眼及面舌肌好，"啊"时悬雍垂偏左，发音不哑，右面及右半身痛觉差，四肢力差，反射对称。共济好，软腭活动差，咽反射（—）。诊为假球麻痹（椎基底动脉功能不全）。

针取风池、廉泉，针刺风池穴时刺2寸，以感应向前额放散为准，针廉泉时透向舌根。针3次后患者饮水进食不呛，又继续治疗3次而愈。

王某，男，68岁，农民，病历号00247。于1974年4月3日入院。

自诉：吞咽障碍，失语已10天。素患高血压20余年，最高达260/120mmHg，于1974年3月24日晚自觉受外风，次日清晨起床即流口水,失语,进食发呛,到红医站检查血压200/90mmHg,经10日治疗病情日渐恶化而入我院。

查:神清失语,呈慢性消耗面容,皮肤黏膜弹性减低,软腭上提消失,咽反射消失,悬雍垂偏左,桶状胸,心率72次/分,两肺可闻干性啰音及少量湿性啰音,生理反射减弱,病理反射未引出,舌苔黄黑,舌伸不出齿外。诊为中风症(脑血栓形成)、假球麻痹、老年性肺气肿、吸入性肺炎、脱水。

治以醒脑开窍,活血通络。针取风池、风府、翳风、内关、上廉泉、足三里,并配合输液等以支持体力。

经3次针刺后,吞咽障碍缓解,于住院后第3天取下鼻管,可自行吞咽流质。经1周治疗而进半流质,经20天治疗可进普食。软腭上提灵活,咽反射略恢复,舌可伸出唇外,发音正常,可说单字,共住院32天痊愈出院。经追访患者仍体健血压稳定,吞咽正常,遗留语言不清。

按: 假性延髓麻痹系由于脑血栓形成后,病变累及舌咽、舌下和迷走神经,造成三支神经麻痹而致吞咽困难或吞咽障碍、失语。过去只能以保守的下鼻管靠鼻饲维持生命。患者往往因恶液质或吸入性肺炎而死亡。我们采用了以头颈部为主的腧穴风池、风府、翳风、廉泉治疗,收到了良好效果。这四穴具有清髓海、化瘀血的功能,从而可使形成的血栓消除,故可用治缺血性脑疾患。同时这四穴均分布在头颈部,故能改善脑供血,兴奋脑神经,故在临床取得极满意的疗效。风池针尖向口,针刺2~2.5寸,不留针。风府针尖向口,针刺2.0~2.5寸不留针。翳风针尖向对耳,针刺2.5~3寸,不留针。上廉泉针尖向舌根,针刺2.5~3寸。上四穴均不留针,患者感到舌咽部发胀为度。

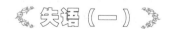

失语(一)

程莘农

乔某,男,23岁,某矿务局工人。失语已70天左右。

自诉：于 1979 年 11 月 27 日在坑下作业时，头部砸伤后发生昏迷。1 小时后醒来发生失语，经诊断为：①头颈部挫伤；②胸部左侧肋骨骨折；③胸 12、腰 1 脊柱压缩性骨折；④运动性失语。曾住当地医院 1 个月余，出院后骨折已基本恢复。

查：不能对话，但能理解别人语意，左耳听力差，饮食、二便正常，舌尖红，脉弦。

针取：百会、左风池、左听宫、廉泉、列缺、照海。用平补平泻、留针 30 分钟（廉泉不留针）。经针 10 次后，已经能数字，但声音较小，在一尺左右的近处方能听到。针 18 次，已能大声说话，声音清晰，但句子短，内容简单。前后共针 24 次，经神经科复查已能正确对答问题，听力恢复。

按：失语症，中医学称为"暴喑不语"、"舌謇语涩"。认为此症与督脉、心经、脾经、肾经以及咽喉、舌等部位有关。

本例采用百会穴可通气血，治疗不语。《针灸大成》载百会治"语言謇涩"，故取之。列缺、照海为八脉交会穴；列缺通于任脉，照海通于阴跷脉。《难经》二十八难云"任脉者，起于中极之下……至喉咽"，故此二穴有治疗失语的作用。廉泉为局部用穴，作用于舌肌，以利舌肌的运动。取风池、听宫以增进听力，故有桴鼓之效。

失语（二）

章逢润

金某，女，18 岁。

自诉：病始于外感后，咽喉干燥、疼痛，声音嘶哑，以后遂致失音不能讲话，已半年余。曾用复方安息香酊喷喉，治疗半月未见好转。之后，某中医投以麻黄附子细辛汤治疗，咽喉疼痛，失音程度更为严重，即改用桔梗、天花粉、枳壳、黄连、薄荷等药。但自述服药后病情亦未见改善，又增食欲不振、胸膈饱满等症，而且咽喉干燥、疼痛较前加剧。乃去某医院五官科做喉镜检查，诊断为"左

360

侧喉返神经麻痹,声带闭合不良"。以后继用中药治疗,食欲有所好转,惟失音之症,苦不能解,遂来我处就诊。

查:精神疲惫,形体消瘦,两颧绯红,并有手足心热,心中烦闷,夜寐不安,头晕耳鸣,脘腹满闷等症。脉弦细而数、舌质红少苔。脉症合参,病属肺阴亏,虚火上炎,津不上承所致。

治以滋阴、清热、降火。针取手太阴列缺、鱼际、足少阴太溪、照海为主,并配以三阴交、肺俞、风池、天柱、天突、中脘、足三里、内关等。每次3~5穴,留针20分钟。采用弱刺激手法,间日1次,7次为1个疗程。施针刺治疗后,病情渐有起色,共治疗两个多月,发音完全恢复,语声已如常人。其他临床症状也随之明显好转。

按:本症《内经》名曰"喑"。以声音嘶哑,不能出声为其特征。其发病与肺、肾二脏尤为密切。盖肺为声音之门,肾为声音之根。如感受风热、风寒之邪,痰热壅闭于肺,致肺气不利;或肺肾阴亏,津不上承,声道燥涩,均可引起发音不利。大凡暴喑者,发病多急,猝然而起,多因邪气壅遏而致窍闭,其病属实;久喑者,发病较缓,逐渐而成,多因肾精耗伤,内夺而喑,其病属虚,故张景岳说:"喑哑之病当知虚实。实者其病在标,因窍闭而喑也;虚者其病在本,内夺而喑也。"本例患者病之初起为风热壅肺之实证,乃因热邪内遏于肺,肺失清肃,不合不利,音不能出,故猝然声音不扬而致嘶哑。病后治法失宜,方药欠当,竟投以辛、温、热、燥之麻黄、附子、细辛和苦、寒、清、凉之黄连、薄荷等药物,致使劫阴伤津、化燥助热,不仅与病情无益,反遭阳热亢盛,苦寒败胃之弊,终始病情发展,迁延不愈,酿成肺肾阴亏,津液内夺之虚证。取太溪、照海、三阴交为滋肾养阴,清降虚火;列缺、鱼际、肺俞、风池为疏散风热,宣通肺气;中脘、内关、足三里为和胃健脾理气。诸穴合用,共奏化生津液,清降虚热,利咽止痛,鼓动声道之功。

361